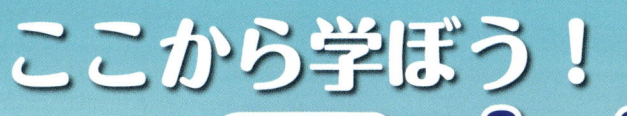

ここから学ぼう！
図解 医療統計
―本気で統計を始めたい人のための入門書―

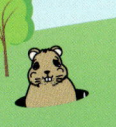

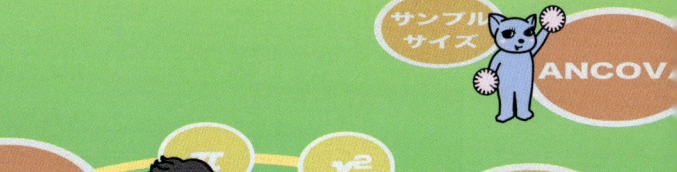

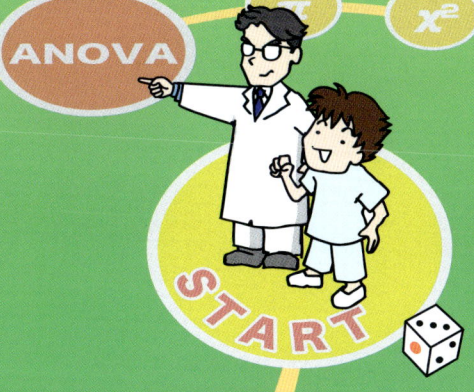

監修 … 代田 浩之
著 … 柳澤 尚武，西﨑 祐史

総合医学社

監修者序

　毎日のように世界中から発信される医学研究の情報を絶えず収集し，知識をアップデートすることは，医療人にとって大切な習慣である．それと同時に，報告された研究内容を批判的に評価する視点も身に付けてほしい．研究デザインは妥当か？　対象患者数の設定根拠は？　統計手法や結果の解釈は妥当か？　など，医学論文を批判的吟味するうえで，生物統計学の基本知識が必要となる．

　さて本書は，統計をはじめて学ぶ人でも，生物統計の基礎的な考え方や手法を理解できるようになることを目的に企画された．詳しくは著者序文に譲るが，平均値や中央値といった本当に初歩的な内容から始まり，初心者向け書籍としてはめずらしい（しかし実際の臨床研究では多用される）共分散分析やサンプルサイズの計算方法まで，臨床研究の基礎的な手法を用いるうえで押さえておかなくてはならない事柄はほぼ網羅されている．

　本書は，米国にて生物統計を学ぶという貴重な経験をされた柳澤尚武先生の知識に裏付けされた的確かつわかりやすい統計の解説に，医療者としての視点を西﨑祐史先生が盛り込んでいる．

　したがって，これから統計を学ぶ学生はもちろん，臨床研究や看護研究を始めようと考えている医師・看護師・コメディカルの方にも適した内容である．

　また，統計を改めて勉強しなおしたい方にとっても，本書の内容は知識を強化するのに役立つと考えている．

　本書を読んで生物統計学の基本的知識を身に付け，ぜひ臨床に研究に応用させていただきたい．

平成 28 年 2 月吉日　代田 浩之

はじめに

「その結果をカイ二乗検定で検定してください．」……カイ二乗？　当時，統計学などほとんど知らなかった私は，なんとか調べて解析を終え，後日，教授に結果を知らせに行きました．解析方法がよくわからなくて少々時間がかかったことなど話すと，「遅かったですね．別に新しい統計方法を開発するわけではないのだから……」といわれてしまいました．

本書を手にしようとする皆さんは，ほとんど統計学について知らないけれども，データ解析したり論文を読んだりするために，これから統計学を勉強する必要のある人や，もうすでに数冊読んでいるけれど，どうもしっくりこないで，別の本を探しているときに本書に出会った人かもしれません．多くの人は私のように統計学のユーザーであり，基礎的な統計学を理解し，妥当な解析手法を自ら選んで，データ解析をできるようになることを目的としていると思います．本書はそのような人たちの理解の手助けになれば，という思いで書かれています．私（柳澤）は米コロンビア大学公衆衛生大学院生物統計学科に留学する機会を得て，統計学の基礎を勉強することができました．もともと統計学の知識はほとんどなく，授業内容を録音し，なんども聞き直して勉強したのを今でも覚えています．本書の内容は，そのとき勉強したことなども含めて，これまでの経験をもとに，はじめて統計学を学ぶ人がつまずきやすい内容についても丁寧に書きました．

本書は全体で 13 章からなり，**第 1 章**から**第 4 章**までは，記述統計や確率変数，統計的推測，仮説検定の考え方といった，統計学の基本が書いてあります．検定の使い方を早く知りたいと思っている人も，じっくり読んで考え方を身につけて頂きたいと思います．**第 5 章**からは t 検定や分散分析など，皆さんが実際にデータ解析で使う具体的な手法について簡単な例を使って説明しています．例を見ながらひとつひとつ，どのように検定統計量や p 値が計算され，統計的仮説が判定されるのか理解しましょう．また，本書の読者は医療系の人を想定しているので，医療統計でよく使われるリスク比とオッズ比（**第 10 章**）や共分散分析（**第 12 章**）の章を加

えました．また，サンプルサイズの計算方法（**第13章**）も最後の章に加え，その考え方や具体的な計算方法を説明しました．臨床試験を計画する際にはサンプルサイズの計算が必要となるので，ぜひ本書を役立ててほしいと思います．

　共著者の西﨑祐史氏は，日々の臨床を通じて疑問に感じたこと（Clinical Question）をデータ解析を通じて明らかにしていく過程で，生物統計学の重要性に気づき，公衆衛生学大学院（School of Public Health）に進学し生物統計学の基礎を学びました．同氏は，これからの時代は，臨床研究を実践するうえで，生物統計家と臨床医のコラボレーションが欠かせないと感じており，本書の執筆（臨床的内容のサポート）に至りました．

　本書を執筆するにあたり，順天堂大学医学部循環器内科 代田浩之教授に監修して頂きました．本書は臨床医と研究者が執筆するという面白い本だと思いますが，われわれが出会うきっかけを作っていただいたのは，代田教授でした．また，総合医学社の方々の編集作業により，図表やイラストを入れて頂き，本書を完成させることができました．本書の作成に関わった皆さんに深く感謝致します．

　まだまだ成長過程の2人が執筆した内容ですが，できるかぎりわかりやすく，かつ臨床的なエッセンスを散りばめて書いたつもりです．本書の内容に関してなにかありましたら，ご指摘頂けるとありがたく存じます．本書が医療に携わる皆さんの手にわたり，皆さんと一緒に勉強していき，共に発展することができれば幸いです．

平成28年2月吉日　柳澤尚武

目　次

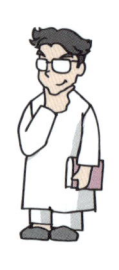

第1章　記述統計 (Descriptive Statistics) ……………… 1

1. データの中心をあらわす代表値 …………………………… 2
2. 代表値（平均値，中央値，最頻値）の特徴 ……………… 5
3. 代表値の使い分け …………………………………………… 9
4. その他の代表値 ……………………………………………… 10
5. データのばらつき具合の代表値 …………………………… 17
6. データの種類 ………………………………………………… 25
7. 度数分布表の作成 …………………………………………… 30
8. グラフを描いてみよう ……………………………………… 35

コラム　臨床現場での変動係数（CV）の使われ方 …………… 47

第2章　確率分布 (Probability Distribution) の基礎 …… 51

1. 確率変数と確率分布 ………………………………………… 52
2. 確率変数の期待値と分散 …………………………………… 55
3. 離散型確率変数の確率分布 ………………………………… 57
4. 連続型確率変数の確率分布 ………………………………… 63

第3章 統計的推測 (Statistical Inference) の基礎 … 71

1. 統計的推測 … 72
2. 点推定 … 73
3. 標本平均の分布 … 75
4. 区間推定 … 78
5. 母集団の分布が正規分布でない場合 … 83
6. 母集団の分布が正規分布で, 母分散が未知の場合 … 85

第4章 統計的仮説検定 (Statistical Hypothesis Test) … 89

1. 統計的仮説検定の基礎と手順 … 90
2. 統計検定における2つの誤り … 95
3. 片側検定と両側検定 … 98

第5章 平均値の検定—t検定 (Student's t-Test) … 101

1. 1標本t検定 … 102
2. 対応のあるt検定 … 106
3. 2標本t検定 … 109
4. データの正規性の確認 … 113
5. 等分散の検定—F検定 … 117

第6章 分散分析 (Analysis of Variance：ANOVA) … 121

1. 一元配置分散分析 … 122
2. 多重比較について … 130
3. 二元配置分散分析 … 135

vii

第 7 章 母比率の検定 (Tests for Proportions) ……141

- **1** 1 標本の母比率の検定 …………………………………… 142
- **2** 2 標本の母比率の検定 …………………………………… 145

コラム 感度と特異度 ……………………………………………… 149

第 8 章 ノンパラメトリック検定 (Nonparametric Statistics) …151

- **1** ウィルコクソンの符号付順位検定 ……………………… 152
- **2** ウィルコクソンの順位和検定 …………………………… 156
- **3** クラスカル-ウォリス検定 ………………………………… 160

コラム 感度と特異度の計算 …………………………………… 163

第 9 章 分割表の検定 (Tests on Contingency Tables) ……165

- **1** 分割表 ……………………………………………………… 166
- **2** 独立性の検定 ……………………………………………… 168
- **3** 適合度検定 ………………………………………………… 174
- **4** フィッシャーの正確確率検定 …………………………… 178
- **5** マクネマー検定 …………………………………………… 185

コラム 尤度比を用いて検査後確率を見積もる ……………… 188

第 10 章 リスク比とオッズ比 (Risk Ratio and Odds Ratio) ……193

- **1** リスク比 …………………………………………………… 194
- **2** リスク比の区間推定 ……………………………………… 197

- **3** オッズ比 ··· 199
- **4** オッズ比の区間推定 ··· 202

コラム オッズ比, ハザード比を解釈するうえでの注意点 ················ 205

第11章 相関と回帰（Correlation and Regression）··········· 207

- **1** 散布図 ··· 208
- **2** 相関関係と相関係数 ··· 210
- **3** 母相関係数の検定 ·· 216
- **4** 回帰分析 ·· 218

コラム ROC曲線とは ·· 227

第12章 共分散分析（Analysis of Covariance：ANCOVA）··· 229

- **1** 共分散分析 ··· 230

第13章 サンプルサイズの計算（Sample Size Calculation）······ 243

- **1** サンプルサイズの計算 ·· 244
- **2** 仮説検定とサンプルサイズ ·· 245
- **3** サンプルサイズ計算の具体例 ··· 251
- **4** 一元配置分散分析の検出力の計算 ····································· 258
- **5** 共分散分析の検出力の計算 ·· 261

参考文献 ·· 263
付　録（正規分布表, t 分布表, χ^2 分布表, F 分布表）················ 265
索　引 ··· 270

〜おもな登場人物〜

スタット先生
統計のエキスパート．
ときに厳しく，ときに優しく教えてくれる．

はてな君
統計を勉強しはじめたばかりの新米研修医．
計算式が苦手．遊ぶことが大好き．

ねこ君
スタット先生が飼っているしっかり者のねこ．名前はない．
スタット先生のマネをするのが大好きで，補足説明してくれる．

妖怪ネズミ
口が悪く意地悪な妖怪．
たまに有意義なことを教えてくれることもある．

第1章
記述統計 (Descriptive Statistics)

　皆さんが興味のあることや疑問に思うことを調べるために，研究や調査を計画し，何らかのデータを得たとします．
　データはたとえば患者さんの年齢や性別，臨床検査値などいろいろな種類が考えられます．

　しかし，データをそのまま眺めていてもただの数値や記号の集まりで，どんなことをあらわしているのか，何を意味するのか，よくわかりません．

　そこで，平均値や標準偏差などを求めてデータを要約したり，集計表を作ったりグラフを描いたりして，データがだいたいどのくらいの値をとっているのか，女性が何人くらいいるのかなど，得られたデータの特徴を大雑把にとらえようとします．このような試みを「記述統計」といい，データ解析で最初に行う重要なステップとなります．

　そこでまずはじめに，基本的な「記述統計」の方法を学んでみましょう．

第 1 章　記述統計（Descriptive Statistics）

1 データの中心をあらわす代表値

この項で学ぶこと

- □ 「平均値」について思い出そう！「標本平均」の考え方は？
- □ 「中央値」の求め方は，どうやるのだっけ？
- □ 「最頻値」って，なんだろう？

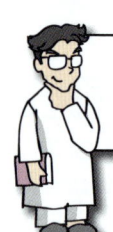

次のデータをみてみましょう．ある会社の 50 歳代男性職員 10 名の健康診断の結果です．腹囲を測定しました．

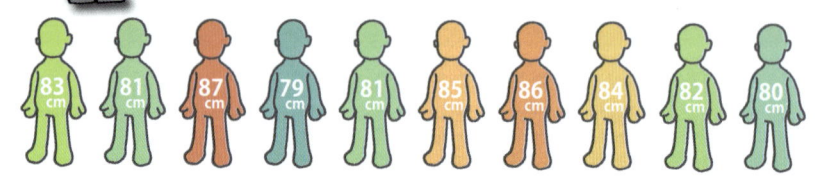

83cm　81cm　87cm　79cm　81cm　85cm　86cm　84cm　82cm　80cm

データの特徴をあらわす一つの指標として，データの**代表値**を求めてみましょう．

代表値は得られたデータの中心をあらわす値で，データの典型的な値と見なせます．よく知られている代表値として，**平均値（mean）**，**中央値（median）**，**最頻値（mode）** があります．

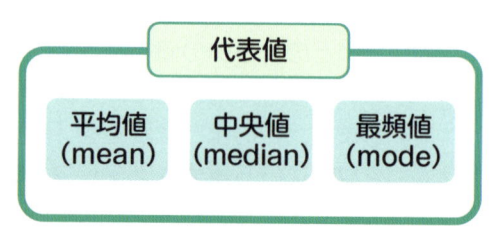

代表値
- 平均値 (mean)
- 中央値 (median)
- 最頻値 (mode)

平均値（Mean）

平均値は**すべてのデータを足したものをデータの個数で割った値**です．

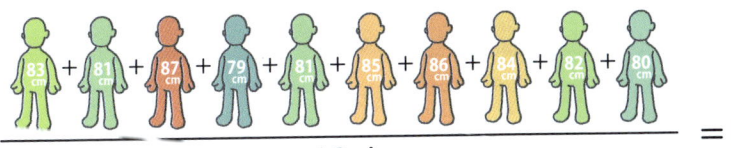

$$\frac{83\text{cm} + 81\text{cm} + 87\text{cm} + 79\text{cm} + 81\text{cm} + 85\text{cm} + 86\text{cm} + 84\text{cm} + 82\text{cm} + 80\text{cm}}{10\text{人}} = 82.8$$

このデータでは，腹囲の平均値は 82.8 cm となりました．

　この平均値を**標本平均**とよぶこともあります．標本とは研究対象の全体の集まりである母集団から得られた，部分的な集団のことです．通常，母集団に含まれるすべての対象からデータを得ることはできないので，母集団から標本を抽出して代表値を求めます．

　母集団の平均値（母平均）はギリシャ文字の $\overset{\text{ミュー}}{\mu}$ を使ってあらわし，**標本平均は μ の推定値**として使われます．

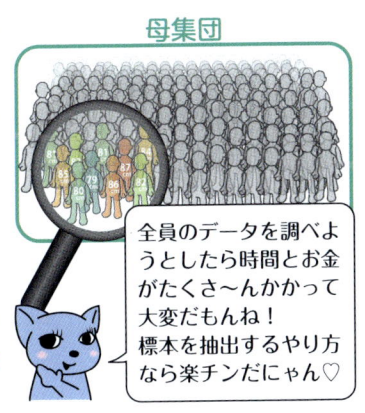

（母集団）

全員のデータを調べようとしたら時間とお金がたくさ～んかかって大変だもんね！標本を抽出するやり方なら楽チンだにゃん♡

　n 個のデータを $x_1, x_2, \cdots, x_n$ とすると，平均値は，

$$\bar{x} = \frac{\sum_{i=1}^{n} x_i}{n}$$

とあらわされます．$\bar{x}$ は「エックスバー」と読み，**標本平均**をあらわします．Σ はギリシャ文字で「シグマ」と読み，**和**をあらわします．

$$\sum_{i=1}^{n} x_i = x_1 + x_2 + x_3 + \cdots + x_n$$

は，n 個のデータを 1 番目から n 番目まですべて足し合わせることをあらわしています．

1　データの中心をあらわす代表値

中央値（Median）

　中央値を求めるときは，まずデータを小さいほうから大きいほうへ**昇順に並べ替え**ます．中央値というだけあって，**データの真ん中に位置している値が中央値**となります．中央値の特徴は，中央値をはさんでその上と下に同じ数だけデータがあります．前ページの腹囲のデータを，中央値を求めるために昇順に並べ替えてみましょう．

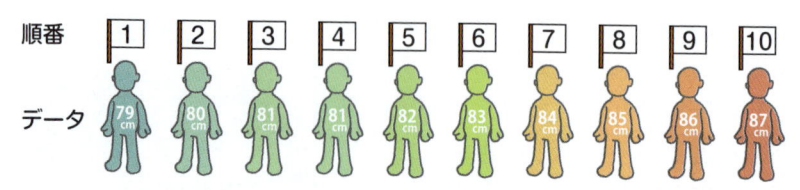

順番	1	2	3	4	5	6	7	8	9	10
データ	79cm	80cm	81cm	81cm	82cm	83cm	84cm	85cm	86cm	87cm

　この場合はデータの数が偶数なので，中央値は，真ん中の5番目「82」と6番目「83」の平均値が中央値となります．

$$(82 + 83) / 2 = 82.5 \text{ cm}$$

　一般に，n 個のデータがあった場合，中央値はデータを昇順に並べ替えて次のように求められます．

> ①データ数が奇数の場合……$\dfrac{n+1}{2}$ 番目の値
>
> ②データ数が偶数の場合……$\dfrac{n}{2}$ 番目と $\dfrac{n}{2}+1$ 番目の値の平均値

最頻値（Mode）

　すべてのデータの中で**もっとも多く出現するデータが最頻値**となります．中央値のときと同様に，昇順に並べ替えた図をもう一度眺めてみましょう．

　ご覧の通り，「81」は2回出現していますが，その他の値は1回のみです．したがって，腹囲の最頻値は「81 cm」となります．

第 1 章　記述統計（Descriptive Statistics）

2　代表値（平均値，中央値，最頻値）の特徴

この項で学ぶこと
- □「平均値」と「中央値」の大小関係から，推測できること
- □「最頻値」の数の違いからなにがわかる？

先生，平均値，中央値，最頻値の計算の方法はわかりました．でも，それぞれをどうやって使い分ければよいのでしょうか？

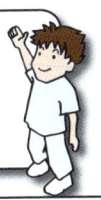

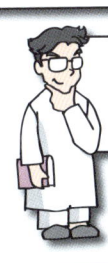

良い質問だね．
それでは，これからひとつひとつ見ていこう．

平均値の特徴

　平均値は，**極端な値に強く影響を受ける**ことが知られています．たとえば，先ほどの腹囲のデータのもっとも大きい値の「87 cm」を「100 cm」に変えてみると，平均値は次のようになりました．

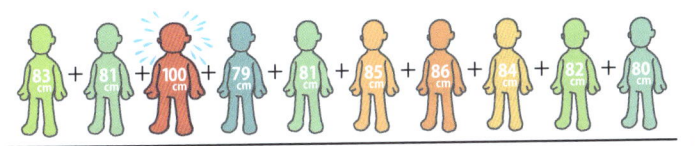

$$\frac{83 + 81 + 100 + 79 + 81 + 85 + 86 + 84 + 82 + 80}{10人} = 84.1$$

　たった 1 人のデータが 87 から 100 に変わっただけで，もともとの平均値「82.8 cm」がその値に引っ張られて，「84.1 cm」と随分大きくなってしまいました．

中央値の特徴

　一方，中央値は**極端な値による影響を受けにくい**という特徴をもっています．腹囲のデータでみてみると，もっとも大きい値が 87 cm でも 100 cm でも，中央値はどちらも「82.5 cm」と変わりません．

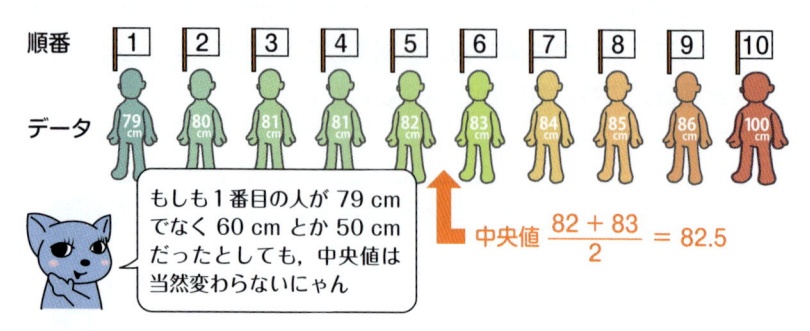

順番　1　2　3　4　5　6　7　8　9　10
データ　79cm　80cm　81cm　81cm　82cm　83cm　84cm　85cm　86cm　100cm

もしも1番目の人が 79 cm でなく 60 cm とか 50 cm だったとしても，中央値は当然変わらないにゃん

中央値 $\frac{82 + 83}{2} = 82.5$

　ここで，次のグラフを見てみましょう．

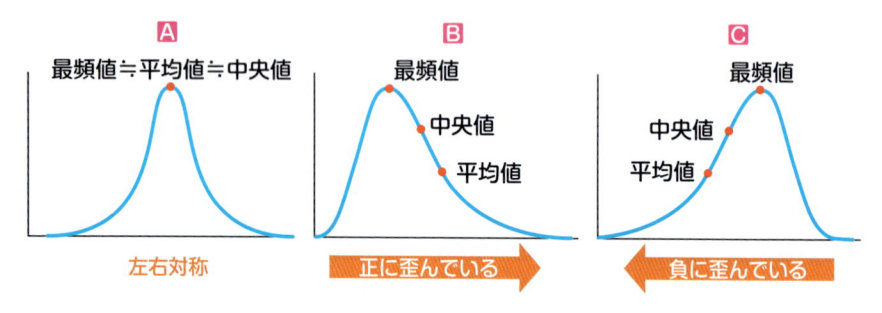

A 最頻値≒平均値≒中央値　左右対称
B 最頻値／中央値／平均値　正に歪んでいる
C 最頻値／中央値／平均値　負に歪んでいる

　これはデータの分布を概略的にあらわしたものですが，**A**は**左右対称**（symmetric）で，**平均値と中央値，最頻値はほぼ同じ値**になります．**B**は左右非対称で，右側に長いグラフになっています．これは，**正の方向に歪んだ**（positively skewed）グラフであり，**平均値が中央値より大きい**傾向にあります．**C**も左右非対称ですが，逆に左側に長いグラフになっています．これは，**負の方向に歪んだ**（negatively skewed）グラフであり，**平均値が中央値より小さい**傾向にあります．

　このように，平均値と中央値の大小関係から，データの分布の形がある程度推測されます．

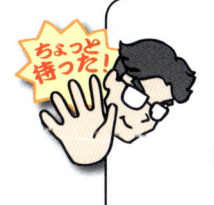

> どうしてデータの分布の形が重要なのでしょうか？これから勉強するような基本的な統計学では，データの分布の形が左右対称で平均値を中心にもつ「**正規分布**」がたくさん出てきます．そのため，データの分布の形に注意する必要があるのです．

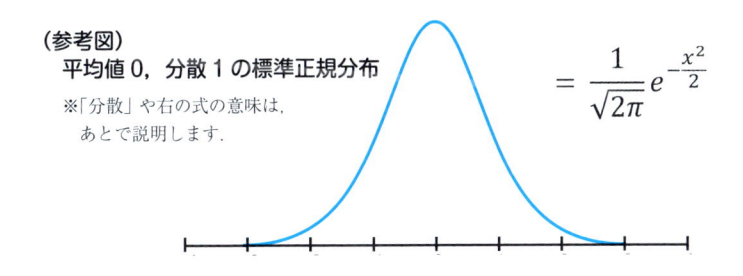

(参考図)
平均値 0，分散 1 の標準正規分布
※「分散」や右の式の意味は，あとで説明します．

$$= \frac{1}{\sqrt{2\pi}} e^{-\frac{x^2}{2}}$$

最頻値の特徴

最頻値も極端なデータの影響を受けづらいという特徴がありますが，**すべての測定値が異なった値だった場合は，最頻値はありません**．最頻値が**複数存在することもありますし，中央に位置しない場合もあります**．一般に最頻値が 1 つの場合，分布は**単峰性**（unimodal）といい，2 つの場合を**二峰性**（bimodal），3 つの場合を**三峰性**（trimodal）の分布といいます．

すべてデータが異なった例
79, 80, 81, 82, 83, 84, 85, 86, 87
⇒すべてのデータが等しく出現しているために最頻値はありません．

複数の最頻値が存在する例
79, 79, 80, 81, 82, 83, 84, 85, 86, 87, 100, 100
⇒最頻値として「79」と「100」の 2 つ候補があり，しかも両極端の値なので，これらがデータを代表している値かどう疑問ですね．

2 代表値（平均値，中央値，最頻値）の特徴

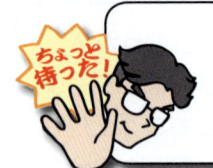

> 最頻値が複数出現した場合には，複数の異なる性質をもったデータが混在している可能性など考えてください．たとえば，次の例を見てください．

ある集団の体重を調べて得られた二峰性のグラフですが，

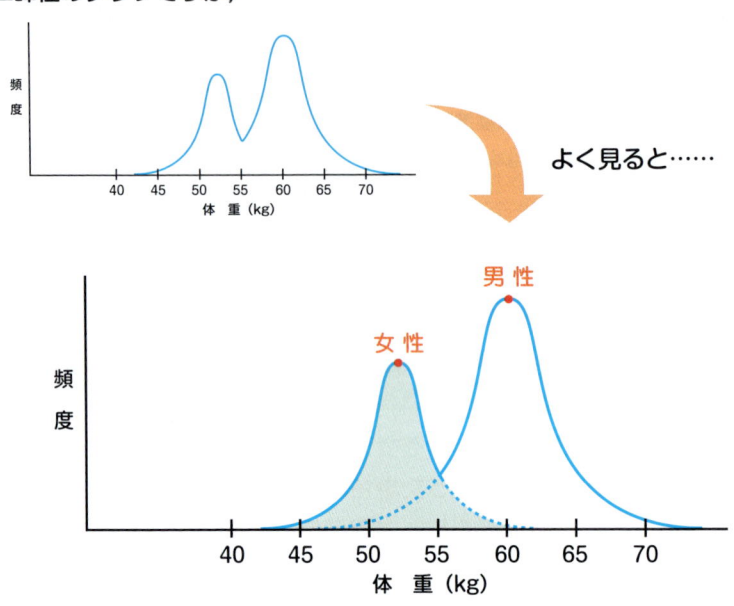

よく見ると……

男性
女性

横軸が体重です．縦軸が頻度をあらわします．**二峰性のグラフ**になっています．この場合は，体重が異なる**2つの集団が混在していることを示唆**します．したがって，性別でデータを分ければ，単峰性の左右対称な分布でより均質な集団となり，それぞれの集団で解析するほうがいいかもしれません．

第1章 記述統計（Descriptive Statistics）

第 1 章　記述統計（Descriptive Statistics）

3　代表値の使い分け

この項で学ぶこと
- □ データの分布が左右対称で極端な値がない場合は？
- □ データの分布が歪んでいたり，極端な値がある場合は？

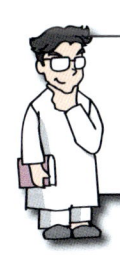

前項で平均値と中央値，最頻値の特徴を見てきたので，代表値をどのように使い分けたらよいか，なんとなくわかってきたのではないでしょうか．

　データの**分布がほぼ左右対称で，はずれ値などがない場合**は，平均値と中央値，最頻値はほぼ同じ値になり，その場合には，代表値として**平均値**を使いましょう．平均値は計算しやすいですし，多くの人にとって馴染みのある値です．

　一方，データの**分布が左右対称でなかったり，はずれ値があったりする場合**は，平均値はこれらの値に引っ張られ影響を受けます．特にデータ数が少ない場合は，より影響されるので，代表値として**中央値**を用いるのがよいと考えられます．ただし，平均値はすべてのデータを使って計算されますが，中央値は1つか2つのデータしか使っておらず，すべてのデータを使っていませんので，代表値としてふさわしいかどうか，**分布の形などと見比べながらよく吟味**する必要があります．平均値と中央値を両方算出して，どちらが代表値としてふさわしいか考えてみてください．

　なお，最頻値を代表値として使うことはあまりないと思います．しかしあとで説明しますが，データの種類によっては最頻値でしかあらわせない場合があります．

第1章　記述統計 (Descriptive Statistics)

4　その他の代表値

この項で学ぶこと

- □ データの偏りを減らす「**トリム平均値**」
- □ 値の重みを考慮した「**加重平均値**」
- □ 正に歪んだデータを取り扱うための「**幾何平均値**」

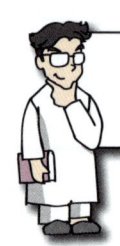

代表値，特に平均値には，さまざまなバリエーションがあります．そのあたりを見ていきましょう．

トリム平均値（trimmed mean）

データの**もっとも大きいほうの値と，もっとも小さいほうの値のいくつかを省いて計算した平均値**です．たとえば，大きいほうのデータと小さいほうのデータのそれぞれを5％省いた場合には，5％トリム平均（5% trimmed mean）とよばれます．極端な値に平均値は弱いので，その影響を除くため，極端な値を除いて計算した値です．

たとえばある競技のスコア採点方法を見てみましょう．
各国の採点値が以下の通りとします．

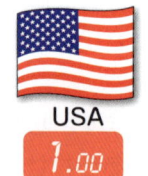

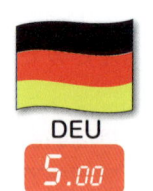

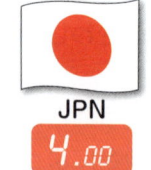

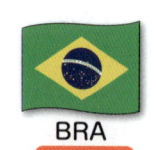

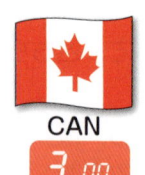

USA	DEU	JPN	BRA	CAN
1.00	5.00	4.00	7.00	3.00

まず，データを昇順に並べ替え，それから採点者による偏りを除くため

に，最低値と最高値を取り除きます．

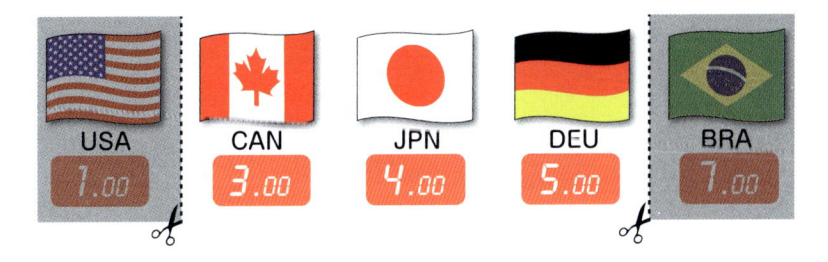

USA 1.00　CAN 3.00　JPN 4.00　DEU 5.00　BRA 7.00

こうして残った値で平均値を計算すると

(3 + 4 + 5) / 3 = 4 点

となります．この例では上下1つずつデータを除いて計算していますが，全データ数は5なのでデータ1つ分は全データの20%に当たります．したがって「20%トリム平均」ということになります．

> この例だと，たまたまふつうの平均値とトリム平均値が同じ点数になるけど，たとえばある審査委員が一人だけ10点を付けてたりすると，平均値はトリム平均値より，ぐっと高くなるにゃん

> ちょっと待った！
> データに極端な値があった場合，単なるばらつきによるものかもしれませんが，なにかこれまでと異なることを訴えているシグナルかもしれません．安易に除かないで慎重に検討してみましょう．

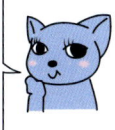

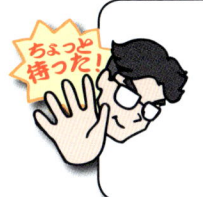

加重平均値（weighted mean）

単に平均値を計算するのではなく，**値の重みを考慮して平均値を算出**します．

たとえば3施設で行った多施設共同の臨床研究があったとします．それぞれの病院での被験者数は「200人，100人，50人」であり，ある測定項目の平均値がそれぞれ，「100，90，110」だったとします．

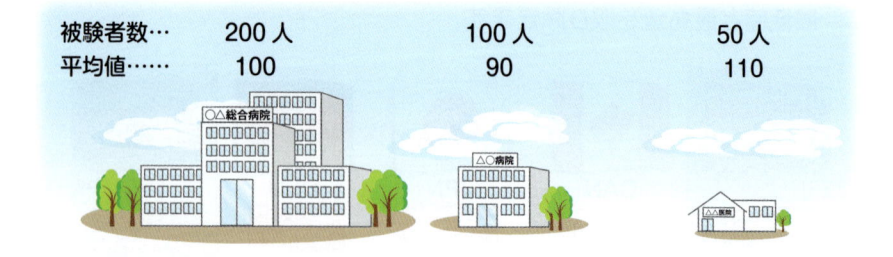

被験者数… 200人　　　　100人　　　　50人
平均値……　100　　　　　90　　　　　110

　この測定項目の，3施設全体の平均値を求めます．たとえば，3施設の人数の違いは単に偶然による違い（たまたまリクルートした人数の違いや，被験者の，ランダムにドロップアウトした人数の違いなど）で，その違いを特に考慮する必要がないと考えるならば，単純に (100 + 90 + 110)/3 = 100 と，平均値を計算することができます．

　一方，平均値を計算するときに，たとえば，それぞれの施設がある地域の人口比が重要で，その比に比例するように各施設の人数が調整されていたとします．その場合には，施設の人数を重みにした加重平均を求めます．

$$\frac{200 \times 100 + 100 \times 90 + 50 \times 110}{200 + 100 + 50} = 98.57$$

　この値はすべての施設でのデータを足して，全被験者数で割った値と同じになりますね．最初に計算した平均値は，各施設の重みを同じにした加重平均とみることもできます．

　どちらの平均値がよいか，一概にはいえませんが，自分の研究目的にあった平均値はどのように計算すればよいのかをよく考えて，試験をデザインする必要がありますね．

> 単に平均値を計算するだけでも，いろいろ考えなければならないにゃ

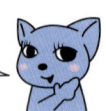

幾何平均値（Geometric Mean）

　幾何平均値は，n 個のデータを $x_1, x_2, \cdots, x_n$ とすると，**すべてのデータを掛け合わせ，その n 乗根を計算する**ことで求められます．

$$幾何平均値 = \sqrt[n]{x_1 \times x_2 \times \cdots \times x_n}$$

たとえば次のデータで求めてみましょう．

順番	1	2	3	4	5	6	7	8	9	10	11	12	13
データ	2	2	3	3	3	3	4	4	4	5	6	8	10

まず，すべての数値を掛け合わせます．

$$2 \times 2 \times 3 \times 3 \times 3 \times 3 \times 4 \times 4 \times 4 \times 5 \times 6 \times 8 \times 10 = 49766400$$

この数値の13乗根を計算します．

$$幾何平均値 = \sqrt[13]{49766400} \approx 3.91$$

ほとんど馴染みがなく，できればお付き合いしたくない幾何平均値ですが，**臨床研究**ではしばしば見かけます．それは……

データが歪んでいる場合は，データの代表値として平均値はあまりふさわしくないと勉強しましたが，**正に歪んだデータ**の場合，データを**対数変換**（logarithmic transformation）することで，分布を左右対称な形に近づけて平均値を計算することがあります．引き続き，前ページのデータを眺めていきましょう．

● **データを対数変換しないで平均値と中央値を求めた場合**

対数変換する前，つまり元のデータからそのままヒストグラムを作ってみると，右のようになります．正の方向に歪んでいますね．

ここでデータを対数変換しないで平均値と中央値を求めた場合，次のようになります．

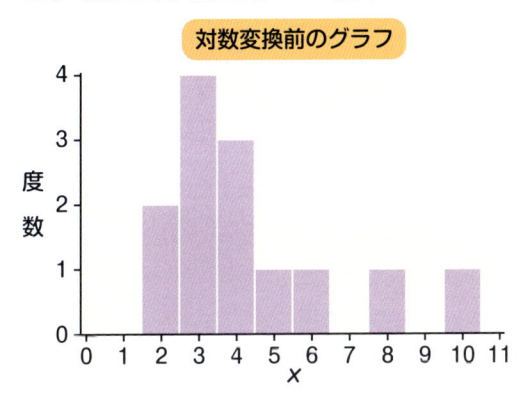

対数変換前のグラフ

4 その他の代表値

平均値：(2 + 2 + 3 + 3 + 3 + 3 + 4 + 4 + 4 + 5 + 6 + 8 + 10) / 13 ≈ 4.38
中央値：データ数が 13 で奇数なので，7 番目に大きな値の 4

平均値が大きい値に影響され，中央値より若干大きな値になっているのがわかりますね．

● **データを対数変換して平均値と中央値を求めた場合**

では，対数変換してみましょう．対数をとるのでデータは正の数に限ります．ここでは自然対数をとってみましょう．

たとえば，1 番目のデータは「2」ですが，これの自然対数は次の通りです．

$\ln(2) \approx 0.693$

ln は自然対数（natural logarithm）をあらわします．

対数の計算は，関数電卓や Microsoft Excel などを使って容易にできます．Excel の場合は下図のとおりです．

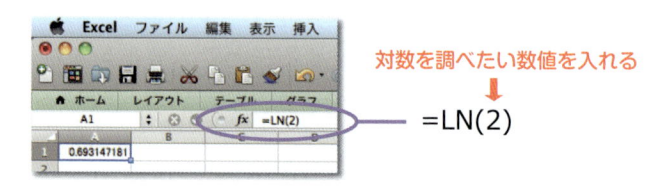

ちなみに X の自然対数とは，e を底とする対数で，$\log_e X$ とあらわします．e は $e = 2.71828\cdots$ で，ネイピア数とよばれ無理数です．また，$\log_e X$ を単に $\ln X$ と表記し，X は e の何乗かをあらわしています．

【例】 $\ln(2) \approx 0.693$ → 2 は e の 0.693 乗

以上のように，元のデータから一つ一つ自然対数に変換して得られたものが次の表です．

14　第 1 章 記述統計（Descriptive Statistics）

順番	1	2	3	4	5	6	7	8	9	10	11	12	13
データ	2	2	3	3	3	3	4	4	4	5	6	8	10
変換式	ln(2)	ln(2)	ln(3)	ln(3)	ln(3)	ln(3)	ln(4)	ln(4)	ln(4)	ln(5)	ln(6)	ln(8)	ln(10)
変換データ	0.693	0.693	1.099	1.099	1.099	1.099	1.386	1.386	1.386	1.609	1.792	2.079	2.303

対数変換後のデータでグラフを描くと，前ページの元のグラフに比べて，左右対称な形に近づいているのがわかります．

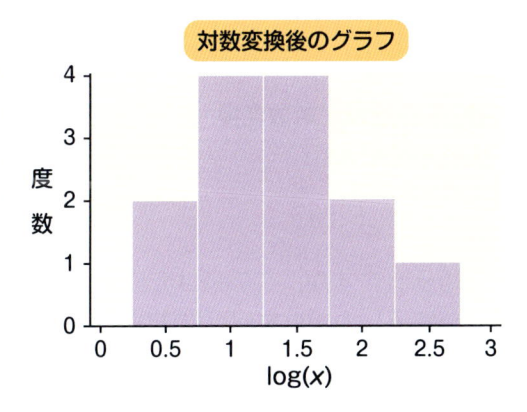

対数変換後のグラフ

平均値：

$$\{\ln(2)+\cdots+\ln(10)\}/13 = 1.363\cdots \approx 1.36$$

中央値： 対数変換しても順番は変わらないので，7番目に大きな値となります．

$$\ln(4) = 1.386\cdots \approx 1.39$$

以上の結果を表にまとめてみましょう．

順番	n	平均値	中央値
元のデータ	13	4.38	4.00
変換後のデータ	13	1.36	1.39

変換後のデータでは平均値と中央値が近い値になっているのがわかります．これは分布の形が，対数変換することで左右対称に近くなっていることを示唆しています．

ここで変換後に求められた平均値と中央値を，**逆対数変換**（anti-logarithmic transformation）して，元に戻してみます．自然対数で変

換したので，自然対数の底「e」を使って次のように変換します．

● 中央値の逆対数変換

$$e^{1.386\cdots} = 4$$

単に対数変換したものを元に戻すだけなので，元のデータの中央値と同じになります．

● 平均値の逆対数変換

平均値の場合は，

$$e^{1.363\cdots} \approx 3.91$$

と求められますが，この値は先に計算した**幾何平均値と一致**します（13ページ参照）．つまり幾何平均値は，対数変換したデータの平均値を求めて，その値を逆変換しても求められます．対数をとったデータの平均値を逆対数変換しても，元の平均値にはなりませんので注意してください．

幾何平均値を計算したくて……

すべてのデータを掛け合わせて，n 乗根をとる

正に歪んだデータを補正したくて……

対数変換したデータの平均値を，逆対数変換する

⇒どちらも同じ結果になる！

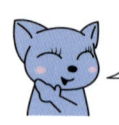

だから，臨床試験などで正に歪んだデータが出てきたときは，幾何平均値をよく見かけるという話になるんだにゃん

　さらに，データを対数変換して正規分布になる分布を特に「**対数正規分布**」といいます．データが**対数正規分布に従うとき，元のデータの中央値は幾何平均と一致**しますので，代表値として中央値を使えばわざわざ対数変換して平均値をとりそれを元に戻す……という煩わしい作業をしなくてすみますね．

　例の場合でも，元のデータの中央値「4」は，幾何平均値「3.91」と近い値となっていますので，代表値としては中央値を使えばよいでしょう．

第1章　記述統計（Descriptive Statistics）

5　データのばらつき具合の代表値

この項で学ぶこと
- ☐ 改めて**「範囲」**とは？
- ☐ **「四分位範囲」**と各**「四分位数」**の性質を知ろう！
- ☐ **「分散」**とばらつきの関係
- ☐ 分散をもっとお手軽に扱いたい！**「標準偏差」**の求め方
- ☐ **「変動係数」**の活用

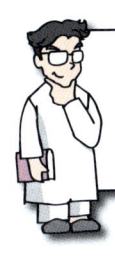

これまでデータの中心をあらわす代表値として平均値や中央値などを計算し，それらの特徴などを勉強してきました．次のデータをみてみましょう．

| A | 8 | 9 | 11 | 12 |

| B | 2 | 8 | 12 | 18 |

A, Bの両方の平均値を求めてみると……

Aが (8 + 9 + 11 + 12) / 4 = <u>10</u>，Bも (2 + 8 + 12 + 18) / 4 = <u>10</u> となり，どちらの平均値も同じ値「10」になります．Aのデータは「8, 9, 11, 12」と平均値の10に近い値で構成されており，ばらつきが少なく平均値10はデータの代表値としてふさわしいといえそうです．

一方，Bは「2」や「18」などの平均値から離れたデータを含むためばらつきが大きく，平均値10は確かに分布の中心には位置していますが，**代表値としては少々頼りない**感じがしますね．

したがって，代表値を求めるときは，必ず一緒に**データのばらつき具合も調べてみる**必要があるのです．

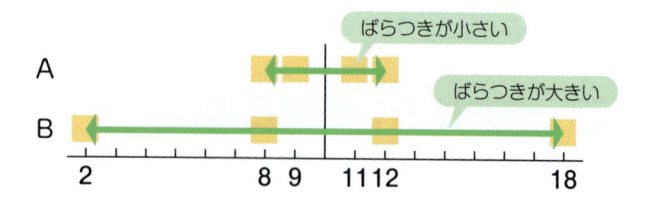

```
              ばらつきが小さい
   A       ←──→
              ばらつきが大きい
   B  ←────────────────→
      2     8 9  1112         18
```

ここでは，データのばらつき具合をあらわす指標を勉強しましょう．

範囲（Range）

データの**最小値と最大値の差**を範囲とよびます．先ほどの例で見てみましょう．

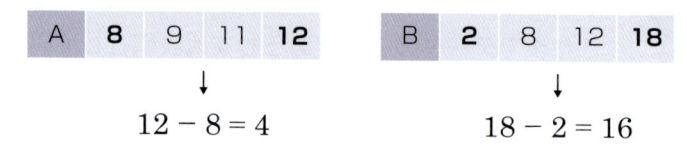

| A | 8 | 9 | 11 | 12 |

↓

$12 - 8 = 4$

| B | 2 | 8 | 12 | 18 |

↓

$18 - 2 = 16$

範囲は簡単に求まりますが，最大値と最小値の2つしか使用しないため，たまたま**極端な値があるとその影響を強く受けてしまいます**．

次のデータを見てみましょう．

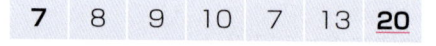

| **7** | 8 | 9 | 10 | 7 | 13 | **20** |

ほとんどのデータが7から13の間にあるのに，最大値が20であるため，範囲は $20 - 7 = 13$ となってしまいます．

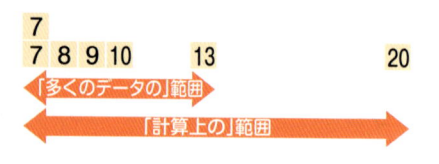

```
     7
  7 8 9 10   13              20
   「多くのデータの」範囲
  ←────────「計算上の」範囲────────→
```

四分位範囲（Interquartile Range：IQR）

極端な値に影響を受けやすいという範囲の弱点を補うばらつきの指標として「四分位範囲」があります．

まず，データを小さいほうから大きいほうへ**昇順に並べ替え**ます．
データ全体を4等分する位置にある値を**四分位数（quartile）**といい

ますが，小さいほうから数えて 1/4 のところにある値を**第 1 四分位数**（Q_1），小さいほうから数えて 3/4 のところにある値を**第 3 四分位数**（Q_3）といいます．

四分位範囲は Q_3 と Q_1 の差「$\boldsymbol{Q_3 - Q_1}$」であらわされ，ここには**全データの半分（50％）が含まれます**．

小さいほうから数えて 1/2 のところにある値を**第 2 四分位数**（Q_2）といいますが，これは**中央値と同じ値**です．

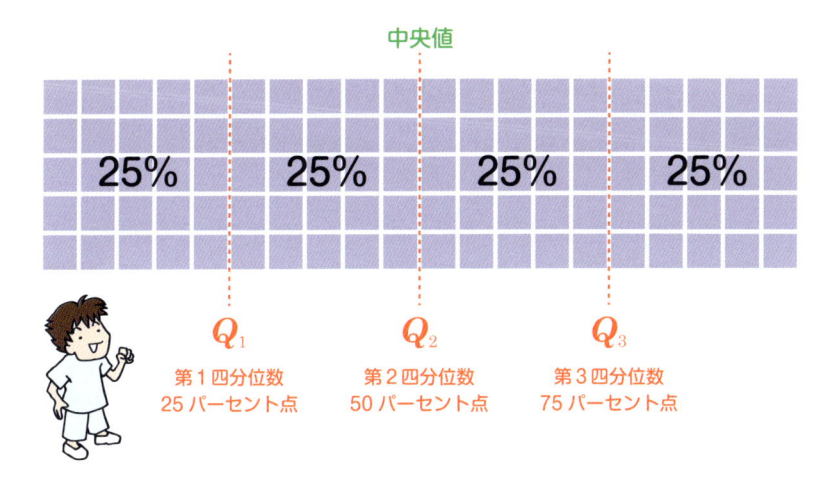

中央値

25%　25%　25%　25%

Q_1　Q_2　Q_3
第 1 四分位数　第 2 四分位数　第 3 四分位数
25 パーセント点　50 パーセント点　75 パーセント点

Q_1，Q_2，Q_3 はそれぞれ **25 パーセント点**，**50 パーセント点**，**75 パーセント点**ともよばれます．p パーセント点とは，データを昇順に並べたときに，下から数えてその値までに全データの p パーセントのデータが含まれているところに位置する値となります．

全データ数を n とすると，p パーセント点は次のように求めます．

$$n \times \frac{p}{100} = k$$

① k が整数にならない場合は，k の小数点を切り捨てた整数値 + 1 番目の数値を p パーセント点とする．
② k が整数の場合は，k 番目と $k + 1$ 番目の平均値を p パーセント点とする．

【例】 次のデータで四分位範囲を求めてみよう．データはすでに昇順に並べてあります．

1	1	2	**3**	4	5	**5**	7	8	**10**	13	20	100

A) 25 パーセント点は，

$$13 \times \frac{25}{100} = 3.25 \quad \text{なので，} 3 + 1 = 4 \text{ 番目のデータ「3」}$$

B) 75 パーセント点は，

$$13 \times \frac{75}{100} = 9.75 \quad \text{なので，} 9 + 1 = 10 \text{ 番目のデータ「10」}$$

したがって，四分位範囲は 10 − 3 = 7 と計算されます．

このデータで範囲を求めてみると 100 − 1 = 99 となってしまい，「100」という極端に大きなデータに影響されていることがわかります．**極端な値があるデータのばらつき具合をあらわす指標として，四分位範囲は有用な**ことがわかります．

ちなみに中央値は 50 パーセント点になるので，13 × 50 / 100 = 6.5 となり，7 番目の値である「5」が中央値となります．

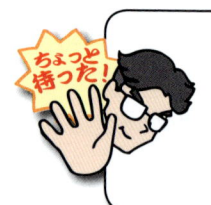

> データの分布が左右対称でなく歪みがあったり，極端な値があったりするときは，代表値として中央値，ばらつきの指標として四分位範囲を積極的に使ってみよう．

分散（Variance）

分散はデータの**平均値と各データとの差の 2 乗を足した値を，データ数で割って**，次のように求めます．

データ数が n 個の場合，i 番目のデータを x_i，平均値を $\bar{x}$ とすると，

$$Var(x) = \sigma^2 = \frac{\sum_{i=1}^{n}(x_i - \bar{x})^2}{n} = \frac{\sum_{i=1}^{n} x_i^2 - n \cdot \bar{x}^2}{n}$$

　これは母集団の分散である母分散をあらわし σ^2 が使われます．σ（シグマ）はギリシャ文字 Σ の小文字です．

　データ数が多くなると，**各測定値とその平均値の差（偏差といいます）を2乗した値の合計（偏差平方和といいます）**も大きくなるので，データ数 n で割ることにより，その影響を取り除いています．

$$\sigma^2 = \frac{\sum_{i=1}^{n}(x_i - \bar{x})^2}{n} = \frac{\sum_{i=1}^{n} x_i^2 - n \cdot \bar{x}^2}{n}$$

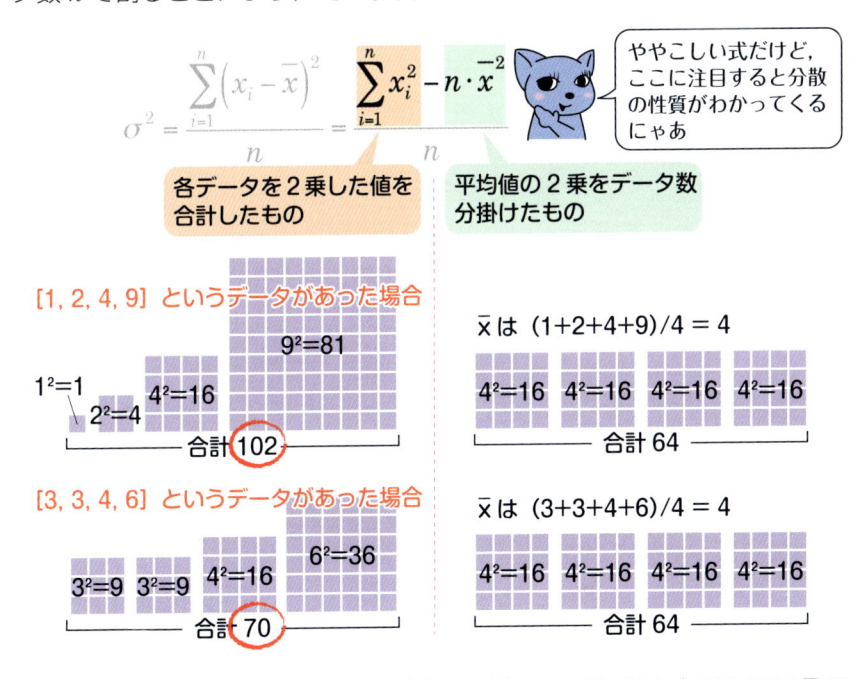

ややこしい式だけど，ここに注目すると分散の性質がわかってくるにゃあ

各データを2乗した値を合計したもの　　平均値の2乗をデータ数分掛けたもの

[1, 2, 4, 9] というデータがあった場合

$1^2=1$　$2^2=4$　$4^2=16$　$9^2=81$
合計 102

$\bar{x}$ は $(1+2+4+9)/4 = 4$
$4^2=16$　$4^2=16$　$4^2=16$　$4^2=16$
合計 64

[3, 3, 4, 6] というデータがあった場合

$3^2=9$　$3^2=9$　$4^2=16$　$6^2=36$
合計 70

$\bar{x}$ は $(3+3+4+6)/4 = 4$
$4^2=16$　$4^2=16$　$4^2=16$　$4^2=16$
合計 64

　分散はデータが平均値からどのくらいばらついているかを示しているので，**分散が大きければデータのばらつきが大きい**ことを示しており，すべてのデータが同じならば分散は「0」となります．また，分散は**極端な値の影響を受けやすい**という特徴があるので，平均値と同様，データの分布がほぼ左右対称で，はずれ値が少ないデータのばらつき具合の指標として使うのがよいでしょう．

また，分散には n ではなく **$n-1$** で割った**標本分散**または**不偏分散**とよばれる分散もあります．

このとき「$n-1$」のことを**自由度**といいます．標本分散は s^2 であらわされ，次のようになります．

$$s^2 = \frac{\sum_{i=1}^{n}(x_i - \bar{x})^2}{n-1} = \frac{1}{n-1}\left(\sum_{i=1}^{n}x_i^2 - n \cdot \bar{x}^2\right)$$

標本分散は，**標本から得られたデータの分散**をあらわしますが，一般に母集団全体のデータは得られませんので，**普通はこちらを使います**．混乱しやすいので注意してください．

またどうして n ではなくて $n-1$ で割るのか疑問に思うかもしれません．詳しい説明は省きますが，じつは標本分散は母分散を推定するのに使われ，その場合 $n-1$ で割ったほうが，母分散からの偏りが少ない推定値が得られるからです．

データ数が大きくなると2つの分散の差はほとんどなくなります．本書では以降，分散といえば標本分散のことを指すとします．

【例】それでは，次のデータから（標本）分散を求めてみましょう．

| 6 | 7 | 8 | 8 | 8 | 10 | 11 | 15 | 17 |

平均値　$\bar{x} = (6 + 7 + \cdots + 17)/9 = 10$

平方和　$\sum_{i=1}^{9} x_i^2 = 6^2 + 7^2 + \cdots + 17^2 = 1012$

$$s^2 = \frac{\sum_{i=1}^{n}(x_i - \bar{x})^2}{n-1} = \frac{1}{n-1}\left(\sum_{i=1}^{n}x_i^2 - n \cdot \bar{x}^2\right) = \frac{1}{8}(1012 - 9 \times 10^2) = 14$$

標準偏差 (Standard Deviation)

　分散は偏差平方和を使っているため，比較的大きな値になってしまいます．また，測定値の単位も 2 乗になってしまうので，**分散の平方根**をとった標準偏差という値を考えます．標準偏差は s や SD などであらわされます．

$$s = \sqrt{s^2}$$

　前ページで求めた**分散から**標準偏差を計算すると，**平方根をとる**だけなので，

$$s = \sqrt{s^2} = \sqrt{14} \approx 3.74$$

となります．
　データの代表値とばらつきをあらわす場合，「**平均値±標準偏差**」のように平均値と標準偏差を使う場合が多いです．これは，平均値を中心に分布がだいたい左右対称である場合はよいのですが，分布が歪んでいたり，はずれ値が多かったりした場合には，「**中央値 (Q_1–Q_3)**」のように要約することも考えましょう．

変動係数 (Coefficient of Variation : CV)

　変動係数もデータのばらつきを示す指標として使われますが，**データの標準偏差を平均値で割って**求めます．

$$変動係数 = 標準偏差 / 平均値$$

　この値に 100 を掛けて，パーセント (%) であらわすこともあります．測定値の**ばらつきが大きいと，変動係数の値も大きく**なります．

　たとえば，ある臨床検査値は，平均値が大きくなると標準偏差（ばらつき）もそれに比例して大きくなります．

ここに,糖尿病患者 100 人の臨床検査値のデータがあります.

	平均値	標準偏差	変動係数
ALT (IU/L)	31.8	19.6	**61.5**
ALP (IU/L)	218.5	**71.4**	32.7
HbA1c (%)	7.4	1.3	17.2

　ALT と ALP のばらつきは,標準偏差で比較すると ALP のほうがずっと大きいですが,ALP の平均値も大きいので,標準偏差でばらつきを判断してしまうと,本当にばらつきが大きいのか,平均値が大きいからなのか区別がつきません.
　そこで標準偏差を平均値で割って変動係数を比較すると,ALP の変動係数のほうが ALT の変動係数より小さくなります.変動係数は標準偏差を平均値で割っているので単位がなくなり,**単位の異なる測定値のばらつきを比較したい場合にも有効**です.

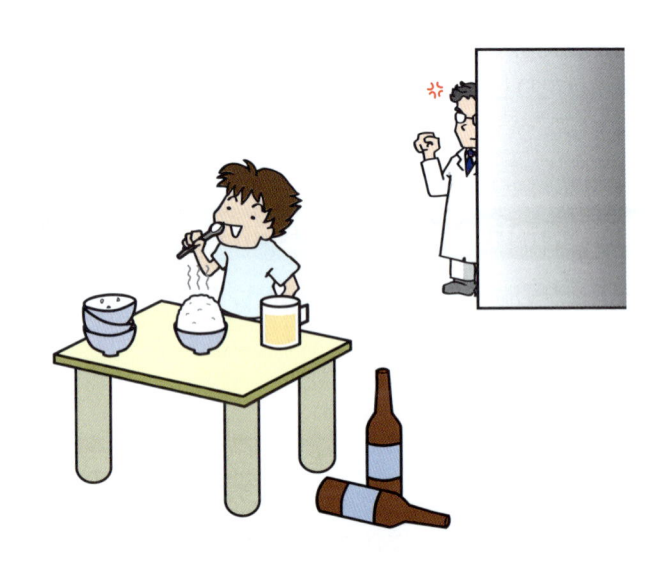

第1章 記述統計（Descriptive Statistics）

6 データの種類

> この項で学ぶこと
> ☐ 「質的データ」と「量的データ」の違いを知ろう！
> ☐ 「名義データ（名義尺度）」と「順序データ（順序尺度）」の特徴は？
> ☐ 「間隔データ（間隔尺度）」と「比率データ（比率尺度）」の特徴は？

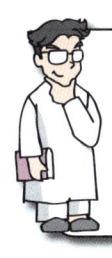

これまでデータの平均値や中央値などを計算してきましたが，データはいくつかの種類に分類されます．データの種類によっては平均値を計算できないこともあり，これから勉強する統計解析の手法も異なります．

データの種類は，大きく分けて次のように分類できます．

質的データ

名義データ
観察対象を分類するための名称
例：血液型や性別，国籍などの分類データ
代表値：最頻値

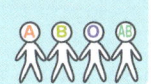

順序データ
順序関係のある名義データ
例：症状の程度や嗜好など
代表値：最頻値，中央値（等間隔な数値を割り当て，間隔データとして扱い，平均値を計算する場合もある）

量的データ

間隔データ
絶対的な0がなく，データの間隔が等しいとする．相対的な位置関係
例：温度など
代表値：平均値，中央値，最頻値
ばらつき：範囲，四分位範囲，分散，標準偏差

比率データ
絶対的な0があり，比を計算できる
例：体重，身長，臨床検査値など
代表値：平均値，中央値，最頻値，幾何平均値
ばらつき：範囲，四分位範囲，分散，標準偏差，変動係数

ひとつひとつ見ていきましょう．

6 データの種類　25

質的データ (Qualitative Data)

　質的データは**定性的**であり，**非数値的**なデータです．**調査対象の属性や分類**などをあらわし，**カテゴリカルデータ**（categorical data）ともよばれます．質的データをさらに次の2つに分類します．

● 名義データ (nominal data)

　名義データは，**観察対象の分類や属性をあらわす**データです．
　たとえば，血液型をあらわす名義データは「A, B, AB, O型」の4つで，性別の場合は「女，男」の2種類があります．名義データには特に決まった順序はありません．データ数を数え上げたり，**最頻値**を調べたりすることはできます．名義データに数値を割り当てたとしても，そこから計算される平均値や分散などはなんの意味もありません．

　【例】あるクリニックで患者さんの血液型を調べた結果，以下のようになりました．

A型	B型	AB型	O型
10人	5人	8人	9人

　たとえば，「A型」に「0」，「B型」に「1」，「AB型」に「2」，「O型」に「3」の数値を割り当ててみます．この場合，割り当てる値はなんでもよいです．A型の人が「10人」といちばん出現頻度が大きいので，最頻値は「0」となります．

そっか！
平均値は $\dfrac{10 \times 0 + 5 \times 1 + 8 \times 2 + 9 \times 3}{10 + 5 + 8 + 9} = 1.5$ だね！
範囲は最大の3から最小の0を引いて3だね！

もはや何を言っているのか，さっぱりわからないなっ！名義データなのに平均値や範囲を求めた時点で，こういうふうに，わけがわからないことになる．気をつけよう！

● **順序データ (ordinal data)**

順序データは**名義データに順序があるデータ**です．

たとえば，ある症状を，「とても悪い」，「悪い」，「普通」，「良い」，「とても良い」と5つの名義データで分類した場合，それぞれの症状には「とても悪い」から「とても良い」まで，ある順序が存在します．順序データは順序の情報しかないので，「悪い」は「普通」より2倍悪く，「とても悪い」は「普通」の4倍悪いなどといえませんし，それぞれの程度の間隔が等間隔なのかそうでないのかもわかりません．順序データからは，**最頻値**のほかに順序があるので**中央値**を知ることができますが，平均値や標準偏差は計算できません．

【例】7人の被験者にある食品を食べさせ，「とてもおいしい」，「おいしい」，「ふつう」，「おいしくない」で答えてもらいました．それぞれのカテゴリーに順番に「4」，「3」，「2」，「1」の数値を割り当てました．

カテゴリー	とてもおいしい	おいしい	ふつう	おいしくない
	↓	↓	↓	↓
割り当てた数値	4	3	2	1

すると，次のような結果が得られました．

被験者ID	1	2	3	4	5	6	7
回答	2	3	2	1	1	4	1

データを昇順に並べ替えると次のようになり，

1	1	1	2	2	3	4

最頻値はおいしくないの「1」，中央値はふつうの「2」になりました．

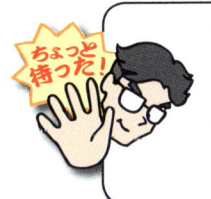

> 順序データでは，割り当てた数値の平均値を計算する場合があります．それは，データに割り当てられた数値の間隔を等間隔だと見なし，量的データの「間隔データ」として扱っているのです．

量的データ (Quantitative Data)

　量的データとは，体重や身長のように**測定することができて，数値であらわされるデータ**をいいます．量的データをさらに次の2つに分類します．

● 間隔データ (interval data)

　間隔データは，**絶対的な0点（原点）はなく，データの間隔が等間隔**になっているデータです．間隔データではデータの和や差に意味があり，**最頻値**や**中央値**のほかにも**平均値**や**標準偏差**などが計算できます．また，前ページでも触れたとおり，順序カテゴリカルデータの場合，それぞれの間隔が等しいとして，任意の数値を割り当て，間隔データとして扱うこともあります．

　【例】 温度が10℃から30℃に変化したときは，20℃温度が高くなったといえますが30℃は10℃より3倍熱いとはいえません．なぜなら温度0℃は，明確な原点ではなく恣意的に決められており，その値によって比が変わってしまうからです．

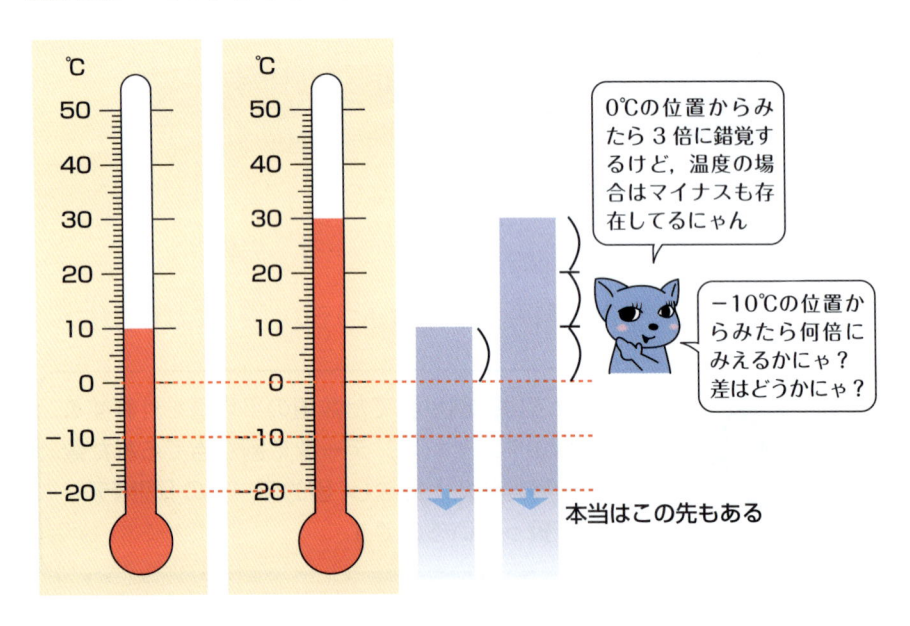

> 0℃の位置からみたら3倍に錯覚するけど，温度の場合はマイナスも存在してるにゃん

> −10℃の位置からみたら何倍にみえるかにゃ？差はどうかにゃ？

本当はこの先もある

28　第1章　記述統計 (Descriptive Statistics)

● **比率データ（ratio data）**

比率データは**間隔データの性質**を備えていますが，比率データは**明確な0点がある**ので四則演算（＋，－，×，÷）ができて，データを**比**としてもあらわせます．

【例】体重（kg）は比率データなので，Aさんの体重（80 kg）はBさんの体重（40 kg）より 40 kg 重いといえるし，また，明確な原点である 0 kg があるので，Aさんの体重はBさんの体重の 2 倍だということもできます．

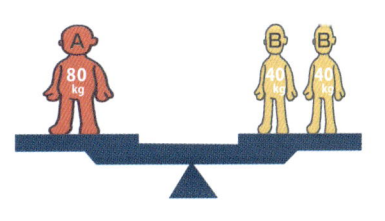

また，量的データは，体重や血圧値のように，連続して値をとる**連続データ**（continuous data）と，1 日の喘息発作数や人数，サイコロの出る目の数のように，飛び飛びの値をとる**離散データ**（discrete data）に分類できます．

量的データ

連続データ
データが連続している
例：温度，体重，血圧値など

離散データ
データが飛び飛び
例：人数，発作回数など

第1章 記述統計（Descriptive Statistics）

7 度数分布表の作成

この項で学ぶこと

- □「度数分布表」を作ってみよう！
- □「階級」や「度数」，「相対度数」などの意味を知ろう！

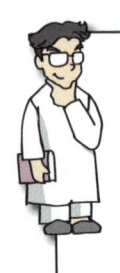

データが得られたら，平均値や中央値，標準偏差などに要約することで，大雑把にデータの特徴を把握する方法を勉強しました．今度は，データを複数のグループ（区間）に分けて，その区間に入るデータ数（度数）を表にまとめる度数分布表の作成のしかたを勉強します．度数分布表を作成することによって，代表値の計算だけではわからなかった，おおよその分布の形やばらつき，ある区間に含まれるデータ数や，その全体の中での割合などを知ることができます．

次のデータを使って，度数分布表を作成してみましょう．

30	41	47	50	59
33	41	47	52	60
33	42	48	53	60
33	42	48	55	61
35	43	48	55	61
36	44	48	56	62
36	45	49	56	64
39	45	49	56	65
39	46	50	57	66
39	46	50	59	73

作成手順

● 範囲を求める

データの**最小値と最大値**を確認し，**範囲**を求めます．
ここでは最小値「30」，最大値「73」なので……

　　範囲　73 − 30 = 43

● 範囲を区間に分ける

範囲を**適当な幅をもった，いくつかの区間**に分けます．
この幅のことを**階級幅**とよび，それぞれの区間のことを**階級**といいます．**階級の数（階級数）がだいたい 5 〜 10 程度**になるようにします．今回は階級数を 8 くらいになるように階級の幅を決めます．範囲をこの値で割ると，43 / 8 = 5.375 となり，階級幅は約 5.4 となりますが，整数値に丸めて階級幅を「5」にします．

この**階級数の決め方が度数分布表の作成では重要**になります．階級数が少なすぎると，階級の幅が広くなり，データを大雑把にまとめてしまうため，個々のデータの情報が過度に失われてしまいます．逆に多すぎると，階級の幅が狭くなり，データをうまく整理できません．また，**階級の幅は等間隔**にするほうが，わかりやすくてよいでしょう．

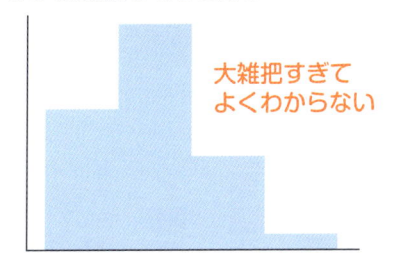

もしも階級が少なすぎたら……　　　もしも階級数が多すぎたら……

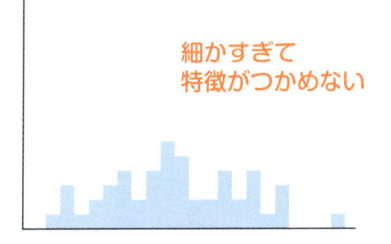

**大雑把すぎて
よくわからない**

**細かすぎて
特徴がつかめない**

> どちらも左ページの同じデータから実際に作ってみたヒストグラムだにゃん！
> これを見ても，階級の数が大事ということがよくわかるにゃん！
> 度数分布表からヒストグラムを作る方法は，次の項でくわしく説明するよ！

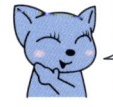

● **階級を作成する**

最初の階級は，データの最小値が「30」なので，階級の境界値とこの最小値が同じにならないようにするため「29.5」としました．そして階級の幅を「5」と決めたので，その階級の上側の値を 29.5 + 5 より「34.5」とします．したがって，最初の階級は「29.5 以上 34.5 未満」(29.5-34.5) とします．次の階級は「34.5 以上 39.5 未満」(34.5-39.5) となり，順次，最大値が含まれるまで階級幅が 5 の階級を作成します．

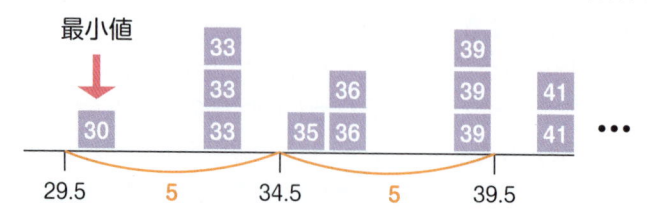

● **度数を数える**

次にそれぞれの階級に含まれるデータ数を数えます．このデータ数のことを **度数** とよびます．たとえば，「29.5 以上 34.5 未満」に含まれるデータの個数は 4 個です．すべての階級について数え上げます．

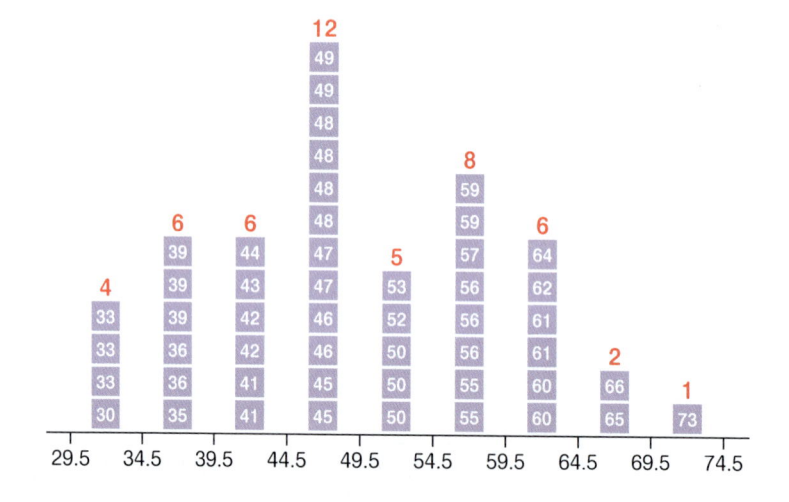

● **相対度数を計算する**

相対度数とは，**各階級の度数を度数の合計（全データ数）で割った値** であり，階級が「29.5-34.5」の場合は，4 / 50 = 0.08 となります．

32　　第 1 章　記述統計（Descriptive Statistics）

階級 29.5-34.5 の相対度数は　度数 4 / 50 = 0.08
階級 34.5-39.5 の相対度数は　度数 6 / 50 = 0.12
階級 39.5-44.5 の相対度数は　度数 6 / 50 = 0.12
　　　　　⋮　　　　　　　　　　　　⋮
階級 69.5-74.5 の相対度数は　度数 1 / 50 = 0.02

● 累積度数と累積相対度数を計算する

累積度数とは**注目する階級までの度数を足した値**で，累積相対度数は**注目する階級までの相対度数を足した値**です．累積相対度数は，すべてを足すと「1」となります．

たとえば，階級が「44.5-49.5」までの累積度数は，4 + 6 + 6 + 12 = 28 となり，相対累積度数は 0.08 + 0.12 + 0.12 + 0.24 = 0.56 と計算されます．

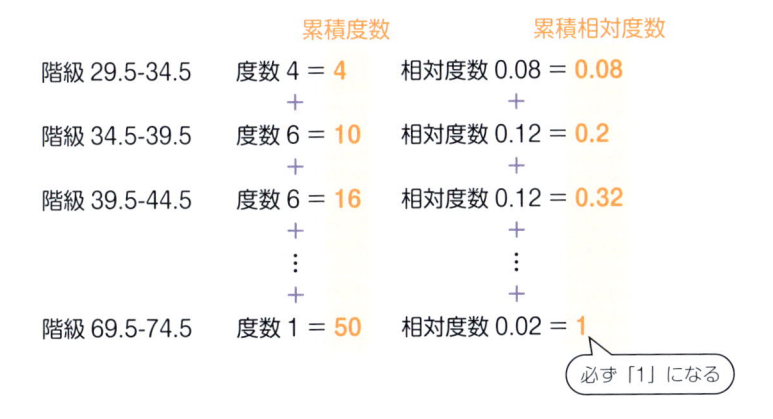

		累積度数		累積相対度数
階級 29.5-34.5	度数 4 =	4	相対度数 0.08 =	0.08
		+		+
階級 34.5-39.5	度数 6 =	10	相対度数 0.12 =	0.2
		+		+
階級 39.5-44.5	度数 6 =	16	相対度数 0.12 =	0.32
		⋮		⋮
		+		+
階級 69.5-74.5	度数 1 =	50	相対度数 0.02 =	1

必ず「1」になる

● 階級値を計算する

階級値とは，**各区間の中央の値**であり，その区間の代表値として扱います．

たとえば，階級が「64.5-69.5」の階級値は，区間の下側と上側の和を 2 で割った値なので，(64.5 + 69.5) / 2 = 67 となります．

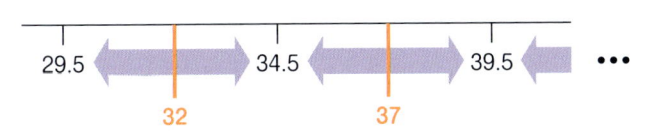

```
  29.5      34.5      39.5   ・・・
       32        37
```

7　度数分布表の作成　33

● **表にまとめる**

以上をひとつの表にまとめると，度数分布表の完成です！

	階　級	階級値	度　数	相対度数	累積度数	累積相対度数
1	29.5 - 34.5	32	4	0.08	4	0.08
2	34.5 - 39.5	37	6	0.12	10	0.2
3	39.5 - 44.5	42	6	0.12	16	0.32
4	44.5 - 49.5	47	12	0.24	28	0.56
5	49.5 - 54.5	52	5	0.1	33	0.66
6	54.5 - 59.5	57	8	0.16	41	0.82
7	59.5 - 64.5	62	6	0.12	47	0.94
8	64.5 - 69.5	67	2	0.04	49	0.98
9	69.5 - 74.5	72	1	0.02	50	1
合計			50	1		

　この度数分布表を見ると，「44.5-49.5」の階級の度数が「12」でもっとも多く，そこを中心に上下で度数が少なくなっています．また，「44.5-49.5」より小さな値のほうには3つの階級，大きな値のほうには5つの階級があるので，なんとなく正に歪んだ分布のような感じもしますが，度数分布表からはよくわかりませんね．じつは度数分布表からヒストグラムを作成すると，分布の形を視覚的にとらえることができます．では，次に代表的ないくつかのグラフの描き方を勉強しましょう．

第1章　記述統計（Descriptive Statistics）

8　グラフを描いてみよう

この項で学ぶこと

- □ 質的データから「棒グラフ」を描いてみよう！
- □ 量的データから「ドットプロット」を描いてみよう！
- □ 連続データの分布をみるために「ヒストグラム」を描いてみよう！
- □ ばらつきを確認するために「箱ひげ図」を描いてみよう！
- □ 細かなデータも全部表現できる「幹葉図」を描いてみよう！

これまでは，数字や表がたくさん出てきて，とっつきにくかったなぁー．

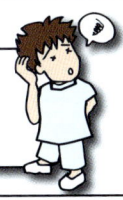

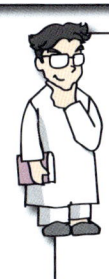

こういうときは，データの全体の印象を視覚的にとらえるために，データをグラフにしてみましょう．いくつか代表的なグラフを紹介します．データ数が多くなると描くのが大変ですが，統計のソフトウエアなどを使うと手軽に得られますので，使っているソフトウェアで試してみてください．

棒グラフ（Bar Graphs）

名義データや順序データといった質的データは，棒グラフを使ってあらわします．質的データでは，平均値や標準偏差は計算できませんが，度数を数え上げたり，最頻値を求めたりすることはできます．

【例】35人の血液型を次のように分類することができました．

A型	B型	AB型	O型
10人	5人	8人	12人

棒グラフで視覚的にとらえてみましょう．

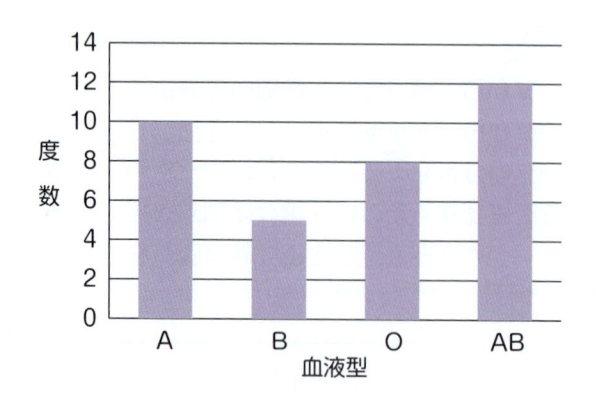

棒グラフを作成するときには，**棒と棒がくっつかない**ように注意しましょう．

ドットプロット（Dot Plot）

ドットプロットは，**量的データ**の場合に使い，ひとつひとつの測定値を**ドット（点）**として表現します．データのばらつき具合やはずれ値や極端な値を視覚的にとらえることができます．

もしも「6, 8, 11, 16, 21」というデータがあったら……

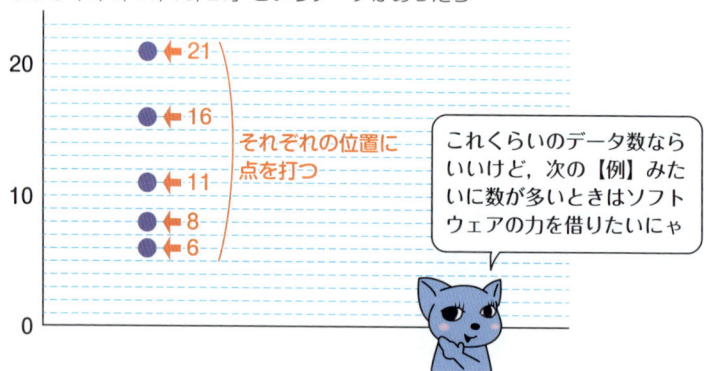

それぞれの位置に点を打つ

これくらいのデータ数ならいいけど，次の【例】みたいに数が多いときはソフトウェアの力を借りたいにゃ

【例】 次のデータを使ってドットプロットを作成してみましょう.

A 群

31	46	55	63	73
34	50	58	63	73
36	50	58	64	74
38	50	59	67	75
40	51	59	68	76
41	51	59	68	79
42	52	60	69	80
44	53	60	69	82
44	53	61	71	86
46	55	63	72	89

B 群

49	65	69	77	88
49	65	69	77	89
51	66	71	79	90
54	66	72	79	91
55	66	73	82	92
56	68	73	84	93
59	68	73	84	98
62	68	74	84	105
62	69	76	85	129
65	69	77	87	144

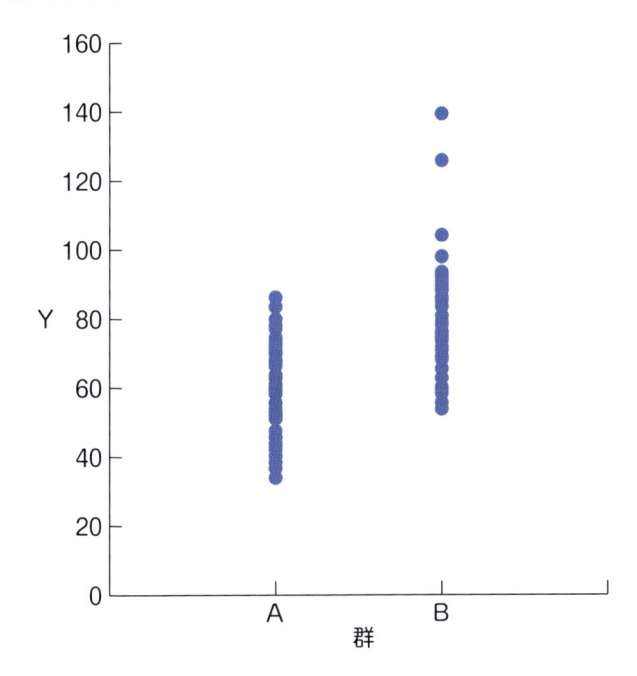

このドットプロットでは, 縦軸はデータ, 横軸には群をあらわす名義データをとります. どの値の付近にデータが集まっているかとか, 集団から離れた値があるかどうかとか, データの分布の様子が簡単にわかります.

A群のデータは比較的まとまっていて、ばらつきも少なそうですが、B群のデータは全体的にA群より大きな傾向で、いくつかの集団からはずれた値が含まれており、正に歪んだ分布であることを示唆します。このドットプロットに平均値や中央値などの代表値の位置を図示してもわかりやすいと思います。

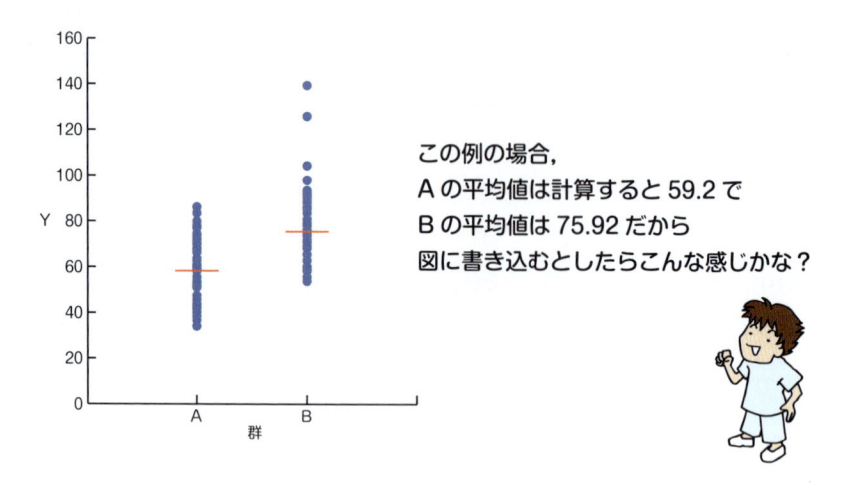

この例の場合、
Aの平均値は計算すると59.2で
Bの平均値は75.92だから
図に書き込むとしたらこんな感じかな？

　ドットプロットの注意点としては、データ数が多くなってしまうと、各データが重なってしまい、データの分布の様子をうまく読み取ることが難しくなることです。その場合は、あとで紹介する「箱ひげ図」を用いて分布の様子を見てみましょう。

ヒストグラム（Histogram）

　ヒストグラムは棒グラフと似ていますが、**連続データの分布を視覚的にとらえる場合**に使います。ヒストグラムを描くためには、まず**度数分布表を作成し、それをもとに描きます**。

　それでは、引き続き前ページのデータから、今度はヒストグラムを描いてみましょう。
　まず、A群、B群のデータの度数分布表を、次のように作成しました。

A群			B群		
階 級	階級値	度数	階 級	階級値	度数
30.5 – 38.5	34.5	4	48.5 – 60.5	54.5	7
38.5 – 46.5	42.5	7	60.5 – 72.5	66.5	17
46.5 – 54.5	50.5	8	72.5 – 84.5	78.5	14
54.5 – 62.5	58.5	10	84.5 – 96.5	90.5	8
62.5 – 70.5	66.5	9	96.5 – 108.5	102.5	2
70.5 – 78.5	74.5	7	108.5 – 120.5	114.5	0
78.5 – 86.5	82.5	4	120.5 – 132.5	126.5	1
86.5 – 94.5	90.5	1	132.5 – 144.5	138.5	1

　これらの度数分布表からヒストグラムは次のようになりました．縦軸は度数を，横軸は階級をあらわします．階級の幅や範囲が異なるので2つのグラフを単純に比較できませんが，A群は「左右対称」で，B群は「正に歪んで分布」であることがみてとれます．

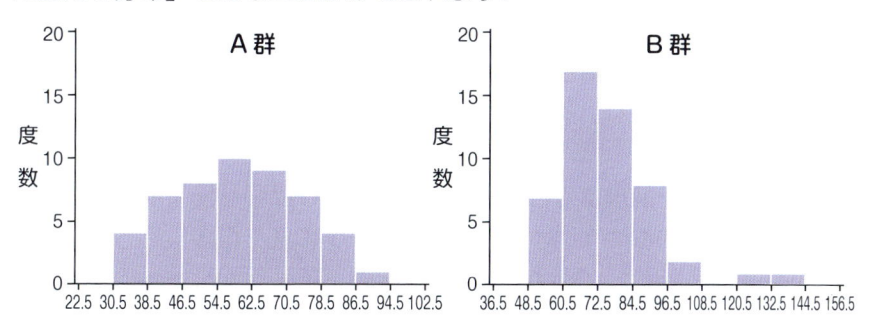

　ヒストグラム作成時の注意点としては，

　①ヒストグラムは連続変数を適当な区間にわけて図示しており，棒グラフと違って**棒はお互いにくっついて**います．

　②横軸，縦軸が何をあらわしているのか明確にします．**横軸には階級**を**縦軸には度数や度数を階級幅で割った値**が入ります．これは，階級幅は等間隔でなくても構いませんが，各階級の長方形の面積をその階級の度数に比例するようにするためです．

　③**階級幅や階級数を変えると，ヒストグラムの全体の形も変化**してくるので，データの分布の特徴をよくあらわすように，試行錯誤しながら作成

してみてください．あまり細かく分けすぎてもデータの様子はわかりませんが，大きすぎてもデータが少ない階級に分けられてしまうため，個々のデータの情報が多く失われてしまいよくありません．下図は，A 群のデータを使って，階級幅を変えて描いたヒストグラムです．左のグラフでは階級数が少なすぎますし，右のグラフでは階級数が多すぎるということがよくわかると思います．

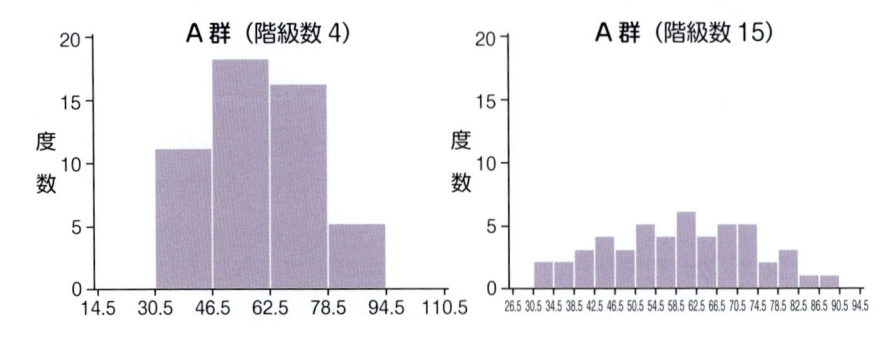

箱ひげ図（Box-and-Whiskers Plot）

箱ひげ図はデータの**ばらつきやはずれ値，分布の歪みを調べるのに便利**で，**四分位数（Q_1, Q_2, Q_3）や四分位範囲**を用いて描きます．

それでは，また前項までのデータを使って箱ひげ図を描く様子を見ていきましょう．わかりやすいように今一度データの表を再掲しておきます．

A 群					B 群				
31	46	55	63	73	49	65	69	77	88
34	50	58	63	73	49	65	69	77	89
36	50	58	64	74	51	66	71	79	90
38	50	59	67	75	54	66	72	79	91
40	51	59	68	76	55	66	73	82	92
41	51	59	68	79	56	68	73	84	93
42	52	60	69	80	59	68	73	84	98
44	53	60	69	82	62	68	74	84	105
44	53	61	71	86	62	69	76	85	129
46	55	63	72	89	65	69	77	87	144

いくつかの書き方がありますが，本書では次のようにします．

● 四分位数を求める
A 群および B 群のデータから，次のように求められます．

	Q_1	Q_2	Q_3
A 群	50	59	69
B 群	66	73	84

● はずれ値を定義する
はずれ値を次のような値と定義します．

> 大きいほうのはずれ値：
> 　　Q_3 ＋ 四分位範囲 × 1.5　より大きい値
> 小さいほうのはずれ値：
> 　　Q_1 － 四分位範囲 × 1.5　より小さい値

今回の例では，両群のはずれ値は以下のようになります．

A 群の場合
大きいほうのはずれ値：69 + (69 – 50) × 1.5 = 97.5 より大きな値
小さいほうのはずれ値：50 – (69 – 50) × 1.5 = 21.5 より小さな値
　A 群では，「97.5」より大きな値や「21.5」より小さな値はありませんので，はずれ値はありませんでした．

B 群の場合
大きいほうのはずれ値：84 + (84 – 66) × 1.5 = 111 より大きな値
小さいほうのはずれ値：66 – (84 – 66) × 1.5 = 39 より小さな値
　B 群では，「111」より大きな値は 129 と 144 の 2 つありました．一方，「39」より小さな値はありませんでした．

● 極端なはずれ値を定義する
はずれ値よりもさらに大きなあるいは小さな値を「極端なはずれ値」と

し，次のように定義します．

> 極端に大きいほうのはずれ値：
> Q_3 ＋ 四分位範囲 × 3 　より大きい値
> 極端に小さいほうのはずれ値：
> Q_1 － 四分位範囲 × 3 　より小さい値

A群では，はずれ値は見つからなかったので，極端なはずれ値はありません．

一方B群では，小さいほうの極端なはずれ値はありませんが，大きなほうの極端なはずれ値は，84 ＋ (84 － 66) × 3 ＝ 138 となり，「138」より大きな値として「144」が存在しています．

ここまでで，図を描くための材料はそろいました．ここからいよいよ箱ひげ図を描いていきます．

● 箱を描く（四分位数を書き込む）

箱の下側を Q_1，上側を Q_3 とし，Q_2 を平行線で描きます．

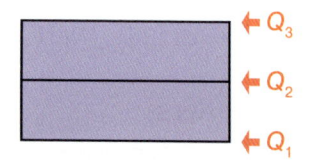

● ひげを伸ばす（最大値と最小値を書き込む）

ひげは，**はずれ値ではないデータの最大と最小の値**まで伸ばします．

A群の場合，はずれ値はありませんので，下にのびるひげの先端は最小値まで伸ばし，上に伸びるひげの先端は最大値まで伸ばします．

B群の場合は，上側と下側のひげの先端はそれぞれ，はずれ値にならない最大と最小の値なので「105」と「49」となり，その位置まで箱の上下の端から伸ばします．

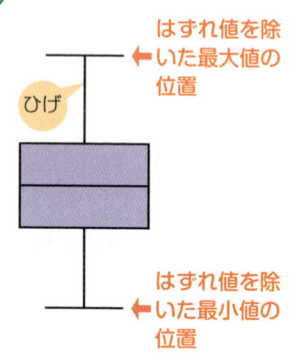

● **はずれ値と極端なはずれ値を書き込む**

はずれ値は○で示し，極端なはずれ値は＊で示します．

A群の場合ははずれ値はありませんので，○や＊はありませんが，Bの場合は「129」の位置を○で示し，「144」の位置を＊で示します．

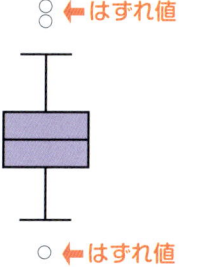

● **完成！**

こうして例のデータからできあがった箱ひげ図が下図です．

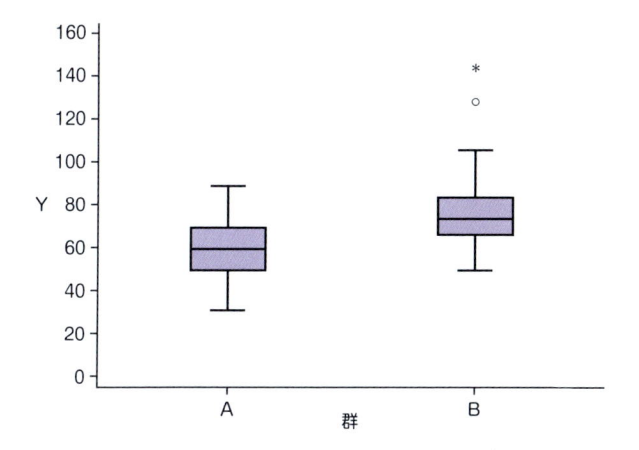

箱ひげ図から，データの分布の形がどのようになっているかわかるでしょうか．

①分布がだいたい左右対称の場合は，Q_1 と Q_2 との間隔，Q_2 と Q_3 との間隔がほぼ等間隔になります．

②分布が正に歪んでいる場合は，Q_2 と Q_3 との間隔が，Q_1 と Q_2 との間隔より広くなります．

③分布が負に歪んでいる場合は，Q_1 と Q_2 との間隔が，Q_2 と Q_3 との間隔より広くなります．

箱ひげ図から，A群のデータの分布は左右対称，B群では正に歪んでいることが読み取れます．また，はずれ値の存在も示されており，分布の山の数はわかりませんが，異なる群でのデータのばらつきや分布の様子を比較するのに，とても役に立ちます．

幹葉図（Stem-and-Leaf Plots）

　ヒストグラムや箱ひげ図を描くときには，データを要約してしまっているので，実際のデータの情報は失われてしまいます．幹葉図では，**すべてのデータを使って**分布の様子を表現します．次のように描きます．

● 昇順に並べ替え

　群ごとにデータを昇順に並べ替えます．

● 幹と葉に分ける

　各データを幹（stem）と葉（leaf）とに分けます．**幹はデータの右端以外の数値**とし，**葉は右端の値**とします．たとえばデータが3桁で158の場合，幹は15で葉は8とします．

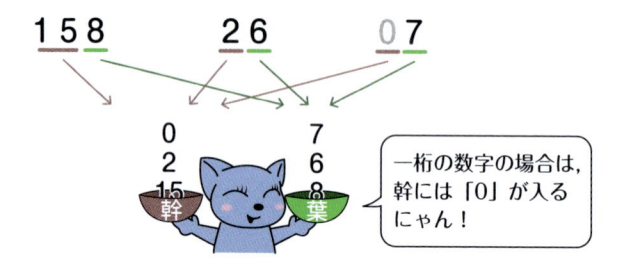

> 一桁の数字の場合は，幹には「0」が入るにゃん！

● 幹を書く

　幹に当たる数値を最小の値から最大の値まで**上から下へ昇順に縦に**並べます．このとき，該当する幹がデータにない場合にも，その前の幹の数字に1を足した値を入れます．

　たとえば，データの幹が［10, 11, 14, 16］の場合でも，「12, 13」および「15」を入れます．

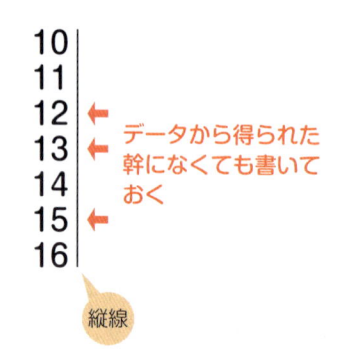

```
10
11
12 ← 
13 ← データから得られた
14   幹になくても書いて
15 ← おく
16
```
縦線

● 縦線を描く

　幹を縦に並べた数値の右側に縦線を引きます．

44　第1章　記述統計（Descriptive Statistics）

● **葉を書く**

線の右側に幹に対応するデータの葉の数値を，昇順に横に書いていきます．

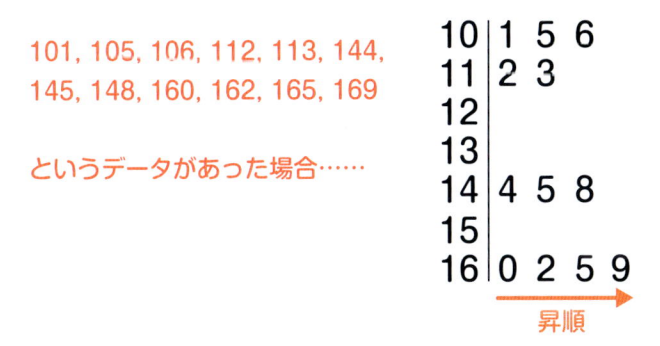

101, 105, 106, 112, 113, 144,
145, 148, 160, 162, 165, 169

というデータがあった場合……

```
10 | 1 5 6
11 | 2 3
12 |
13 |
14 | 4 5 8
15 |
16 | 0 2 5 9
```

→ 昇順

● **累積度数を書く**

最後に，図の左側に，中央値が含まれる幹までそれぞれ上と下から値を足して累積度数を書きます．中央値の含まれる幹の度数を（　）で囲みます．

```
          3  →   3   10 | 1 5 6
        3+2  →   5   11 | 2 3
      3+2+0  →   5   12 |
    3+2+0+0  →   5   13 |
                (3)  14 | 4 5 8
        4+0  →   4   15 |
          4  →   4   16 | 0 2 5 9
```

この例では，中央値は 144.5 なので，この行の度数を（　）に入れる

● **完成！**

次ページに，この節で使ってきたデータから作成した幹葉図を示します．

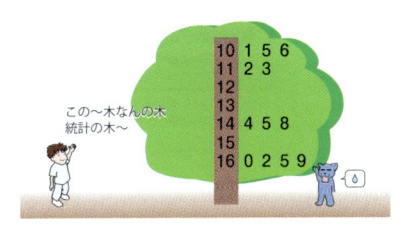

この〜木なんの木
統計の木〜

```
10 1 5 6
11 2 3
12
13
14 4 5 8
15
16 0 2 5 9
```

8 グラフを描いてみよう　45

A群

```
   4    3 | 1 4 6 8
  11    4 | 0 1 2 4 4 6 6
 (15)   5 | 0 0 0 1 1 2 3 3 5 5 8 8 9 9 9
  24    6 | 0 0 1 3 3 3 4 7 8 8 9 9
  12    7 | 1 2 3 3 4 5 6 9
   4    8 | 0 2 6 9
```

B群

```
   2    4 | 9 9
   7    5 | 1 4 5 6 9
  22    6 | 2 2 5 5 5 6 6 6 8 8 8 9 9 9 9
 (12)   7 | 1 2 3 3 3 4 6 7 7 9 9
  16    8 | 2 4 4 4 5 7 8 9
   8    9 | 0 1 2 3 8
   3   10 | 5
   2   11 |
   2   12 | 9
   1   13 |
   1   14 | 4
```

　このように幹葉図では，すべてのデータ使ってデータの分布の様子を描きます．これまで見てきたように，A群のデータは，ほぼ左右対称で，はずれ値もないことがわかりますが，B群のデータは正の方向に歪んでいて，いくつかのはずれ値を含むことがわかります．

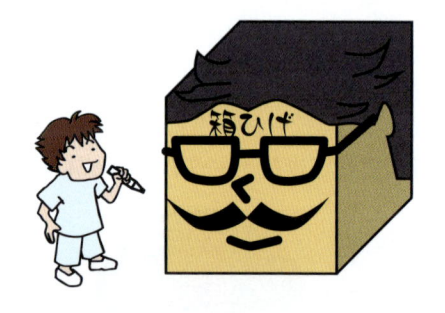

臨床現場での変動係数（CV）の使われ方

■ 自律神経の評価に変動係数が使われています

　糖尿病患者は，高血糖状態が継続された結果，合併症の一つとして末梢神経障害（手足の指先のしびれ）を生じることがあります．同時に，自律神経障害を合併することがあります．自律神経障害が起こると，たとえば，起立時血圧の自己調整能が破綻し，起立性低血圧の症状（めまいや立ちくらみ）を起こすことがあります．ひどいと失神してしまう場合もあります．

　糖尿病患者の自律神経能の評価方法として，心電図における心拍の R-R 間隔（下図参照）の変動を観察する検査があります．通常は，R-R 間隔は，呼吸で変動します．これは，自律神経の支配を受けているからです（自律神経能が正常であれば R-R 間隔は変動します）．

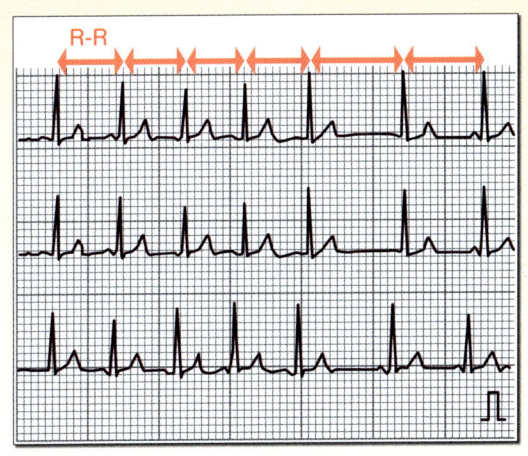

　しかし，糖尿病などの影響で，自律神経の調整能力が落ちれば，心電図で測定される R-R 間隔の変動は健常者と比較して小さくなります．つまり，R-R 間隔の変動（ばらつき）を定量化することが，自律神経能の評価につながるのです．

　ここで注意が必要です．変動（ばらつき）の評価ですが，単純に標準偏差で評価してはいけません．R-R 間隔は，心拍数に依存します．心拍数が少ない人ほど R-R 間隔の平均値は大きい値をとります（心拍数 40/分の人の R-R 間隔は 1.5 秒，心拍数 100/分の人の R-R 間隔は 0.6 秒となり，心拍数 40/分の人のほうが大きな値をとります）．そして，**第 1 章 5** で勉強したように，平均値が大きいほど，標準偏差も大きくなることが予想されます．こういう場合には，

変動係数（coeffcient of variation：CV）を用います．

　実際に，臨床検査において，標準偏差を平均値で割った値である変動係数を用いています．検査名も，心電図 R-R 間隔変動係数（Coefficent of Variation of R-R intervals：CVRR）とよびます．

　CVRR の正常値は年齢により異なることが知られていますが，50 歳くらいであれば 3％以上が 1 つの正常の目安となります．

　例で確認してみましょう．

症例 1：50 歳男性　糖尿病患者
R-R 間隔平均値　　1.510 秒
R-R 間隔標準偏差　0.045 秒
CVRR ＝（0.045/1.510）× 100 ＝ 2.98％

症例 2：51 歳男性　健常者
R-R 間隔平均値　　0.777 秒
R-R 間隔標準偏差　0.042 秒
CVRR ＝（0.042/0.777）× 100 ＝ 5.40％

　R-R 間隔の標準偏差は 2 人とも 0.04 秒程度と同等ですが，CVRR で比較すると，症例 2 の健常者のほうが大きな値をとります（5.40％ vs 2.98％）．
　CVRR で評価すると，症例 1 は糖尿病の影響で自律神経障害が起こっていることが推測されます．一方で，症例 2 の値は正常であることがわかります．

■ 赤血球粒度分布幅（Red Blood Cell Distribution Width：RDW）で変動係数が使われています

　RDW という言葉を聞いたことがありますか？　血算（CBC）の結果をよく見ると，次のように RDW の結果が記載されて報告されることに気がつきます．

WBC　5500 /μL　　　　MCH　　31.5 pg
RBC　468 ×10⁴/μL　　 MCHC　34.7 g/dL
Hb　　14.6 g/dL　　　　RDW　　14.2 ％
Hct　　42.4 ％　　　　　Plt　　　21.8 ×10⁴/μL
MCV　91.0 fL

　この RDW は何を意味するのでしょうか？　日本語訳にあるように，赤血球の大きさの分布幅を意味します．分布幅（ばらつき）の指標になるので，ここ

で変動係数が登場します．赤血球の体積（大きさ）の平均が大きいと標準偏差も大きくなることが予想されるため，平均値で割ることで補整して，変動係数としてばらつきの程度を評価します．

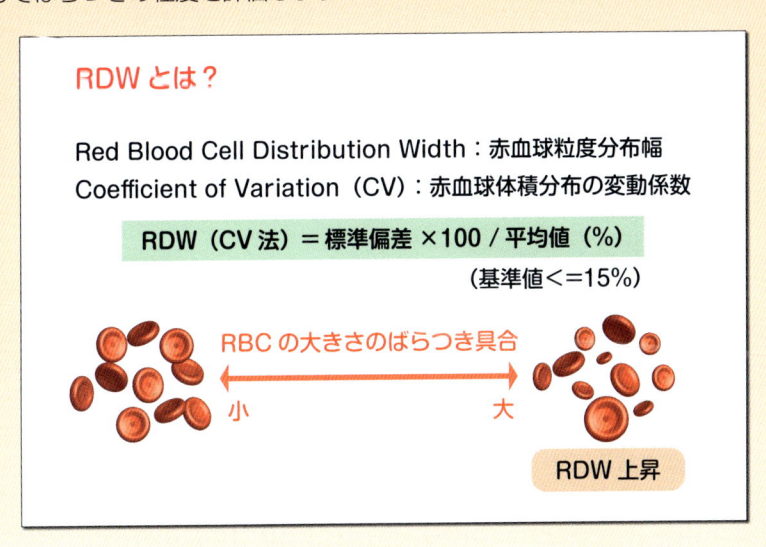

> **RDW とは？**
>
> Red Blood Cell Distribution Width：赤血球粒度分布幅
> Coefficient of Variation（CV）：赤血球体積分布の変動係数
>
> **RDW（CV 法）＝標準偏差 ×100 / 平均値（％）**
>
> （基準値＜＝15％）
>
> RBC の大きさのばらつき具合
> 小　　　　　　　　　　大
> RDW 上昇

　それでは，RDW の臨床的な意義を考えてみましょう．RDW は血算（CBC）を提出すると，全自動型血球計数器で自動的に測定されるため，安価で簡便な検査です．そして，昔から貧血の鑑別に利用されてきました．たとえば，MCV が高値である場合，RDW が正常であれば，再生不良性貧血や骨髄異形成症候群などを考えます．その一方で，RDW が高値であれば，ビタミン B_{12} 欠乏やアルコール中毒などを考えます（詳細は血液学などの成書を参照してください）．MCV（mean corpuscular volume）と組み合わせて使います．

　また，最近では，RDW には貧血の診断以外にもう一つの臨床的な有用性が見いだされています．それは，心不全や虚血性心疾患における予後予測マーカーとしての役割です．RDW 高値の患者は予後が悪いという観察研究が多く報告されるようになりました．

　次の図は，RDW の値と心不全の予後を調べた研究の結果です．

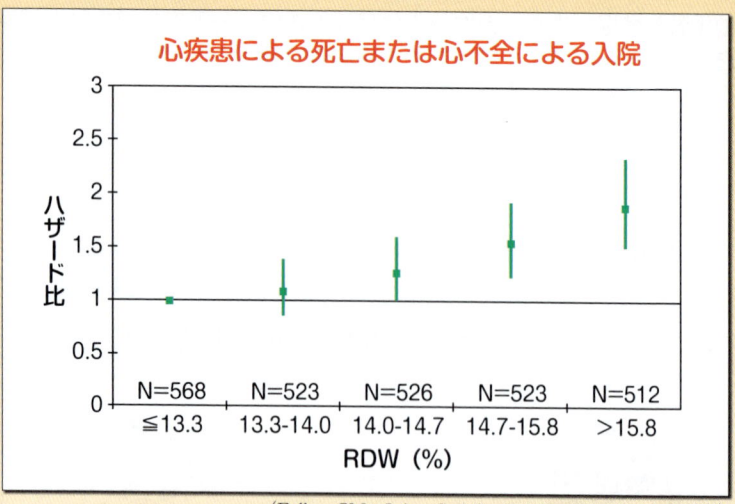

心疾患による死亡または心不全による入院

（Felker GM：J Am Coll Cardiol 50: 40-7, 2007 より引用）

　RDW高値であるほど，予後不良（心疾患による死亡または心不全による入院が増加）であることがわかります．メカニズムの詳細はまだ完全には明らかにはなっていないですが，どうやら，体内で慢性的な炎症があると，骨髄での赤血球の産生能に異常が生じて，赤血球の大きさにばらつきが生じやすくなるようです．つまり，赤血球の大きさにばらつきがある人（RDW高値）ほど，体内での炎症が強く，心疾患イベントが起こりやすくなり，予後不良になりやすいというメカニズムが推測されているようです．

参考文献
- Felker GM, Allen LA, Pocock SJ, et al; CHARM Investigators. Red cell distribution width as a novel prognostic marker in heart failure: data from the CHARM Program and the Duke Databank. J Am Coll Cardiol 50: 40-7, 2007. PMID: 17601544.

第2章
確率分布（Probability Distribution）の基礎

　これから勉強する基礎的な統計的手法の多くは実験や調査の結果得られたデータを，ある確率分布から得られた確率変数として扱います．

　確率分布にはさまざまな種類の分布がありますが，ここでは確率変数や確率分布の基礎や代表的な確率分布について勉強します．

第2章　確率分布（Probability Distribution）の基礎

1　確率変数と確率分布

この項で学ぶこと
- □ **「確率変数」**と**「確率分布」**との関係を知ろう！
- □ **「確率関数」**の特徴を知ろう！

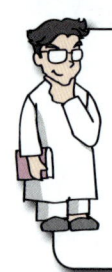

> コイン1枚を投げてオモテが出る確率は1/2だとか，サイコロを1つ振って⚀が出る確率は1/6だとか，みんななんとなくわかってますね．ここでは馴染み深いコインやサイコロの例を通じて，「確率分布」の基礎を学んでいきましょう．

サイコロを振るとサイコロの目の出方は6通りで，⚀から⚅のうち1つが出ます．この結果に対し，適当な数値を割り当てる変数 X を考えます．割り当てる数値は「1」でも「2」でも何でもよいのですが，サイコロなのでわかりやすく⚀の目が出たら「1」，⚁の目が出たら「2」と割り当てます．どの目が出るのかはサイコロを振ってみるまではわかりませんが，⚀から⚅のうちのどれかであることはすでに決まっていて，確率も1/6と決まっています．

このように**ある試行の結果に対して数値を割り当て，その値をとる確率が決まっている変数 X を「確率変数」**といいます．そして，その**確率変数とそれが生起する確率の対応を示したものを「確率分布」**といいます．

1個のサイコロを振った場合の出る目の確率分布

サイコロの目を確率変数 X として考えると，X は [1, 2, 3, 4, 5, 6] のいずれかの値をとります．

確率変数は大文字 X であらわしますが，「1」，「2」などのような具体的な実現値の場合は小文字の x であらわします．

目が⚀から⚅の出る確率はそれぞれ 1/6 です．そこで，ある実現値 x の目の出る確率を次のようにあらわします．「Pr」は Probability（確率）の Pr です．

$$\Pr(X = x) = \Pr(x) = \begin{cases} \dfrac{1}{6} & x = 1, 2, 3, 4, 5, 6 \\ 0 & \text{それ以外} \end{cases}$$

確率分布（確率変数とそれが生起する確率との対応）を表にまとめると，次のようになります．

	⚀	⚁	⚂	⚃	⚄	⚅
X	1	2	3	4	5	6
$Pr(X = x)$	1/6	1/6	1/6	1/6	1/6	1/6

コインを2枚投げたときにオモテが出る数の確率分布

オモテが出る数を確率変数 X として考えると，X は［0，1，2］のいずれかの値をとります．オモテが「0枚」，「1枚」，「2枚」となる確率は，それぞれ 1/4，1/2，1/4 となります．

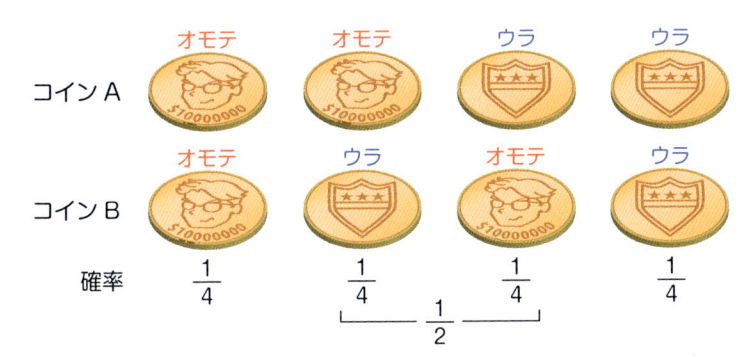

	パターン1	パターン2	パターン3	パターン4
コイン A	オモテ	オモテ	ウラ	ウラ
コイン B	オモテ	ウラ	オモテ	ウラ
確率	$\dfrac{1}{4}$	$\dfrac{1}{4}$	$\dfrac{1}{4}$	$\dfrac{1}{4}$

（中央2パターン合わせて $\dfrac{1}{2}$）

したがって，確率分布は次のようにあらわされます．

X	0	1	2
$Pr(X = x)$	1/4	1/2	1/4

1　確率変数と確率分布

離散型確率変数

コインのオモテの数やサイコロの目のように，飛び飛びの値をとる確率変数を「**離散型確率変数**」といい，その確率分布を**確率関数**（probability function）や**確率質量関数**（probability mass function）などとよびます．代表的な離散型確率分布には**二項分布**や**ポアソン分布**があります．

確率関数には次のような性質があります．

①それぞれの確率 $Pr(X = x)$ は，0から1の間の値をとる．
②すべての場合の確率を足し合わせると「1」となる．
③ある範囲に含まれる確率は，その範囲の確率を足したものになる．

前述のコインやサイコロの例で確かめてみてください．

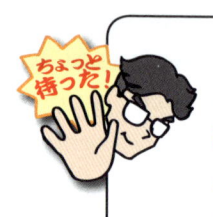

> 量的データには離散型データのほかに連続型データもありましたが，**確率変数が連続型データの場合には，確率分布を確率関数のように定義することはできません**．この場合は，確率密度関数（probability density function）という**別の関数を考える必要**があります．連続型確率変数の代表的な分布として，正規分布やそこから派生して導かれる χ^2 分布や F 分布，t 分布などがありよく使います．正規分布は後ほどこの項で，t 分布は**第3章**で勉強します．

第2章 確率分布（Probability Distribution）の基礎

2 確率変数の期待値と分散

この項で学ぶこと
- □「期待値」を計算してみよう！
- □ 確率変数の「分散」と「標準偏差」を学ぼう！

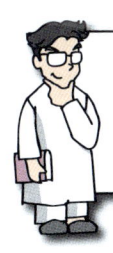

第1章で，データの分布の特徴をあらわす代表値として平均値や分散を勉強しました．ここでは，確率変数にとっての代表値ともいえる「期待値」について解説します．

確率変数の期待値

確率変数 X の場合にも，確率変数 X のとる平均的な値を考えますが，その値を**期待値**（expected value）といいます．期待値は $E(X)$ であらわします．ある確率分布から，**何度も繰り返しデータをとり平均値を求めると，その平均値は期待値に近づいていく**ことが知られています．

サイコロの例で具体的に期待値を求めてみましょう．期待値は1個のサイコロを振ると平均してどのくらいの値（目）が出るかをあらわしており，**各確率変数と対応する確率を掛けた値を足し合わせて**求めます．

X	1	2	3	4	5	6
$\Pr(X=x)$	1/6	1/6	1/6	1/6	1/6	1/6

$$E(X) = 1 \times \frac{1}{6} + 2 \times \frac{1}{6} + 3 \times \frac{1}{6} + 4 \times \frac{1}{6} + 5 \times \frac{1}{6} + 6 \times \frac{1}{6} = \frac{7}{2} = 3.5$$

サイコロの目には3.5はありません．これは，サイコロを何回も何回も振ってその出た目の数の平均値を計算すると，期待値3.5に近づいて

いくということを示しています．

一般に，確率変数を x_i とすると，期待値は次のようにあらわされます．

$$E(X) = \mu = \sum_{i=1}^{n} x_i \Pr(x_i)$$
$$= x_1 \Pr(x_1) + x_2 \Pr(x_2) + \cdots + x_n \Pr(x_n)$$

確率変数の分散

同様に確率変数のばらつきをあらわす**分散**（variance）も考えます．確率変数の分散は $Var(X)$ であらわします．

サイコロの例で具体的に分散を求めてみましょう．

確率変数の分散は**各確率変数から期待値を引いた値を2乗して，その値にそれぞれのとりうる確率を掛けて，すべてを足し合わせた値**となります．

$$Var(x) = (1-3.5)^2 \times \frac{1}{6} + (2-3.5)^2 \times \frac{1}{6} + (3-3.5)^2 \times \frac{1}{6}$$
$$+ (4-3.5)^2 \times \frac{1}{6} + (5-3.5)^2 \times \frac{1}{6} + (6-3.5)^2 \times \frac{1}{6} = \frac{35}{12}$$

この**分散の平方根をとった値**のことを**標準偏差**といいます．

分散も一般に次のようにあらわされます．

$$Var(X) = \sigma^2 = E\left((X-\mu)^2\right) = \sum_{i=1}^{n}(x_i - \mu)^2 \Pr(x_i)$$
$$= (x_1 - \mu)^2 \Pr(x_1) + (x_2 - \mu)^2 \Pr(x_2) + \cdots + (x_n - \mu)^2 \Pr(x_n)$$

離散型確率変数を使って確率分布や期待値，分散を勉強しました．連続型確率分布も同様に期待値や分散を考えることができますが，正規分布のところで簡単に紹介します．

次に代表的な確率分布をいくつか勉強しましょう．

第2章 確率分布（Probability Distribution）の基礎

3 離散型確率変数の確率分布

この項で学ぶこと
- □ **「二項分布」**の特徴とは？
- □ **「ポアソン分布」**で，ごく稀な事象の発生確率を見てみよう！

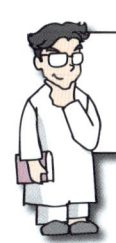

ここでは代表的な離散型確率変数の確率分布である，二項分布とポアソン分布について解説します．

二項分布（The Binomial Distribution）

コイン投げや，当たりはずれしかないくじを引く場合のように，結果が2通りしかない実験や試行をベルヌーイ試行といいます．ベルヌーイは人の名前です．二項分布は**ベルヌーイ試行をあらかじめ決まった回数繰り返したときに，着目した結果が出る回数の確率分布**をあらわします．

コインの例で考えてみましょう．

1枚のコインを3回繰り返して投げるとします．各3回のコイン投げは**独立**でベルヌーイ試行と見なします．独立な試行とは**ある回の試行が次の回以降に影響しない**ということで，たとえば投げるたびにコインが少しずつ歪んでオモテ（ウラ）が出る確率が変わるようなことはないということです．

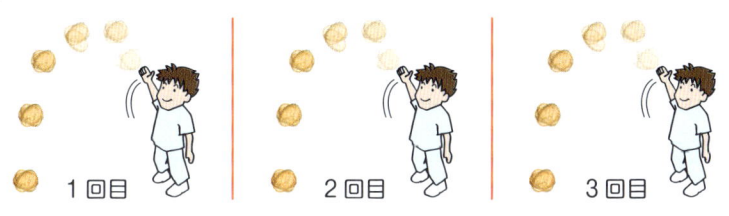

1回目　　2回目　　3回目

3 離散型確率変数の確率分布 | 57

オモテが出る回数に注目し，それを確率変数 X とすると，X は [0, 1, 2, 3] の値をとります．それぞれの試行でオモテ（ウラ）が出る確率（p）は 1/2 とします．

オモテが 0 回の場合，コインの出方は「裏裏裏」の 1 通りなので，
$$\Pr(X=0) = \frac{1}{2} \times \frac{1}{2} \times \frac{1}{2} = \frac{1}{8}$$
オモテが 1 回の場合，「表裏裏」，「裏表裏」，「裏裏表」の 3 通りなので，
$$\Pr(X=1) = 3 \times \frac{1}{2} \times \frac{1}{2} \times \frac{1}{2} = \frac{3}{8}$$
オモテが 2 回の場合，「表表裏」，「表裏表」，「裏表表」の 3 通りなので，
$$\Pr(X=2) = 3 \times \frac{1}{2} \times \frac{1}{2} \times \frac{1}{2} = \frac{3}{8}$$
オモテが 3 回の場合，「表表表」の 1 通りがあり，
$$\Pr(X=3) = \frac{1}{2} \times \frac{1}{2} \times \frac{1}{2} = \frac{1}{8}$$

この結果を表にまとめます．

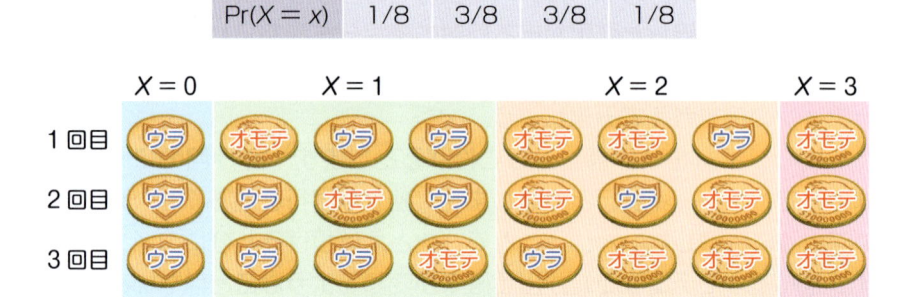

X	0	1	2	3
$\Pr(X=x)$	1/8	3/8	3/8	1/8

n 回のベルヌーイ試行で 2 つの結果のうち，注目する結果の出る確率を p，その回数を確率変数 X とすると，確率変数 X の分布は二項分布になり，次のようにあらわされます．

$$\Pr(X=x) = \binom{n}{x} p^x (1-p)^{n-x}$$

$$x = 0, 1, 2, \cdots, n \qquad 0 \leq p \leq 1$$

ここで,

$$\binom{n}{x} = \frac{n!}{x!(n-x)!}$$

は組み合わせをあらわし, n 回のベルヌーイ試行のうち, 一方の起こる回数を x とすると, その回数の出方の総数をあらわしています.

$x!$ は x の**階乗**をあらわし, $x! = 1 \cdot 2 \cdot 3 \cdots x$ と計算され 1 から x までの自然数を掛けた値となります. また, x が「0」の場合は, **$0! = 1$** と定義されます.

たとえば, コインを 3 回投げてオモテが 1 回の場合, その出方の総数は,「表裏裏」,「裏表裏」,「裏裏表」の3通りでしたが, この式を使って次のように計算で求めることもできます.

> プログラミングの世界では「!」は否定をあらわすことが多いけど, それとは別物なのに注意！！！！！

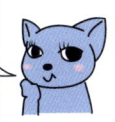

$$\binom{3}{1} = \frac{3!}{1!(3-1)!} = \frac{3 \cdot 2 \cdot 1}{1 \cdot 2 \cdot 1} = 3$$

確率変数 X が二項分布に従うとき, $X \sim Bin(n, p)$ のように表記されます. n, p は二項分布の**母数**あるいは**パラメータ**とよばれ, 母数によって確率変数がどのような値で, どのような確率をとるかが決まります.

パラメータ n, p の二項分布を表にまとめます.

X	0	1	$\cdots$	x	$\cdots$	n
$\Pr(X=x)$	$\binom{n}{0}(p)^0(1-p)^{n-0}$	$\binom{n}{1}(p)^1(1-p)^{n-1}$		$\binom{n}{x}(p)^x(1-p)^{n-x}$		$\binom{n}{n}(p)^n(1-p)^{n-n}$

3　離散型確率変数の確率分布

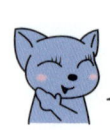

なんだかピンとこない人は前ページの式にコインの例を当てはめて2ページ前の結果と同じになるか確かめてみよう！

たとえばコインを3回投げて，オモテが1回出る確率を二項分布の式から求めるとしたら……

3回投げた→$n=3$
1回あたりにオモテが出る確率→$p=1/2$
3回中1回オモテが出た→$x=1$

$$\Pr(X=x) = \binom{n}{x}(p)^n(1-p)^{n-x} = \binom{3}{1}\left(\frac{1}{2}\right)^1\left(1-\frac{1}{2}\right)^{3-1}$$

$$= \frac{3!}{1!(3-1)!} \times \frac{1}{2} \times \left(\frac{1}{2}\right)^2$$

$$= \frac{3\cdot 2\cdot 1}{1\cdot 2\cdot 1} \times \frac{1}{2} \times \frac{1}{2} \times \frac{1}{2} = \frac{3}{8}$$

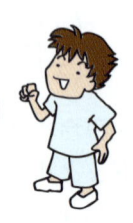

● 二項分布の期待値と分散

二項分布に従う確率変数 X の期待値と分散は，以下のようになります．

> 期待値　$E(X) = np$
> 分　散　$Var(X) = np(1-p)$

この結果は**重要なので覚えてしまってください**．
コインの例で求めてみると，$n=3$，$p=1/2$ となるので，

$$E(X) = 3 \times \frac{1}{2} = \frac{3}{2} = 1.5$$

$$Var(X) = 3 \times \frac{1}{2} \times \left(1-\frac{1}{2}\right) = \frac{3}{4} = 0.75$$

となります．繰り返し3回コインを投げると平均してオモテ（もしくはウラ）が1.5回程度出るということをあらわしています．

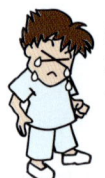

当選確率3%のくじ引きを10回やったとすると，期待値は10×0.03=0.3 だから1回もアタリが出ない可能性のほうが高いのかー！
それがわかっていれば，課金しなかったのにー！

なんの話だかわかんないけど，期待値を計算してみたことで，彼は自分が勝ち目のない勝負に挑んでしまったことが自覚できたみたいだぞ〜

ポアソン分布 (The Poisson Distribution)

　ポアソン分布は，一定の長さの時間や面積など，**単位時間**や**単位面積**を考えたとき，そのなかで**ごく稀に起こる結果の回数**をあらわす場合に使われる確率分布です．

　たとえば，ある交差点で1日に起きる交通事故の回数とか，歴史的には馬に蹴られて死亡する兵士の数の分布として知られています．稀な結果の起こる回数を確率変数 X とすると，ポアソン分布は次のように示されます．

$$\Pr(X=x) = \frac{\lambda^x}{x!} e^{-\lambda}$$
$$x = 0, 1, 2, 3, \cdots \qquad \lambda > 0$$

　パラメータ λ は**単位あたりに稀な結果が起こる平均回数**を示しています．確率変数を X とすると，X がポアソン分布に従うことを $X \sim Po(\lambda)$ のようにあらわします．**二項分布で n が大きく p が小さい場合**，ポアソン分布で近似しますが，その場合 $\lambda = np$ となります．

　パラメータ λ のポアソン分布を表にまとめます．

X	0	1	2	3	4	⋯
$\Pr(X=x)$	$\frac{\lambda^0}{0!}e^{-\lambda}$	$\frac{\lambda^1}{1!}e^{-\lambda}$	$\frac{\lambda^2}{2!}e^{-\lambda}$	$\frac{\lambda^3}{3!}e^{-\lambda}$	$\frac{\lambda^4}{4!}e^{-\lambda}$	

　【例】 ある地域で1年間の疾患Aの平均発生件数が8件で，発生件数はポアソン分布に従っているとします．このとき，1年で5件発生する確率を求めよう．

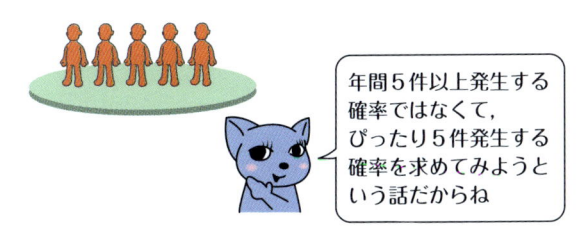

> 年間5件以上発生する確率ではなくて，ぴったり5件発生する確率を求めてみようという話だからね

3　離散型確率変数の確率分布

まず，1年間の平均発生件数が 8 件なので λ = 8．ポアソン分布は，

$$\Pr(X = x) = \frac{8^x}{x!} e^{-8}$$

となります．したがって，1年間に 5 件発生する確率は，

$$\Pr(X = 5) = \frac{8^5}{5!} e^{-8} \approx 0.0916$$

つまり，約 9 % となります．

● **ポアソン分布の期待値と分散**

ポアソン分布に従う確率変数 X の期待値と分散は，以下のようになります．

$$E(X) = Var(X) = \lambda$$

ポアソン分布の**期待値 $E(X)$ と分散 $Var(X)$ は同じ**であるというおもしろい性質があります．

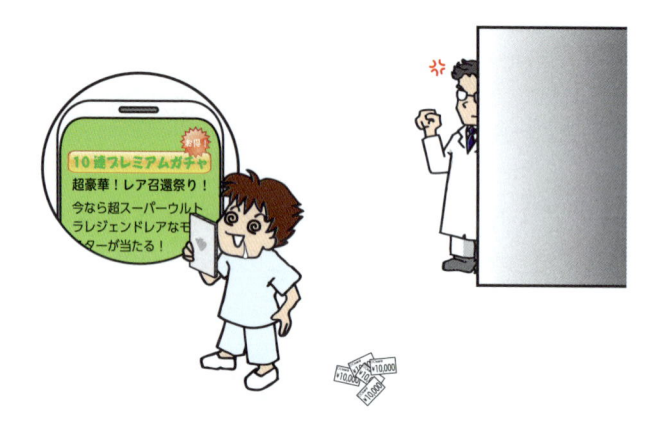

第2章 確率分布 (Probability Distribution) の基礎

4 連続型確率変数の確率分布

この項で学ぶこと

- □ 「正規分布」に慣れよう！
- □ 「標準化」して推測しよう！

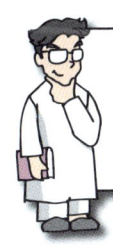

前項では離散型確率変数について学びましたが，今度は連続型確率変数の分布の代表として，正規分布を勉強しましょう．

正規分布の**確率密度関数**は次のように示されます．

$$f(x) = \frac{1}{\sigma\sqrt{2\pi}} e^{-\frac{(x-\mu)^2}{2\sigma^2}} \quad (-\infty < x < \infty)$$

式中のパラメータ μ と σ^2 ($\sigma > 0$) はそれぞれ確率変数の**期待値**と**分散**をあらわし，μ が分布の中心にあり σ^2 がばらつき具合をあらわします．

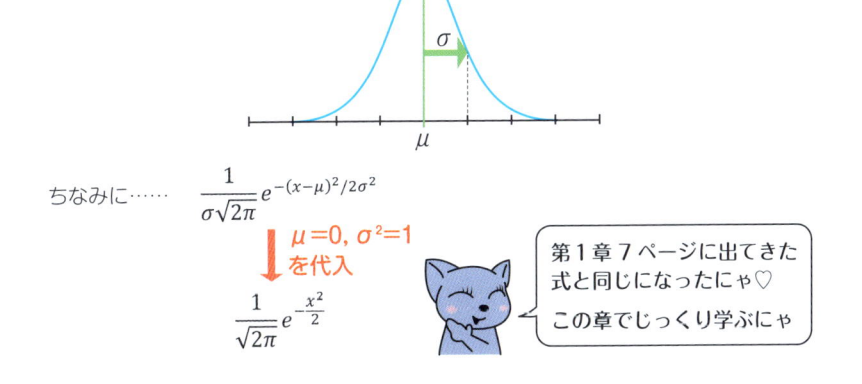

ちなみに……　$\dfrac{1}{\sigma\sqrt{2\pi}} e^{-(x-\mu)^2/2\sigma^2}$

↓ $\mu=0, \sigma^2=1$ を代入

$\dfrac{1}{\sqrt{2\pi}} e^{-\frac{x^2}{2}}$

第1章7ページに出てきた式と同じになったにゃ♡
この章でじっくり学ぶにゃ

正規分布に従う確率変数の期待値と分散は，確率密度関数 $f(x)$ を使って次のように示されます．

$$期待値 \quad E(x) = \mu = \int_{-\infty}^{\infty} x f(x) dx$$

$$分\ 散 \quad Var(x) = \sigma^2 = \int_{-\infty}^{\infty} (x - \mu)^2 f(x) dx$$

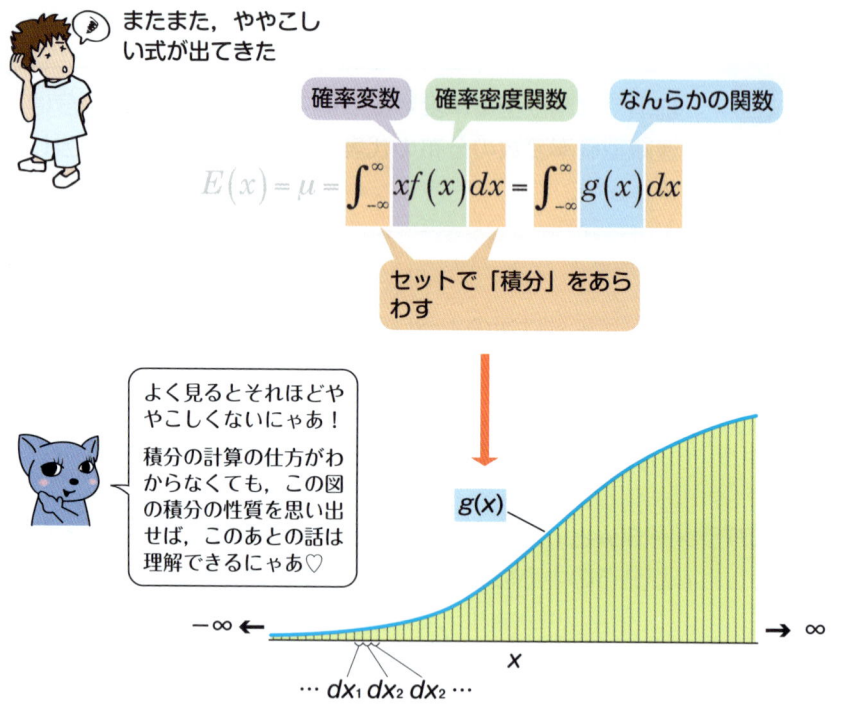

> またまた，ややこしい式が出てきた

$$E(x) = \mu = \int_{-\infty}^{\infty} \underbrace{x}_{確率変数} \underbrace{f(x)}_{確率密度関数} dx = \int_{-\infty}^{\infty} \underbrace{g(x)}_{なんらかの関数} dx$$

セットで「積分」をあらわす

> よく見るとそれほどややこしくないにゃあ！積分の計算の仕方がわからなくても，この図の積分の性質を思い出せば，このあとの話は理解できるにゃあ♡

$g(x)$

$-\infty \leftarrow$ 　　　　　　　　　　　　　　　$\rightarrow \infty$

x

$\cdots dx_1\ dx_2\ dx_2 \cdots$

「dx」の横幅を無限に小さく（限りなくゼロに近づける）した場合，積分は，「dx」と「関数 $g(x)$ までの距離」を縦横として計算した面積を，すべて足し合わせたものに等しい

　確率変数 X が平均値 μ，分散 σ^2 の正規分布に従うとき，$X \sim N(\mu, \sigma^2)$ のようにあらわします．特に期待値 0，分散が 1 の**正規分布 $N(0, 1)$** を**標準正規分布**（the standard normal distribution）といいます．
　正規分布には次のような特徴があります．

64　第 2 章　確率分布（Probability Distribution）の基礎

標準正規分布

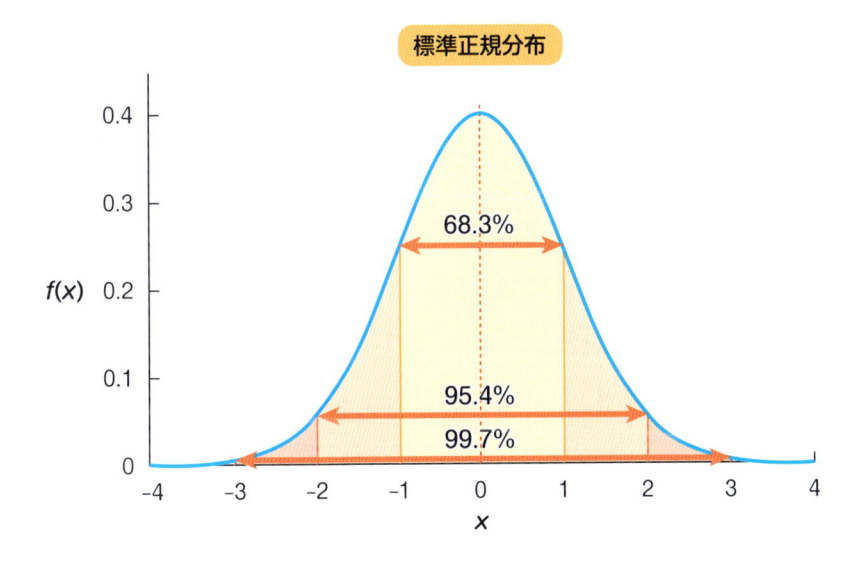

- ①正規分布の曲線の下の「面積」は確率をあらわし，曲線下の全面積は「1」．
- ②正規分布は「ベル型」または「釣鐘型」の曲線を描き，期待値μを中心として左右対称．
- ③左右対称なため，平均値と中央値と最頻値が曲線のちょうど真ん中に位置する．
- ④中央付近の値がもっとも現れやすく，左右の裾のほうの値は出にくくなる．
- ⑤2つのパラメータμとσの値がわかれば，正規分布の形が決まる．
- ⑥$\mu \pm \sigma$の範囲に約68.3%のデータが入り，$\mu \pm 2\sigma$に約95.4%のデータが入り，$\mu \pm 3\sigma$に約99.7%のデータが入る．

　体重や身長など自然界で起こる多くの現象の分布が，正規分布に従うことが知られています．実験や調査で得られたデータが「あるパラメータをもつ正規分布に従う」と仮定すると，ある観測値が取りうる範囲の確率やある値以上になる確率などがすでに決まっていて，正規分布を利用して求めることができるのです．

　次の例で見てみましょう．

【例】 ある会社の男性社員の体重は，平均 70 kg，標準偏差 10 kg の正規分布 $N(70, 10^2)$ に従うとします．この会社に体重 90 kg 以上の人は全体の何パーセントいるでしょうか？

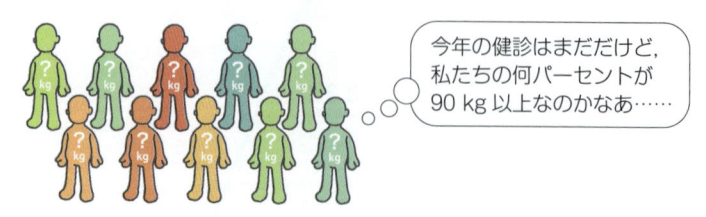

> 今年の健診はまだだけど，私たちの何パーセントが 90 kg 以上なのかなあ……

体重を確率変数 X とすると，X は正規分布 $N(70, 10^2)$ に従うので，この分布上で 90 kg 以上となる確率を求めます．確率密度関数では確率は面積に相当しますので，下図の矢印のところの面積を求めればよいわけです．

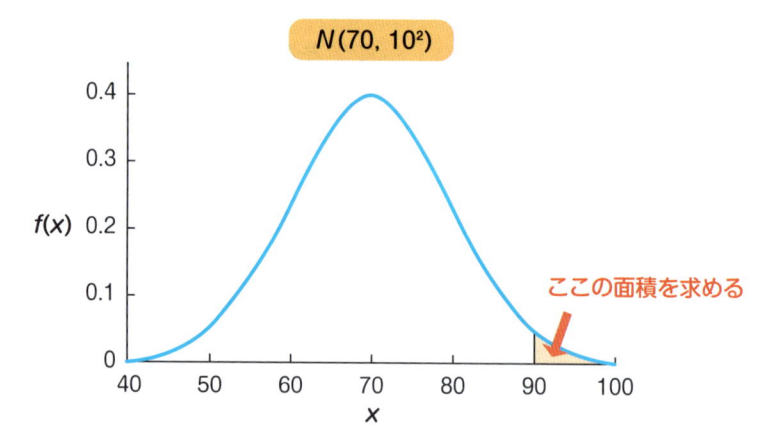

曲線と x 軸に囲まれた面積を求める方法として「積分」があります．体重 90 kg 以上の確率を $\Pr(X \geq 90)$ とすると，正規分布の確率密度関数を使って，

$$\Pr(X \geq 90) = \int_{90}^{\infty} \frac{1}{10\sqrt{2\pi}} e^{-(x-70)^2/(2 \times 10^2)}$$

と積分すれば求まりそうですが，この積分は解析的に計算できません．したがって，Excel や統計ソフトを使って計算したり，あらかじめ作られた標準正規分布表を使って求めます．

正規分布表を使うために，任意のパラメータをもつ**正規分布 $N(\mu, \sigma^2)$ に従う確率変数 X を，「平均値0，分散1」の標準正規分布 $N(0, 1)$ の対応する値へと変換**します．このことを**標準化** (standardization) といいます．変換するための式は次のとおりです．

$$\text{標準化} \quad Z = \frac{X - \mu}{\sigma}$$

Z は **Zスコア**とよばれます．

標準正規分布では Z の値と面積の関係が，すでに標準正規分布表（巻末**付録**参照）として作成されており，この表を使えばいちいち積分をしなくても面積を求めることができるのです．

YATTA!
計算しなくていいんだ！

体重の例では，
$$z = \frac{90 - 70}{10} = 2$$

となり，$N(70, 10^2)$ における「90」の位置は，標準正規分布 $N(0, 1)$ では「2」のところに位置することがわかりました．

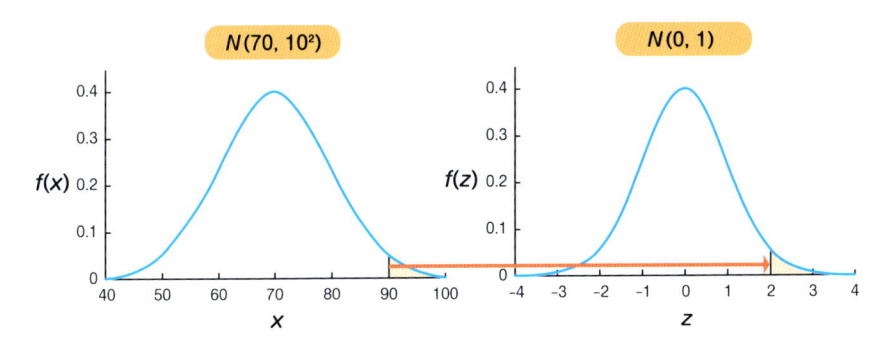

正規分布 $N(70, 10^2)$ で 90 以上となる確率を $\Pr(X \geq 90)$ とすると，

$$\Pr(X \geq 90) = \Pr\left(\frac{X - 70}{10} \geq \frac{90 - 70}{10}\right) = \Pr(Z \geq 2)$$

となり，このことからも z が 2 以上の確率を求めることと同じであるということがわかります．

さて，巻末の標準正規分布表は $z(z \geq 0)$ の上側確率 $\Pr(Z \geq z)$ の値をあらわしてあります．

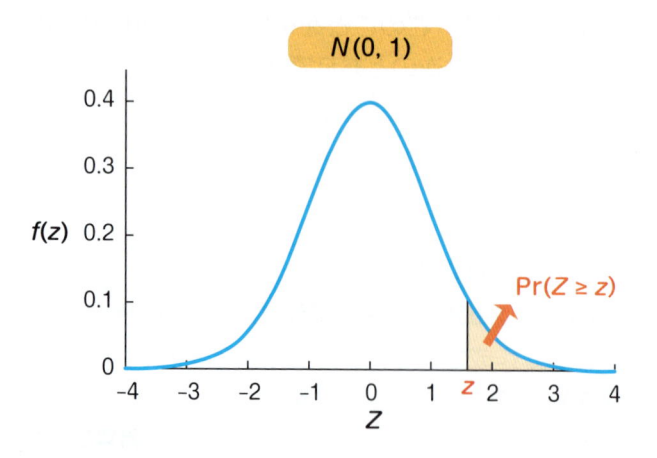

一部を抜粋した表を下に示します．この標準正規分布表は上側確率を示していて z 以上の値をとる確率をまとめてあります．連続型確率分布では**ある特定の値をとる確率は「0」**となり，確率は**確率変数が「ある範囲」にとる場合の確率**を求めます．

Z	.00	.01
1.7	0.0446	0.0436
1.8	0.0359	0.0351
1.9	0.0287	0.0281
2.0	0.0228	0.0222
2.1	0.0179	0.0174
2.2	0.0139	0.0136
2.3	0.0107	0.0104

表の見方ですが，いちばん左の列（表側）のラベルは z の一の位と小数点第一位を，いちばん上の行（表頭）は z の小数点第二位をあらわします．

体重の例では，求める確率は $\Pr(Z \geq 2)$ なので，$z = 2.00$ となり，「2.00」に該当するセルを探します．つまり，「2.0」の行と「0.00」の列が交差するところを見ればよいことになり，上側確率は 0.0228 で「約 2.3%」という結果が得られます．

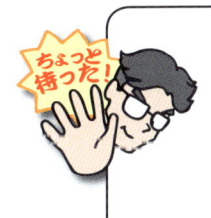

標準正規分布表にある上側確率は，Microsoft Excel では NORM.S.DIST 関数を使って簡単に求められます．ただし，Excel の関数は分布の左側からの下側累積確率を算出するので，上側確率は全確率 1 から下側累積確率を引いた値となります．

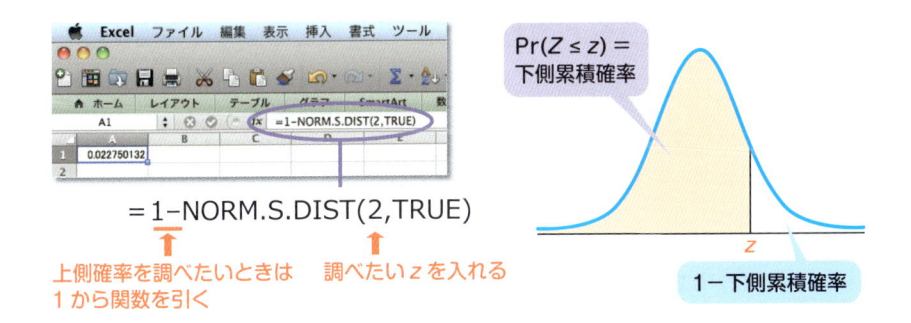

$Pr(Z ≤ z) =$ 下側累積確率

= 1-NORM.S.DIST(2,TRUE)

上側確率を調べたいときは 1 から関数を引く　　調べたい z を入れる

1 − 下側累積確率

さて練習として，次の問題も考えてみましょう．

【例】体重の分布が $N(70, 10^2)$ のとき，①体重が 50 kg 以下の人は全体の何パーセントいるでしょうか？　②また，体重が 60～75 kg の人の割合はどのくらいでしょうか？

①標準化すると以下のようになります．

$$\Pr(X \le 50) = \Pr\left(\frac{X-70}{10} \le \frac{50-70}{10}\right) = \Pr(Z \le -2)$$

標準化正規分布表で $z = -2$ 以下の確率を求めることになりますが，巻末の標準正規分布表には負の値はありません．ところが，正規分布は平均値を中心に左右対称な分布なので，$z = -2$ 以下の確率は $z = 2$ 以上の確率を求めることにほかなりません．したがって，

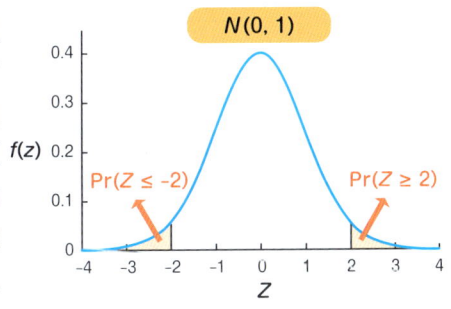

4　連続型確率変数の確率分布　69

答えは「約2.3%」となります．

②体重が60～75kgの範囲に入る人の割合も，まずは標準化します．

$$\Pr(60 \leq X \leq 75) = \Pr\left(\frac{60-70}{10} \leq \frac{X-70}{10} \leq \frac{75-70}{10}\right)$$
$$= \Pr(-1 \leq Z \leq 0.5)$$

すると，標準正規分布上では－1から0.5までの面積に相当することがわかります．

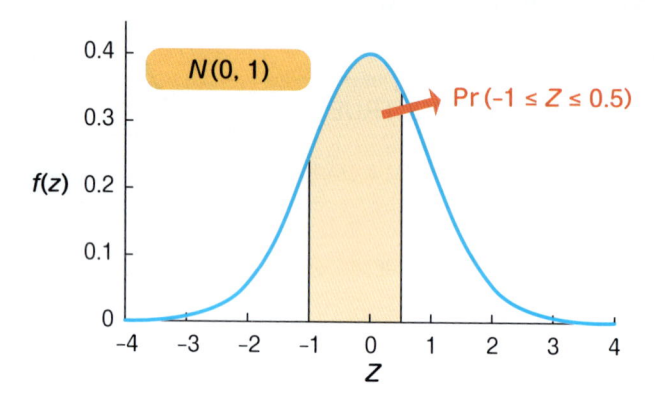

図をよく見て，分布の左右対称性や全体の面積が「1」であることを考えながら標準正規分布表を使って確率を求めると，

$$\Pr(-1 \leq Z \leq 0.5) = 1 - \Pr(Z \geq 1) - \Pr(Z \geq 0.5)$$
$$= 1 - 0.1587 - 0.3085 = 0.5328$$

となり，答えは「約53.3%」となります．

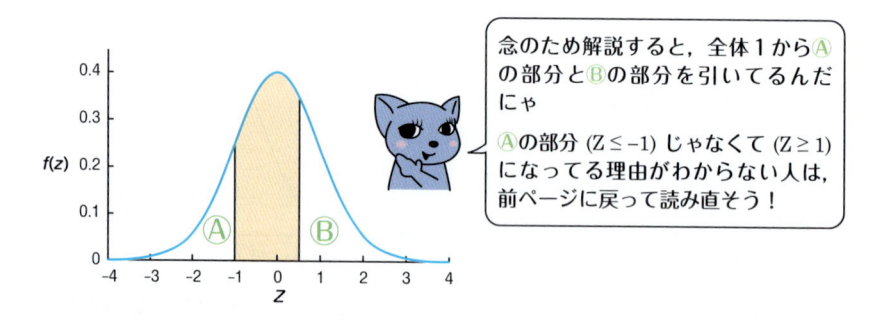

念のため解説すると，全体1からⒶの部分とⒷの部分を引いてるんだにゃ

Ⓐの部分 ($Z \leq -1$) じゃなくて ($Z \geq 1$) になってる理由がわからない人は，前ページに戻って読み直そう！

第2章 確率分布（Probability Distribution）の基礎

第3章
統計的推測 (Statistical Inference) の基礎

　この章では統計的推測の基礎を勉強します．統計的推測とは研究対象である母集団の特徴を，母集団から得られたデータ（標本）から推測（推定）することです．

　第1章では，実験や調査の結果得られたデータについて，その分布の特徴を，平均値や中央値などの代表値を求めたり，グラフを描いたりして，調べる方法を学びました．しかし，私たちの本当の興味は得られたデータを通して，そのデータが得られた背後にある対象全体の特徴をとらえることであり，得られたデータそのものの特徴を知ることではありません．

　統計的推測ではこの背後にある対象全体の集団のことを母集団（population）といいます．一般にすべての対象を調査することはできませんので，母集団から標本（sample）を取り出し，その標本から母集団の特徴を推し量ります．

第3章 統計的推測（Statistical Inference）の基礎

1 統計的推測

この項で学ぶこと
- □ 「**標本**」を抽出するために大切なことは何だろう？
- □ 母集団の特徴をあらわす「**母数**」には何があるだろう？

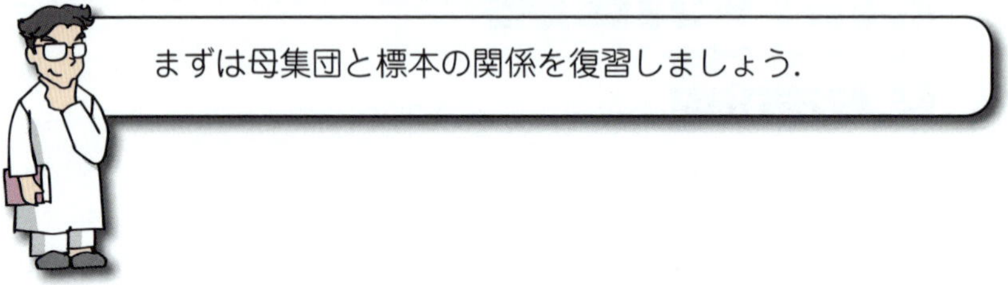

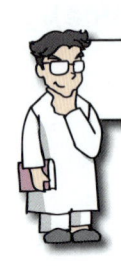

> まずは母集団と標本の関係を復習しましょう．

　母集団の特徴を標本から推定するためには，標本は母集団から偏りなくまんべんなく選び出さなくてはいけません．つまり，母集団のどの対象も母集団から同じ確率で選ばれるような選び方をしなくてはいけません．このような選び方を**無作為抽出**あるいは**ランダム抽出**（random sampling）といい，結果の妥当性を担保するうえで，とても大切で必須な作業となります．

　私たちが知りたい母集団の特徴は，母集団の平均値（母平均）や分散（母分散）などの代表値であり，これらを**母数**（parameter）といいます．これから勉強する基礎的な統計的推測では，母集団の分布が，未知な母数をもつある確率分布に従うと考えて，そこから抽出される標本を確率変数とみなし標本から母数を推定します．

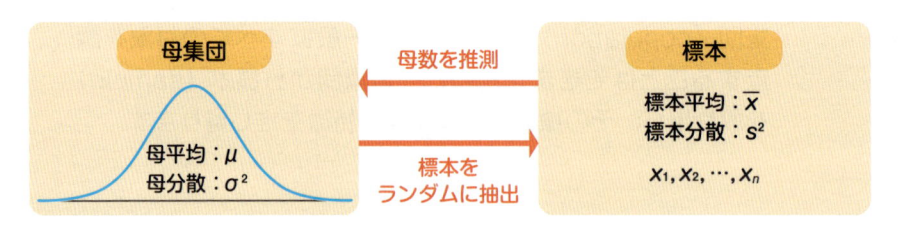

母集団
母平均：μ
母分散：σ^2

← 母数を推測
→ 標本をランダムに抽出

標本
標本平均：$\bar{x}$
標本分散：s^2
$x_1, x_2, \cdots, x_n$

第3章　統計的推測（Statistical Inference）の基礎

2　点推定 (Point Estimation)

この項で学ぶこと
- □ 標本平均や標本分散は「推定値」として使えるか？
- □ 「不偏推定量」の特徴を知ろう！

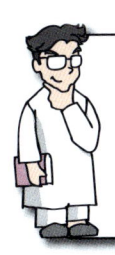

標本から母集団の母平均と母分散を推定するには，どうしたらよいでしょう．誰でも考える素直な方法は，標本から標本平均と標本分散を求め，母数の推定値として使えないかということではないでしょうか？

　未知の母平均 μ，母分散 σ^2 をもつ母集団の確率分布を考えます．そこから大きさ n の標本 $X_1, X_2, \cdots, X_n$ をランダムに抽出したとします．標本より標本平均と標本分散は次のようになります．

$$\text{標本平均} \quad \overline{X} = \frac{\sum_{i=1}^{n} X_i}{n}$$

$$\text{標本分散} \quad s^2 = \frac{\sum_{i=1}^{n}(X_i - \overline{X})^2}{n-1}$$

　このように**母数を1つの値で推定**することを**点推定**（point estimation）といいます．標本平均や標本分散は標本から計算することができ，**統計量**（statistics）とよばれます．母数を推定するために使われる統計量を特に**推定量**（estimator）といいますが，標本から得られた具体的な推定量の値を**推定値**（estimate）といいます．母数はギリシャ文字を使って μ や σ のようにあらわしますが，その推定値は $\hat{\mu}$ や $\hat{\sigma}$ のように ^（「ハット」と読む）を付けてあらわします．

問題は母平均や母分散を推定するのに**標本平均や標本分散が妥当なのか**ということですが，結論からいってしまうと，これらは推定量として好ましい性質をもっており，**母数の推定量として使用することができる**のです．

不偏推定量

標本平均や標本分散は，**不偏性**という推定量として好ましい性質をもっています．不偏性とは**推定値の期待値が母数に等しくなる**ことです．

仮に大きさが同じ標本を何度も何度も母集団から抽出し，そのつど標本平均と標本分散を計算したとすると，それらは毎回異なる値となり，母数より大きい値や小さい値が得られるでしょう．しかし，これらの平均，つまり推定値の期待値を考えると，**標本平均は母平均に，標本分散は母分散に等しい**という性質です．したがって，これらの推定値を求めれば，母数に近い値が得られるだろうと期待されるのです．ただし，そうはいっても母数とはかけ離れた推定値が得られることもありますので，推定値のばらつき具合を**標本分布**（sampling distribution）という分布で考えます．

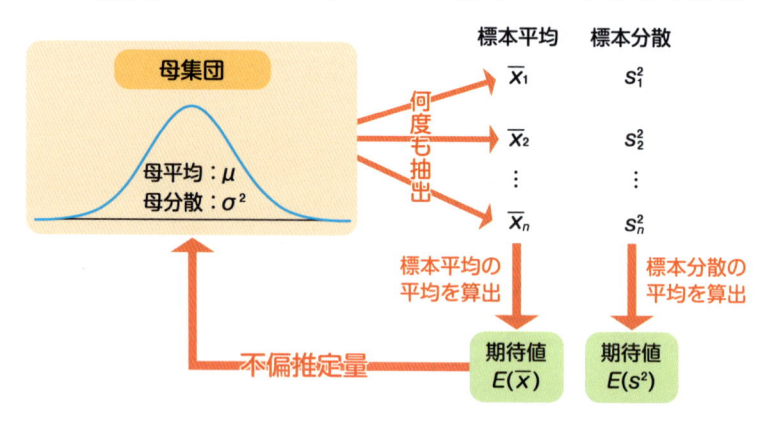

母平均と母分散をそれぞれ μ，σ^2 とすると，標本平均と標本分散が不偏推定量であることは次のようにあらわされます．

$$E(\overline{X}) = \mu$$
$$E(s^2) = \sigma^2$$

第3章 統計的推測 (Statistical Inference) の基礎

3 標本平均の分布

―この項で学ぶこと―
- □ 「**標本分布**」の特徴を知ろう！
- □ 「**大数の法則**」と「**一致性**」を学ぼう！

すみません．「標本平均の分布」って標本の分布とは違うのでしょうか？

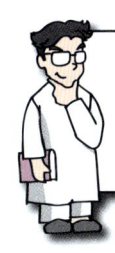

違います．標本平均の分布は，繰り返し標本をとってそのつど標本平均 $\overline{X}$ を計算したときの，仮想的な $\overline{X}$ の分布のことです．

標本平均は，そのつど得られた標本より計算されるので，**標本ごとばらつきがあり，なんらかの分布に従っている**と考えます．この分布のことを**標本分布**といい，標本は母集団から得られているので，母集団と同じ確率分布に従うと考えられます．標本の個々の値 $X_1, X_2, \cdots, X_n$ は，母平均 μ，母分散 σ^2 をもつ母集団の確率分布から独立に得られているので，標本平均 $\overline{X}$ の期待値を求めると，

$$E(\overline{X}) = E\left(\frac{\sum_{i=1}^{n} X_i}{n}\right) = \frac{E(X_1 + X_2 + \cdots + X_n)}{n}$$

$$= \frac{E(X_1) + E(X_2) + \cdots + E(X_n)}{n} = \frac{\mu + \mu + \cdots + \mu}{n} = \frac{n\mu}{n} = \mu$$

となり，母平均になりました．
　一方，標本平均の分散は，

$$Var(\overline{X}) = Var\left(\frac{\sum_{i=1}^{n} X_i}{n}\right) = \frac{Var(X_1) + Var(X_2) + \cdots + Var(X_n)}{n^2}$$

$$= \frac{\sigma^2 + \sigma^2 + \cdots + \sigma^2}{n^2} = \frac{n\sigma^2}{n^2} = \frac{\sigma^2}{n}$$

となり，母分散を標本の大きさで割った値となりました．

　つまり，**標本平均の標本分布は，母平均 μ，母分散 σ^2/n をもつ確率分布**となります．また，**標本平均の分散の平方根をとった値を標準誤差**（standard error：**SE**）といい，下記のようになります．

> Var＝分散だけど，分散は2乗されているものなので，展開後の分母が n^2 になってるにゃ

$$\text{標準誤差 } SE = \sqrt{\frac{\sigma^2}{n}} = \frac{\sigma}{\sqrt{n}} = \frac{SD}{\sqrt{n}}$$

一致推定量

　標本平均のばらつき具合を調べる指標として標準誤差を得ましたが，重要なことは，**標本の大きさ n をどんどん大きくしていくと，標準誤差が「0」に近づいてばらつきが小さくなっていき，標本平均が母平均にほぼ等しくなり，ついにはほぼ一致してしまう**ということです．このような標本平均の性質を**一致性**（consistency）といい，この一致性の性質をもつ推定量を**一致推定量**とよびます．標本の大きさを大きくすれば，母数とほぼ同じ値が得られるので，一致性は推定量として好ましい性質です．

　標本平均の一致性は，統計学でとても重要な**大数の法則**から示されるので，紹介しておきます．

76　第3章　統計的推測（Statistical Inference）の基礎

大数の法則

母平均 μ，母分散 σ^2 の母集団から大きさ n の標本をランダムに抽出したときの標本平均を

$$\overline{X} = \frac{\sum_{i=1}^{n} X_i}{n}$$

とする．任意の正の値 ε に対して，n を大きくすると次が成り立つ．

$$\lim_{n \to \infty} Pr\left(\left|\overline{X} - \mu\right| > \varepsilon\right) = 0$$

　大数の法則では，n を限りなく大きくすると，標本平均と母数（母平均）の差が，どんな小さな正の値 ε に対しても大きくなる確率が「0」に近づくことを示しており，つまり $\overline{X}$ は μ に限りなく近づいていくことを示しています．

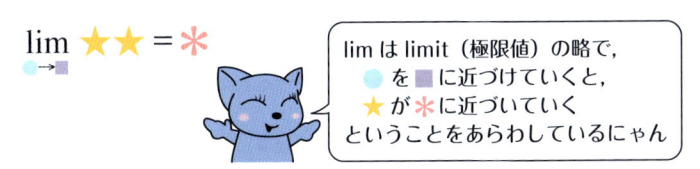

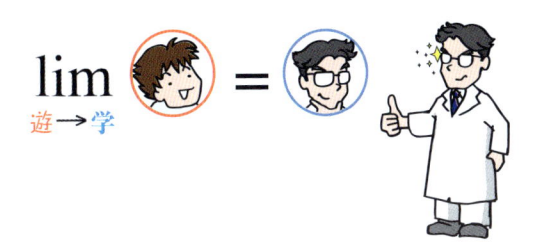

$$\lim_{\bullet \to \blacksquare} \bigstar\bigstar = \ast$$

lim は limit（極限値）の略で，
● を ■ に近づけていくと，
★ が ✻ に近づいていく
ということをあらわしているにゃん

$$\lim_{遊 \to 学} \text{(遊)} = \text{(学)}$$

3　標本平均の分布

第3章 統計的推測（Statistical Inference）の基礎

4 区間推定（Interval Estimation）

この項で学ぶこと

- 点推定では自信がない!? ならば「区間推定」だ！
- 「信頼区間」を計算してみよう！

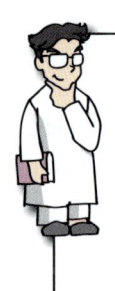

点推定では母数を1つの値で推定しましたが，推定値にはばらつきがあるので，ある程度の幅（区間）をもたせて母数を推定したいと思います．このような推定方法を区間推定といいます．ここでは，標本平均の区間推定を，母集団の確率分布が正規分布 $N(\mu, \sigma^2)$ の場合で考えます．正規分布を仮定することで，信頼区間を求めるのに正規分布の性質を使うことができます．

信頼区間とは

　信頼区間とは，**標本から得られた推定値がある確率でとり得る範囲（区間）**のことです．たとえば，その確率を 95％ にすると，その範囲を 95％信頼区間（95% confidence interval：95%CI）といい，推定値（母数）が 95％ の確率でとり得る範囲を示していることになります．

　ただし，ここで注意なのですが，たまたま得られた標本から計算された 95％信頼区間に，母数が含まれる確率が 95％ であるというわけではないのです．母数はこの区間の中に入っているかもしれないし，入っていないかもしれないのです．

　得られた標本によって信頼区間もばらつくので，たとえば，同じ大きさの標本を100回抽出し，そのつど100個の推定値と95％信頼区間を計算すると，95個の信頼区間には母数が含まれますが，100回に5回くらいは母数ととてもかけ離れた推定値が得られ，そこから計算された5

個の95%信頼区間には母数は含まれず，5%の確率で間違った区間を推定しているということになるのです．

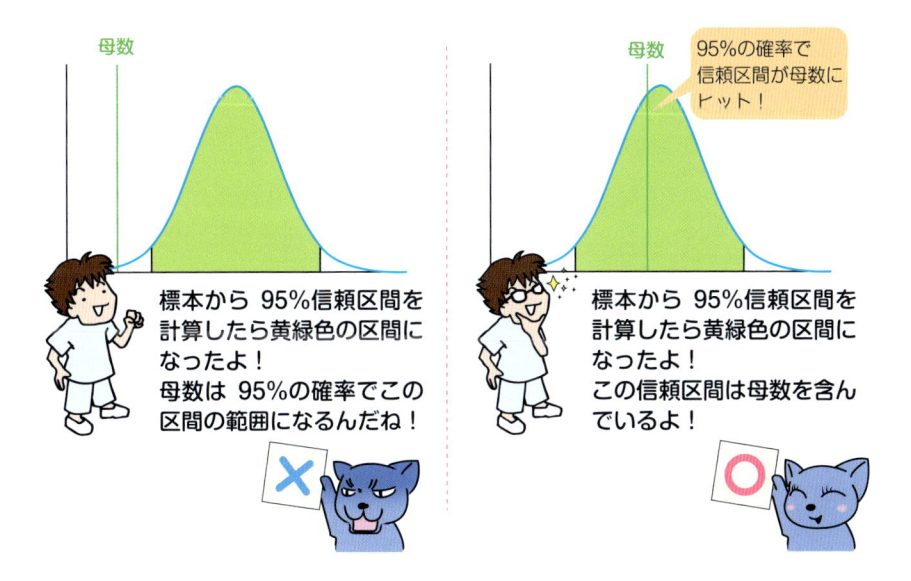

標本から95%信頼区間を計算したら黄緑色の区間になったよ！
母数は95%の確率でこの区間の範囲になるんだね！

95%の確率で信頼区間が母数にヒット！

標本から95%信頼区間を計算したら黄緑色の区間になったよ！
この信頼区間は母数を含んでいるよ！

信頼区間の求め方

それでは，標本平均 $\overline{X}$ の95%信頼区間を求めてみましょう．母集団の確率分布が正規分布 $N(\mu, \sigma^2)$ なので，標本平均 $\overline{X}$ の分布も正規分布となります．

$$\overline{X} \sim N\left(\mu, \frac{\sigma}{\sqrt{n}}\right)$$

次に，標本平均 $\overline{X}$ を標準化します．

$$Z = \frac{\overline{X} - \mu}{\frac{\sigma}{\sqrt{n}}}$$

Z は標準正規分布 $N(0, 1)$ に従います．Z の値が平均0を中心として，

4 区間推定（Interval Estimation）

確率 95%の範囲にあるとすると，標準正規分布ではその範囲は「-1.96 から 1.96」となります．これらの値を**臨界値**（critical value）といいます．

95%信頼区間の場合，下側の臨界値は，

$$z_{0.05/2} = z_{0.025} = -1.96$$

上側の臨界値は，

$$z_{1-0.05/2} = z_{1-0.025} = z_{0.975} = 1.96$$

と表記されます．臨界値「$z_{0.975} = 1.96$」の意味は，標準正規分布の 97.5 パーセント点 $z_{0.975} = 1.96$ 以下にデータの 97.5% が含まれているという意味で，-1.96 から 1.96 の間には 95%のデータが含まれます．

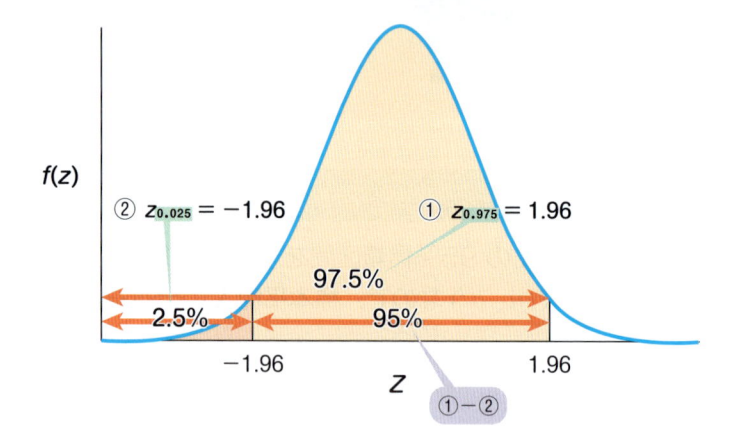

臨界値は区間幅をどのようにとるかによって異なるので，次の図で確認してください．

第 3 章 統計的推測（Statistical Inference）の基礎

標準正規分布

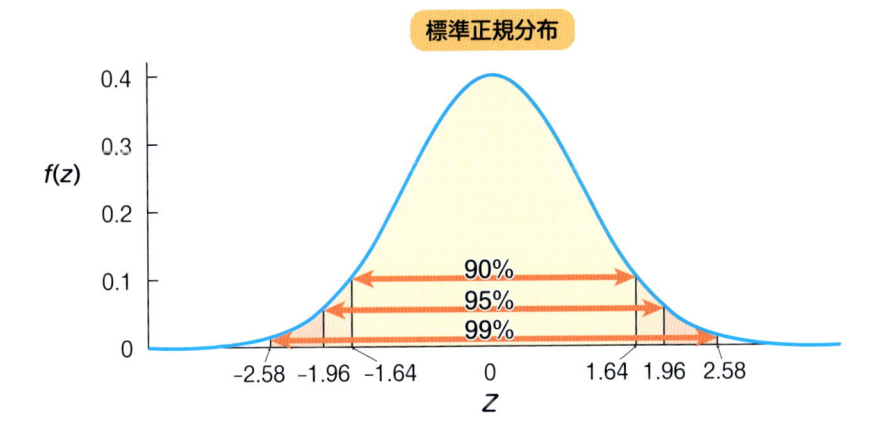

さて，以上のことを **Pr(−1.96 ≤ Z ≤ 1.96) = 0.95** とあらわし，前ページの Z 式を代入して変形してみましょう．すると，

$$\Pr\left(-1.96 \leq \frac{\overline{X} - \mu}{\frac{\sigma}{\sqrt{n}}} \leq 1.96\right) = \Pr\left(-1.96 \frac{\sigma}{\sqrt{n}} \leq \overline{X} - \mu \leq 1.96 \frac{\sigma}{\sqrt{n}}\right)$$

$$= \Pr\left(\overline{X} - 1.96 \frac{\sigma}{\sqrt{n}} \leq \mu \leq \overline{X} + 1.96 \frac{\sigma}{\sqrt{n}}\right) = 0.95$$

となり，95％信頼区間が求まりました．

95％信頼区間

$$\overline{X} - 1.96 \frac{\sigma}{\sqrt{n}} \leq \mu \leq \overline{X} + 1.96 \frac{\sigma}{\sqrt{n}}$$

$$\overline{X} \pm 1.96 \frac{\sigma}{\sqrt{n}}$$

$$\left(\overline{X} - 1.96 \frac{\sigma}{\sqrt{n}},\ \overline{X} + 1.96 \frac{\sigma}{\sqrt{n}}\right)$$

なお，これらは表記方法が異なるだけで，同じことをあらわしています．
信頼区間は 95％でなくても 90％や 99％信頼区間なども求めることができます．正規分布を仮定して 90％信頼区間を求める場合は，「$z_{0.975} =$

1.96」を「$z_{0.95} = 1.64$」に，99%信頼区間の場合は「$z_{0.995} = 2.58$」に置き換えて計算するだけです．

また，この方法で95%信頼区間を求める場合，**母分散 σ^2 が既知であることが前提**です．

【例】次の問題を考えてみましょう．ある地域の男性の平均体重を推定したいと思います．標本として100人の体重を測定したところ平均値は72 kgとなりました．体重は正規分布に従い，母分散は既知で 6^2 とします．この100人のデータから，①母平均を推定してください．また，②母平均の95%信頼区間を求めてください．

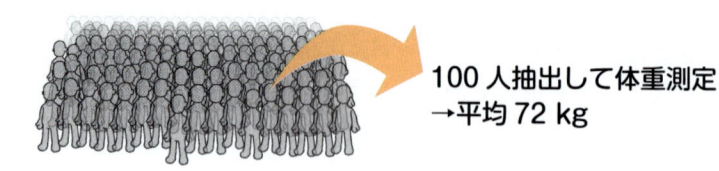

100人抽出して体重測定
→平均 72 kg

【答】
①母平均は標本平均で推定するので72 kgとなります．
②標本平均の確率分布は

$$\overline{X} \sim N\left(72, \frac{6^2}{100}\right)$$ となり，

$\overline{X} - 1.96 \dfrac{\sigma}{\sqrt{n}} \leq \mu \leq \overline{X} + 1.96 \dfrac{\sigma}{\sqrt{n}}$ に値を代入して，

$$(72 - 1.96 \times 0.6 \leq \mu \leq 72 + 1.96 \times 0.6) \approx (70.8 \leq \mu \leq 73.2)$$

さて，この方法で95%信頼区間を求める場合には，母集団の確率分布が正規分布で，母分散が既知であることが必要でした．実際には母集団の分布が不明だったり，正規分布でなかったりして，しかも母分散が既知というような状況はほとんどありえません．そのような場合は，どのように標本平均の95%信頼区間を求めればよいでしょうか？

第3章 統計的推測（Statistical Inference）の基礎

5 母集団の分布が正規分布でない場合

この項で学ぶこと
- □ 「中心極限定理」とは？
- □ どんな条件なら信頼区間を求められるだろう？

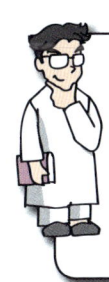

> 母集団の確率分布が正規分布でない場合でも，95％信頼区間を求めることができます．ただし，この場合は標本の大きさが大きい（大標本）場合に限ります．なぜ，大標本の場合はよいのかというと，それは中心極限定理という定理によって示されます．

中心極限定理

母平均 μ，母分散 σ^2 のある確率分布に従う母集団から，大きさ n の標本をランダムに抽出したときの標本平均を

$$\overline{X} = \frac{\sum_{i=1}^{n} X_i}{n}$$

とする．
標本平均 $\overline{X}$ の分布は，標本の大きさ n を大きくすると，正規分布

$$N\left(\mu, \frac{\sigma^2}{n}\right)$$

に近づいていく．

　この定理の重要な点は，母集団の分布がどんな分布であっても**データをたくさん集めれば**（目安は 30 以上），標本平均の分布を近似的に正規分布として見なして，**正規分布を使って信頼区間や検定が行える**ということ

です．母分散が既知の場合は，母分散 σ^2 をそのまま使い，未知の場合は母分散を標本分散で置き換えます．ただし，その場合の標本の大きさは 100 以上を目安とします．

【例】血中中性脂肪はばらつきが大きく，その分布はやや正の方向に歪むことが知られています．ある地域の住民の中性脂肪の母平均の 95%信頼区間を求めます．さて，その地域の 100 人の中性脂肪を測定した結果，標本平均は 145 mg/dL，標準偏差は 75 mg/dL でした．母平均の 95%信頼区間を求めてみましょう．

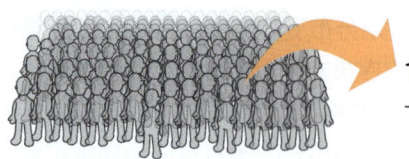

100 人抽出して中性脂肪を測定
→平均 145 mg/dL

【答】
中性脂肪は正規分布に従わないようですが，標本の大きさ n が 100 と比較的大きいので，中心極限定理から，標本平均は正規分布

$$N\left(145, \frac{75}{\sqrt{100}}\right)$$

に近似的に従うと仮定します．したがって，95%信頼区間は，

$$\overline{X} \pm 1.96 \frac{s}{\sqrt{n}} = 145 \pm 1.96 \frac{75}{\sqrt{100}} = 145 \pm 14.7 \quad (\text{mg/dL})$$

となりました．

第3章 統計的推測（Statistical Inference）の基礎

6 母集団の分布が正規分布で，母分散が未知の場合

この項で学ぶこと
- □ 「t 分布」を使って信頼区間を求めてみよう！
- □ 「自由度」とはなんだろう？

> 母分散がわからない場合は，母分散を標本分散で置き換えると教えてもらいましたが，具体的な方法を教えてください．

> 「母集団の分布は正規分布である」として計算しますが，標本の大きさによって方法が異なります．

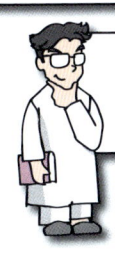

標本が比較的大きい場合

この場合は，**第3章5**で求めたように，標本分散 s^2 を σ^2 の代わりに使い，95％信頼区間を求めます．標本の大きさは 30 以上を目安としてください．

標本が小さい場合

標本分散 s^2 を σ^2 の代わりに使って 95％信頼区間を求めますが，この場合は，正規分布の性質は使えません．代わりに t 分布という分布を使って求めます．標本の大きさは 30 未満を目安としてください．

t 分布は正規分布と同じようなベル型の左右対称な分布ですが，正規分

布より高さが低く，左右の裾が少し広がったような分布をしています．また，t 分布では，**自由度**（degree of freedom：***df***）という数値が新たに登場しますが，自由度は「**標本の大きさ－1**」で求められ，自由度が大きくなればなるほど t 分布は標準正規分布に近づいていきます．

標本が小さい場合に 95%信頼区間を求めるには，標本分散 s を使い，臨界値「1.96」に相当する値を t 分布表から探して代わりに使うだけです．t 分布の場合，臨界値（t 分布での分位点）を

$$t_{n-1, 0.975}$$

のように表記し，下付きの添え字は「$n-1$」が自由度を，「0.975」は 97.5%のデータが，その臨界値以下に含まれることを意味していて，Excel などでも簡単に求められます．

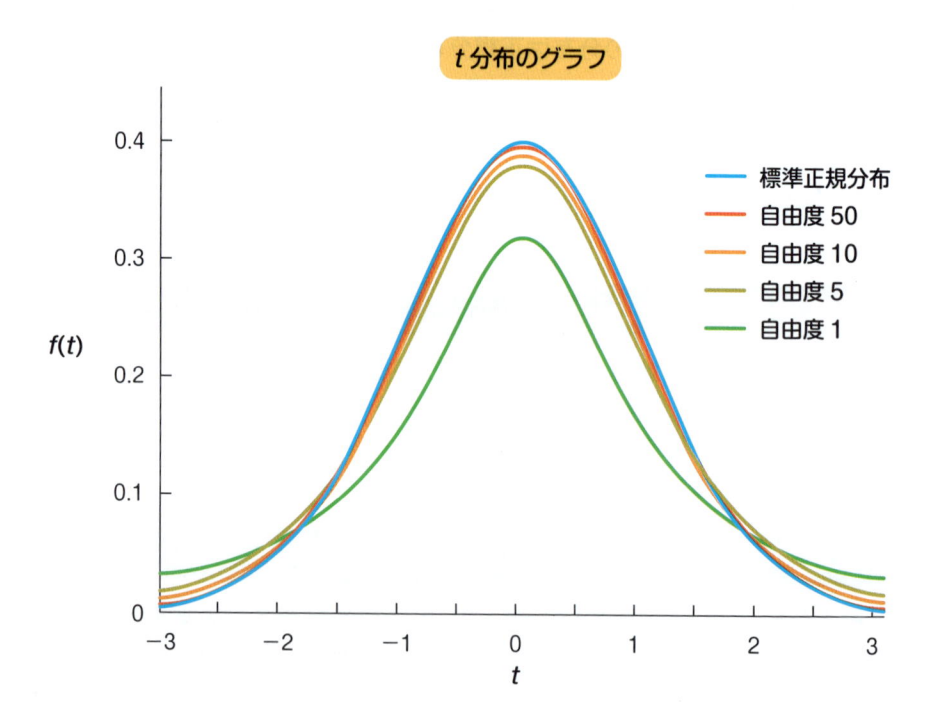

t 分布のグラフ

以上より,母集団が正規分布に従い,分散が未知の場合,小標本での標本平均の95%信頼区間は次のようになります.

$$\overline{X} - t_{n-1, 0.975} \frac{s}{\sqrt{n}} \leq \mu \leq \overline{X} + t_{n-1, 0.975} \frac{s}{\sqrt{n}}$$

【例】 20代男性の腹囲を調べるために,$n = 15$ 人の標本平均と標準偏差を計算したところ,標本平均は84 cm,標準偏差は5 cmでした.腹囲の母平均の95%信頼区間を求めましょう.

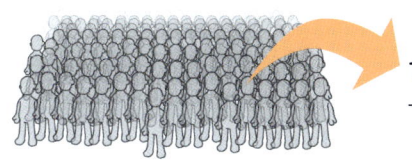

15人抽出して腹囲を測定
→平均84 cm,標準偏差5 cm

【答】
臨界値は,自由度 15 − 1 = 14 なので,t 分布表や Excel の関数(次ページ参照)を使って,

$$t_{14, 0.975} \approx 2.145$$

となります.したがって,

$$\overline{X} - t_{14, 0.975} \frac{s}{\sqrt{n}} \leq \mu \leq \overline{X} + t_{14, 0.975} \frac{s}{\sqrt{n}}$$

$$= 84 - 2.145 \frac{5}{\sqrt{15}} \leq \mu \leq 84 + 2.145 \frac{5}{\sqrt{15}}$$

$$\approx 81.2 \leq \mu \leq 86.8$$

となりました.

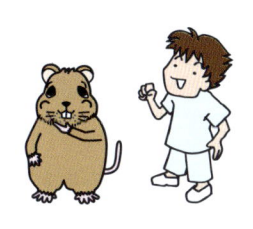

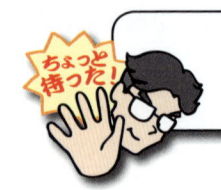

> Excelで臨界値を計算する方法は，下記の図のとおりです．

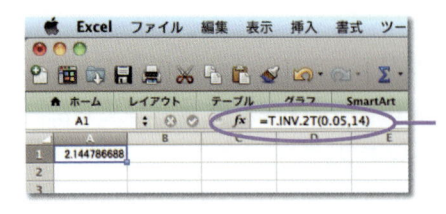

=T.INV.2T(0.05,14)

確率を入れる
自由度を入れる

ここの値が計算結果として返される

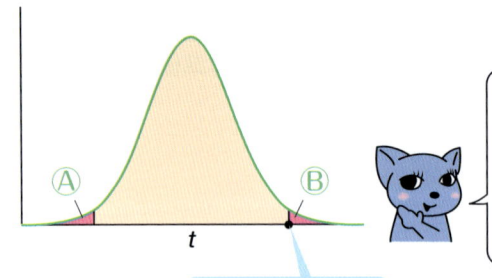

> Excelのこの関数は，両側確率からt値を計算する関数なので，95%信頼区間の臨界値を計算するということは，残りの部分（左の図のⒶⒷの部分）の確率 $1-0.95=0.05$ を引数に入れればいいんにゃん

第4章
統計的仮説検定
(Statistical Hypothesis Test)

　この章では統計的仮説検定の基礎を勉強します．皆さんが統計を勉強するおもな目的は，この統計的仮説検定を行うためではないでしょうか？

　統計的推測では，母集団の特徴をあらわす母数を標本から推定しました．統計的仮説検定は，母集団に関する仮説を立て，その仮説が正しいかどうか確率的に判断する方法で，複数の母数が同じかどうか比較するときに使います．比較する母数は平均値や比率など研究テーマによってさまざまですが，事前によく検討し適切な検定方法を選ぶことが大切です．

第4章 統計的仮説検定 (Statistical Hypothesis Test)

1 統計的仮説検定の基礎と手順

この項で学ぶこと
- □ 「帰無仮説」を棄却して「対立仮説」を主張する方法を学ぼう！
- □ 「検定統計量」を計算してみよう！
- □ どちらの仮説が正しいか，「*p*値」を計算する方法と「臨界値」を使う方法それぞれを見てみよう！

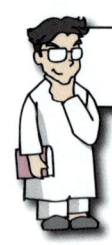

まずは次の例を見てみましょう．

【例】ある地域での調査で50代男性の収縮期血圧値の平均が「135 mmHg」で標準偏差が10 mmHgだと報告されていました．収縮期血圧値は正規分布に従うとします．その地域の病院に勤務する同性同世代の，30人の被験者の収縮期血圧を測定したところ，平均値は「140 mmHg」でした．さて，対象者の血圧値は，「135 mmHg」と同じだといえるでしょうか？

統計的仮説検定は，以下のような手順で行われます．

①母集団（母数）に関して仮説（**帰無仮説**と**対立仮説**）を立てる．
②**有意水準**を設定する．
③実験や調査から標本を得て，**母数の推定値を求める**．
④推定値を使って**検定統計量を求める**．
⑤統計的にどちらの仮説が正しいか判定する．

具体的に見ていきましょう．

帰無仮説と対立仮説を立てる

統計的仮説検定では2通りの仮説を考えます．一つは帰無仮説（null hypothesis）で，もう一方が対立仮説（alternative hypothesis）です．

帰無仮説は「**ある母集団の母数は，別の母集団の母数と同じである**」という仮説で H_0 と表記します．

一方，**対立仮説**は「**ある母集団の母数は，別の母集団の母数と異なる**」という仮説で H_1 とあらわします．

統計学的仮説検定の特徴として，**帰無仮説を否定（棄却）することで，対立仮説を主張**する方法をとります．はじめに，帰無仮説が正しいと仮定します．その仮定の下で，実験や調査をして，ある統計量を計算します．この統計量が得られる確率が非常に低い場合，はじめの仮定が間違っていたとして，対立仮説を採択します．

例の場合では，当該地域の50代男性の血圧値の分布は正規分布 $N(\mu_0, \sigma^2)$ に従い，$\mu_0 = 135$，$\sigma = 10$ となります．帰無仮説の下では，対象者は当該地域からの標本と考えるのですが，μ_0 と比較するので，対象者の血圧値の母平均を μ とあらわします．したがって，帰無仮説と対立仮説は以下のようになります．

> 帰無仮説　　$H_0 : \mu = \mu_0 = 135$
> 対立仮説　　$H_1 : \mu \neq \mu_0 = 135$

有意水準を設定する

有意水準（significance level）とは，**帰無仮説が正しいと仮定した下で，母数の推定値が得られる確率がある値より小さいならば，「帰無仮説が正しくない」として棄却する基準となる確率**のことです．有意水準はギリシャ文字 α であらわされ，検定前にあらかじめ決めておきますが，一般に**5%**が使われます．

例の場合では，母数 μ の推定値として $\bar{x} = 140$ mmHg を得ましたが，帰無仮説の下で，この値が得られる確率が5%より小さいならば，とても

得られそうにない稀な値が得られた，つまり，おそらく帰無仮説が間違っていたのだろうと考えて，帰無仮説を棄却します．

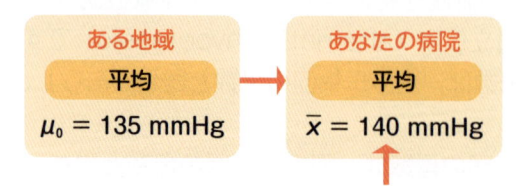

| ある地域 平均 $\mu_0 = 135$ mmHg | → | あなたの病院 平均 $\bar{x} = 140$ mmHg |

ある地域の平均値が 135 だというのに，たまたまこういう結果になってしまう確率が……

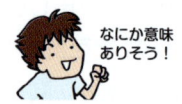

なにか意味ありそう！

5%以下 →ちょっと普通ではありえない感じの結果が出た
　　　　　　（帰無仮説が棄却された）
　　　　　→この病院の男性の収縮期血圧は高い

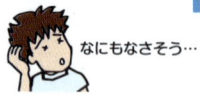

なにもなさそう…

5%以上 →十分ありうる結果が出た
　　　　　　（帰無仮説は棄却されなかった）
　　　　　→たまたま今回は 140 という結果だったけど，
　　　　　　この病院の男性の収縮期血圧は平均的

標本を得て母数を推定する

母数は母集団からランダムに抽出された標本より推定します．
例では，30 の標本を抽出し，標本平均 $\bar{x} = 140$ mmHg を得ました．

検定統計量を求める

帰無仮説の下では，標本平均 $\bar{x}$ の分布は，次のようになります．

$$\bar{x} \sim N\left(135, \frac{10}{\sqrt{30}}\right)$$

標本平均 $\bar{x} = 140$ が得られる確率が，この分布の下で有意水準の 5% より小さければ帰無仮説を棄却できますが，次のように **標準化して検定統計量を求め，検定統計量が得られる確率を調べます**．

標準化 $z = \dfrac{\bar{x} - \mu_0}{\dfrac{\sigma}{\sqrt{n}}} = \dfrac{140 - 135}{\dfrac{10}{\sqrt{30}}} \approx 2.739 \quad z \sim N(0,1)$

　この検定統計量は標準正規分布 $N(0, 1)$ に従いますが，検定によって t 分布や F 分布，χ^2 分布になったりします．

どちらの仮説が正しいか判定する

　基本的には同じですが，以下の 2 つの方法があります．

● *p* 値（*p* value）を求めて判断する

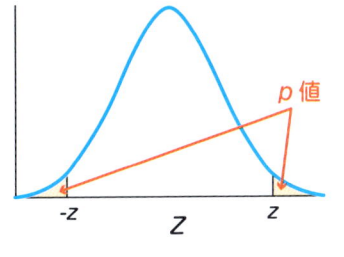

　帰無仮説の下で検定統計量 z よりも「大きい」または「小さい」値が得られる確率を特に **p 値**（*p* value）といいます．正規分布のような連続型の確率分布ではある特定の値がとる確率は「0」となるので，特定の値での確率は考えず，z のある範囲での確率を考えます．

　例では $z \approx 2.739$ なので $\Pr(Z > z = 2.739)$ となる確率を求めます．
　$2.73 < z = 2.739 < 2.74$ となるので，標準正規分布表より $\Pr(Z > 2.73)$ に該当するところを確認すると「0.0032」と求められますが，両側検定（本章 3 参照）なので *p* 値はこの値を 2 倍にして *p* 値 = 0.0064 となります．これは有意水準 5% より小さいので帰無仮説を棄却します．

　p 値は下図のように Excel でも NORM.S.DIST 関数を使って計算できます．

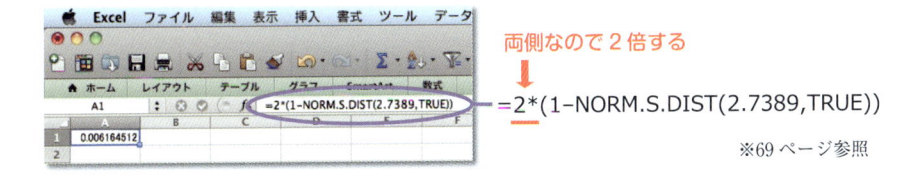

=2*(1−NORM.S.DIST(2.7389,TRUE))

両側なので 2 倍する

※69 ページ参照

1　統計的仮説検定の基礎と手順　93

● **臨界値（棄却域）で判断する**

　検定統計量 z が得られる確率が有意水準 5%より小さい場合に帰無仮説を棄却しましたが，帰無仮説の下で z が **5%より小さい確率でしか得られないような，分布の両端または片方の端の領域を「棄却域」**（rejection region）といい，一方その**反対側の領域を「採択域」**（acceptance region）といいます．棄却域の**境界値となる値を「臨界値」**といい，検定統計量の分布が標準正規分布で，有意水準 5%両側検定を行う場合は，「－1.96 または 1.96」となります．臨界値は有意水準を変更したり，検定統計量の分布が異なれば別の値となります．棄却域に z が入れば帰無仮説は棄却されます．

　例の場合，検定統計量は正の値なので，上側の臨界値と比較すると z = 2.739 > 1.96 となり z は棄却域に含まれます．したがって，帰無仮説を棄却し，対象者の血圧値は，その地域の血圧値より統計的に高いと結論します．

　下図はこれまで説明した検定の結果を示した図です．検定統計量 z が棄却域に入っていることがわかります．

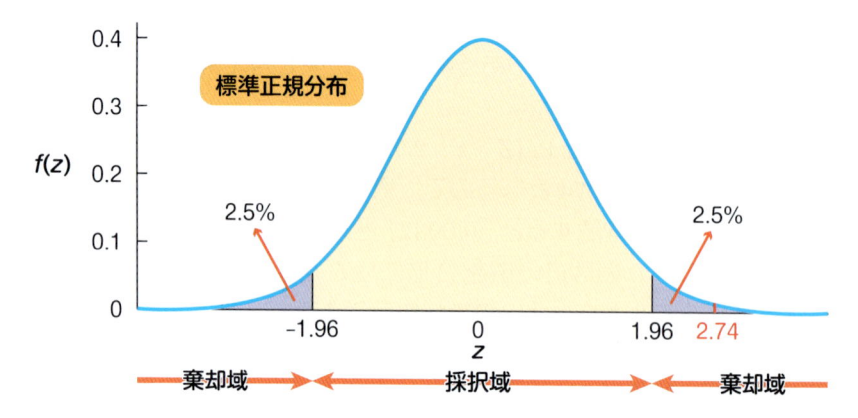

第4章 統計的仮説検定（Statistical Hypothesis Test）

2 統計検定における2つの誤り

この項で学ぶこと

□「第一種の過誤」と「第二種の過誤」とは？

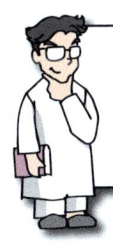

統計的仮説検定を行う場合は，しばしば「αエラー」や「βエラー」とよばれる2つの誤りについて注意しなくてはなりません．

第一種の過誤と第二種の過誤

● 第一種の過誤（αエラー）

ひとつは**第一種の過誤**（type I error）とよばれる誤りで，**α**であらわされます．この誤りは**帰無仮説が正しいのに棄却してしまう，差がないのに差があるといってしまう間違い**です．この誤る確率をある一定より小さく抑えるために有意水準をあらかじめ決めておきます．有意水準5%で検定するということは，第一種の過誤を5%より小さく抑えたいからですが，それでも20回に1回程度は誤ってしまうことを示しています．

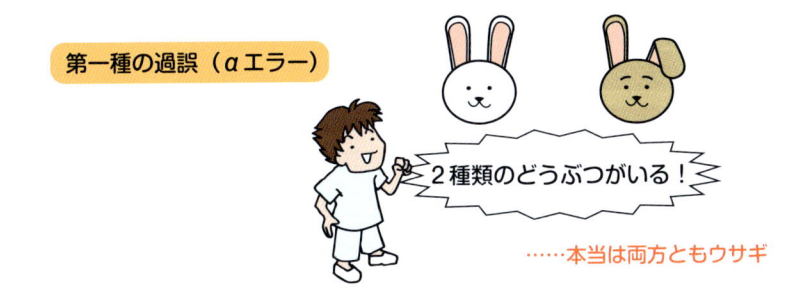

第一種の過誤（αエラー）

2種類のどうぶつがいる！

……本当は両方ともウサギ

● **第二種の過誤（βエラー）**

もうひとつは，<u>第二種の過誤</u>（type II error）とよばれる誤りで，β であらわされます．これは，<u>対立仮説が正しいのに帰無仮説を棄却できない，「差」があるのにそれを見逃してしまう間違い</u>です．この過誤があるため，仮説検定では帰無仮説が棄却できないからといって，帰無仮説が正しいとは積極的に主張できないのです．

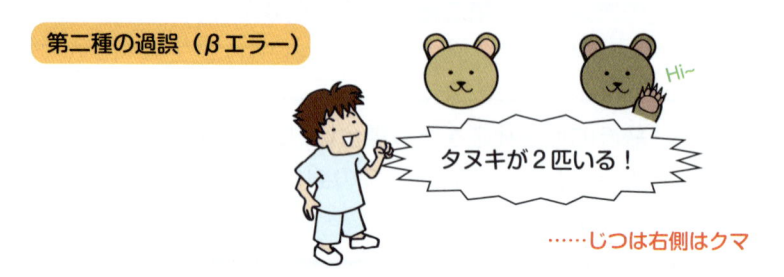

第二種の過誤（βエラー）

タヌキが2匹いる！

……じつは右側はクマ

どちらの間違いも小さくできればよいのですが，<u>αエラーを小さく（大きく）するとβエラーは大きく（小さく）なる</u>という関係があるので，まず有意水準αを先に決め，次にβエラーを小さくすることを考えます．

統計的仮説検定における4つの判断

	帰無仮説が正しい	対立仮説が正しい
帰無仮説を棄却しない	正しい判断	第二種の過誤（βエラー）
帰無仮説を棄却する	第一種の過誤（αエラー）	正しい判断

検出力

第二種の過誤に関連して「検出力」（power）という考え方があります．これは「$1-\beta$」で計算され，<u>帰無仮説が正しくない場合に帰無仮説を正しく棄却できる確率</u>をあらわします．検出力は一般に少なくとも **80％以上**が推奨されます．検出力は対立仮説の下で考えられており，検出したい「差」や測定値のばらつきなどをあらかじめ想定したうえで，検出力が80％または90％になるように標本の大きさを決定します．これがいわゆるサンプルサイズ（標本の大きさ）の計算で，<u>検出力はサンプルサイズが大きくなるほど大きく</u>なります（**第13章**参照）．

第4章　統計的仮説検定（Statistical Hypothesis Test）

以下は正規分布を使って平均値の検定を片側で行った場合の有意水準 α，第二種の過誤 β，検出力 $1-\beta$ の位置関係をあらわした図です．

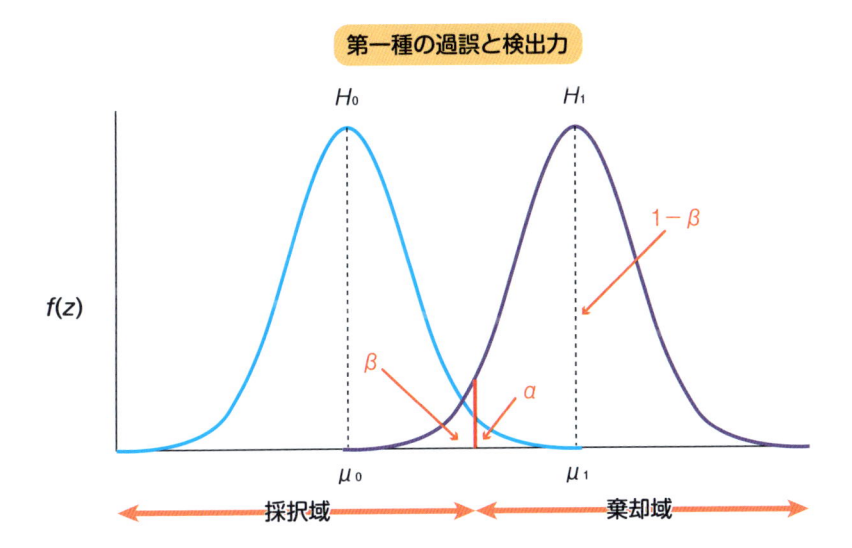

第一種の過誤と検出力

　第一種の過誤は，本当の分布が青で示された H_0 の分布だとしても，帰無仮説の下で，標本から得られた推定値が赤い太線より「右」の値であった場合，帰無仮説を誤って棄却してしまう誤りです．

　第二種の過誤は逆に，本当の分布が紫で示された H_1 の分布だとしても，帰無仮説の下で，標本から得られた推定値が赤い太線より「左」の値であった場合に，帰無仮説が棄却できないという誤りです．検出力は H_1 が正しい場合に H_0 を棄却する確率で，H_1 の分布の赤い太線より右側の領域に相当し，この領域が大きければ検出力も大きくなることがわかります．

第4章 統計的仮説検定（Statistical Hypothesis Test）

3 片側検定と両側検定

この項で学ぶこと
- □「**片側検定**」と「**両側検定**」の違いを知ろう！
- □ 片側と両側はどのように使い分ける？

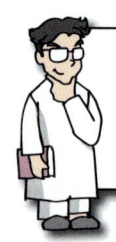

> すでに「両側検定」という言葉が出てきていますが，ここで改めて「片側検定」と「両側検定」の意味を詳しく学ぶとともに，その違いを見ていきましょう．

帰無仮説の下，検定統計量が大きな値になるか，小さな値になって，棄却域に入れば帰無仮説を棄却します．そこで

①検定統計量が大きい値をとると想定できる場合
②検定統計量が小さい値をとると想定できる場合
③大きい値か小さい値か想定できないので，どちらかの値をとる場合

の3通りが想定できます．①と②はどちらか一方の方向を想定していますので，このような想定のもとでの検定を**片側検定**といいます．一方，③は両方向を考えていますので**両側検定**といいます．

どちらの検定方法で検定するか研究によって決めます．結果の動く方向（たとえば必ず改善するとか，値が減少する方向しか考えないとか）に確信があり片側検定で行う場合もありますが，まったく逆の結果になるかもしれないので，普通は**両側検定を行うのがよい**でしょう．

本章**1**で挙げた例の，対象者の血圧値が同じかどうか調べるような場合には，上側および下側の棄却域で両側検定を行います．

H_0: $\mu = \mu_0 = 135$
H_1: $\mu \neq \mu_0 = 135$

両側検定 $\mu \neq \mu_0$

棄却域　採択域　棄却域

μ_0

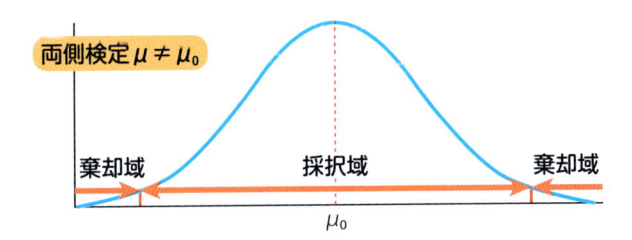

　対象者の血圧値が高いかどうか調べたい場合は，上側の棄却域で片側検定を行います．

H_0: $\mu = \mu_0 = 135$
H_1: $\mu > \mu_0 = 135$

片側検定 $\mu > \mu_0$

採択域　棄却域

μ_0

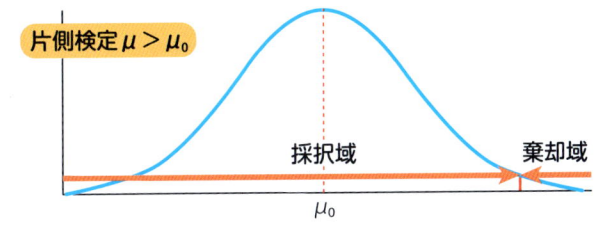

　対象者の血圧値が低いかどうか調べたい場合は，下側の棄却域で片側検定を行います．

H_0: $\mu = \mu_0 = 135$
H_1: $\mu < \mu_0 = 135$

片側検定 $\mu < \mu_0$

棄却域　採択域

μ_0

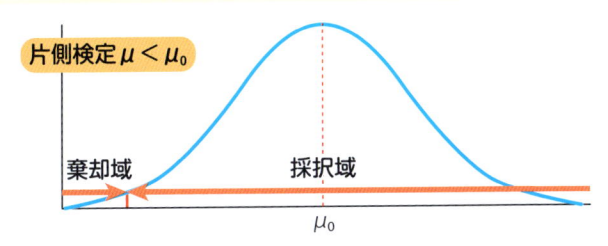

　以上のように，**帰無仮説は同じですが対立仮説が異なります**．

有意水準5%で両側検定を行う場合，両方の棄却域を考えるので5%を両方に分けてそれぞれ2.5%ずつとなります．一方，片側検定の場合はどちらか片方の棄却域だけを考えるので，棄却域の確率はどちらも5%となります．

　片側検定のほうが帰無仮説を棄却しやすそうなので，片側検定のほうが有利だと思う人もいるかもしれませんが，**何の理由もなく片側検定を行ってはいけません**し，このことを考慮して片側検定を有意水準2.5%で行う場合もあります．

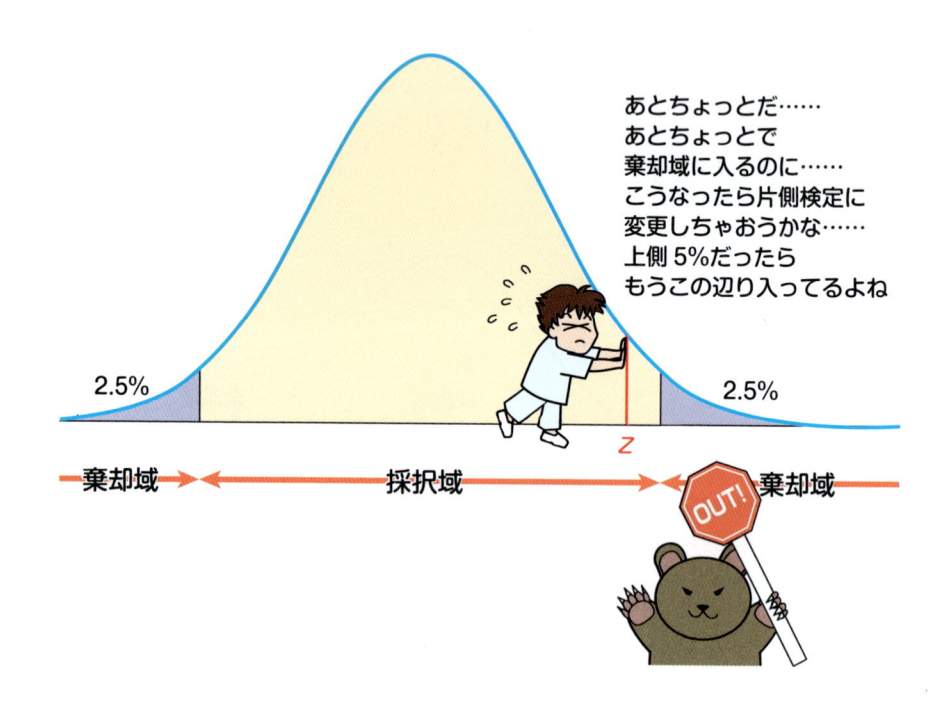

第5章
平均値の検定―t検定
(Student's *t*-Test)

　これから，代表的な検定方法をいくつか見ていきます．はじめは母平均の検定でよく使われるt検定を勉強しましょう．t検定では1標本か，2標本の平均値を比較するときに使います．

　平均値の検定は，標本の大きさや，母分散が未知や既知の場合で異なる方法がありますが，多くの場合，標本数はそんなに大きくなく（30未満），母分散は未知なので，平均値の検定を行う場合はt検定で行いましょう．

　また，この章の後半では，t検定を行うにあたって気になるデータの正規性の確認や，等分散性を調べるF検定についても少し学びます．

第 5 章　平均値の検定—t 検定（Student's t-Test）

1　1 標本 t 検定（One-Sample t-Test）

この項で学ぶこと
- □「1 標本 t 検定」はどんな場合に使用できるだろう？
- □「1 標本 t 検定」の手順を覚えよう！

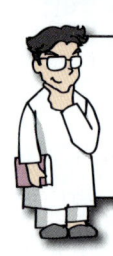

この項は，「**第 3 章**」や「**第 4 章**」の復習的な内容を含みます．今まで学んできたことを思い出しつつ，どうしてそうなるのか考えながら読み進めましょう．

　1 標本 t 検定は**未知の母平均 μ を，別の基準とする母平均 μ_0 と同じかどうか比較**する場合に使います．帰無仮説の下で，標本平均 $\bar{x}$ から母平均 μ を推定します．また，母分散 σ^2 も未知として標本分散 s^2 を代わりに使います．次に，検定統計量を求め，帰無仮説の下でその検定統計量が得られる確率（p 値）を計算し，その値が得られる確率が有意水準以下の場合や，その値が棄却域に入るならば帰無仮説を棄却します．

　t 検定をするにあたって，次の条件に注意しましょう．

①データは**連続変数**である．
②データは母集団からランダムに抽出された**独立な**データである．
③データの分布は**正規分布かそれに近い分布**である．

　次の例で実際にやってみましょう．

1 標本 t 検定の手順

【例】 あなたが住む地域の男性の平均収縮期血圧値は 120 mmHg とこれまで報告があります．あなたは勤務する病院に所属する男性職員 8 人の収縮期血圧値（$\bar{x}$）を調べたところ，平均 130 mmHg，標準偏差（s）は 10 mmHg という結果が得られました．男性職員の収縮期血圧値はその地域の男性の血圧値より高いといえるでしょうか？　1 標本 t 検定を，有意水準 5％，両側検定を行って調べてください．

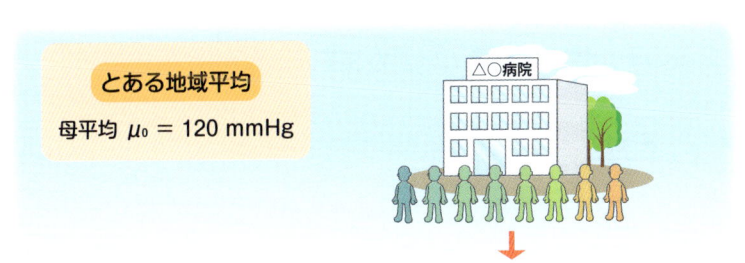

とある地域平均
母平均 μ_0 = 120 mmHg

△○病院

職員 8 人の調査結果
標本平均　$\bar{x}$ = 130 mmHg
標準偏差　s = 10 mmHg

● **データ**

母平均 μ の母集団から独立に抽出された大きさ n の標本を「$x_1, x_2, \cdots, x_n$」とします．

● **仮説を設定する**

帰無仮説の下では，μ は μ_0 と同じと考えます．

　　帰無仮説　H_0：$\mu = \mu_0 = 120$
　　対立仮説　H_1：$\mu \neq \mu_0 = 120$（両側検定）

● **推定値を求める**

データから標本平均と標準偏差を計算します．

$$標本平均 \quad \bar{x} = \frac{\sum_{i=1}^{n} x_i}{n} = 130$$

$$標準偏差 \quad s = \sqrt{\frac{\sum_{i=1}^{n}(x_i - \bar{x})^2}{n-1}} = 10$$

● 検定統計量を求める

帰無仮説の下，検定統計量 t を求めます．

$$t = \frac{\bar{x} - \mu_0}{\frac{s}{\sqrt{n}}}$$

この値は自由度「$n-1$」の t 分布に従います．例では，

$$t = \frac{\bar{x} - \mu_0}{\frac{s}{\sqrt{n}}} = \frac{130 - 120}{\frac{10}{\sqrt{8}}} \approx 2.828$$

となります．

● 臨界値と比較する

検定統計量 $t = 2.828$ が棄却域に入るときは，母平均 μ が基準となる母平均 μ_0 と異なると考え，帰無仮説を棄却します．

検定統計量が正の値なので検定には上側の臨界値を使います．

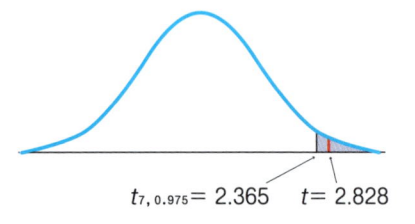

$t_{7, 0.975} = 2.365 \quad t = 2.828$

有意水準 5%，両側検定，自由度が $8 - 1 = 7$ なので，上側の臨界値は $t_{7, 0.975} = 2.365$ となります．この値は t 分布表や Excel の関数（= T.INV.2T(0.05,7)）を使って容易に得ることができます．検定統計量は臨界値より大きいので（$t = 2.828 > t_{7, 0.975} = 2.365$），帰無仮説を棄却します．

したがって，男性職員の平均血圧は，その地域の平均値より高いことがわかりました．何かストレスなどがあるのでしょうか？ ほとんどの職員は，他の地域から働きに来ているからでしょうか？ 新たな研究テーマが見つかりそうですね．

また，p 値は両側検定なので Excel の関数（= T.DIST.2T(2.828,7)）を使って「0.0255」と求まります．

● 95%信頼区間を求める

95%信頼区間は**第3章3 4**で導いた式を参考にします．臨界値は検定で使った臨界値と同じ $t_{7, 0.975} = 2.365$．σ は未知なので標準偏差 s で置き換えます．したがって，次のように求められます．

$$\overline{X} - t_{7, 0.975} \frac{s}{\sqrt{n}} \leq \mu \leq \overline{X} + t_{7, 0.975} \frac{s}{\sqrt{n}}$$
$$= 130 - 2.365 \frac{10}{\sqrt{8}} \leq \mu \leq 130 + 2.365 \frac{10}{\sqrt{8}}$$
$$= 121.6 \leq \mu \leq 138.4$$

となります．

検定では帰無仮説は棄却されましたので，95%信頼区間は帰無仮説の下で想定した母平均 120 を含みません．このように，有意水準5%で検定することと，母数の95%信頼区間を求めることは実は同じことをやっており，検定で帰無仮説が棄却された場合，95%信頼区間は帰無仮説の下での母数を含みません．

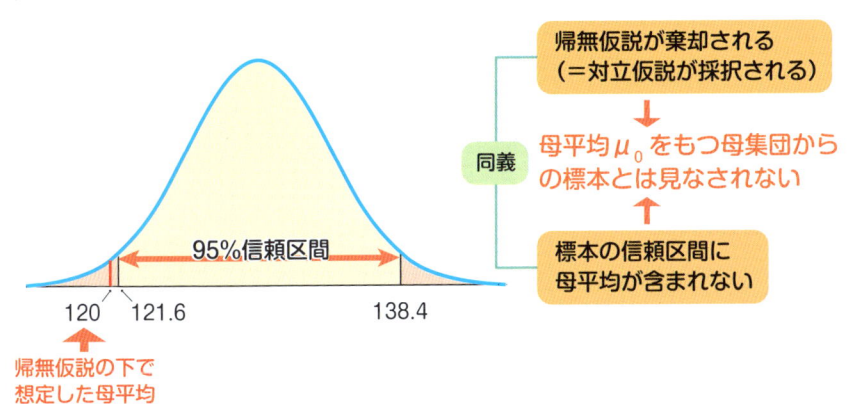

第5章 平均値の検定— t 検定（Student's t-Test）

2 対応のある t 検定（The Paired t-Test）

この項で学ぶこと
- □「対応のあるデータ」とは，どんなデータだろう？
- □「対応のある t 検定」の手順を覚えよう！

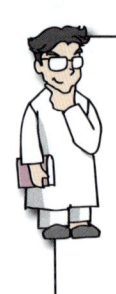

対応のあるデータとは，例えば同じ被験者に対して血圧を午前と午後に測定した場合，午前と午後の2つのデータが得られますが，同じ被験者のデータなので，被験者の個人差が反映され，午後の値は午前の値と関連があると考えるのが普通でしょう．このような対応関係にあるデータを対応のあるデータといいます．

対応のあるデータは独立なデータではないため，後で説明する「2標本 t 検定」を使って解析することはできません．対応のある2つのデータを比較する場合，**2つのデータの差**をとり，**データを1つにしてから平均値を求め「1標本 t 検定」**で検定を行います．

例を見てみましょう．

対応のある t 検定の手順

【例】体重を低下させるダイエット食品を新しく開発しました．被験者10人をランダムに選び，ダイエット食品を1ヵ月摂取させ，摂取前後で体重を測定し次ページのデータを得ました．ダイエット食品摂取前後で体重に違いがあるといえるでしょうか？ 有意水準5%で両側検定を行って調べてください．

被験者	摂取前	摂取後	差	被験者	摂取前	摂取後	差
1	88.2	87.3	−0.9	6	85.8	86.5	0.7
2	76.4	76.2	−0.2	7	79.5	79.3	−0.2
3	98.2	98.5	0.3	8	84.9	85.2	0.3
4	77.5	76.9	−0.6	9	88.3	87.2	−1.1
5	82.6	82.0	−0.6	10	90.3	89.4	−0.9

　まずは，被験者ごとに「差」＝「摂取後−摂取前」を求めます．差をとってしまえば，その差について 1 標本 t 検定をするだけです．

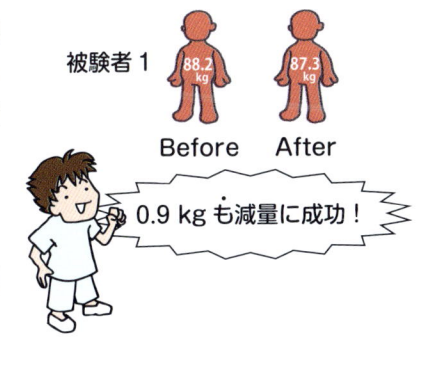

被験者1　Before　After　0.9 kg も減量に成功！

● データ

　標本の大きさを n，測定値の「差」をそれぞれ $d_1, d_2, \cdots, d_n$ とします．

● 仮説を設定する

帰無仮説の下では，2つの測定値の差は「0」と考えます．

帰無仮説　$H_0 : \mu = \mu_d = 0$　（差の母平均は 0 となる）
対立仮説　$H_1 : \mu \neq \mu_d$　（差の母平均は 0 でない）

● 推定値を求める

差の標本平均　$\bar{x}_d = \dfrac{\sum_{i=1}^{n} d_i}{n} = -0.32$

差の標準偏差　$s_d = \sqrt{\dfrac{\sum_{i=1}^{n}(d_i - \bar{x}_d)^2}{n-1}} \approx 0.60$

2　対応のある t 検定（The Paired t-Test）

● 検定統計量を求める

$$t = \frac{\overline{x}_d - \mu_d}{\dfrac{s_d}{\sqrt{n}}}$$

t は自由度「$n-1$」の t 分布に従います.
例では,差の平均値 $\overline{x}_d = -0.32$,標準偏差 $s_d = 0.6$ なので,

$$t = \frac{\overline{x}_d - \mu_d}{\dfrac{s_d}{\sqrt{n}}} = \frac{-0.32 - 0}{\dfrac{0.6}{\sqrt{10}}} \approx -1.686$$

となり,自由度「$10-1=9$」の t 分布に従います.

● 臨界値と比較する

検定統計量と臨界値を比較します.
例では,負の値なので下側の臨界値を使って,検定統計量 $t = -1.686$ > $t_{9, 0.025} = -2.262$ となり,帰無仮説を棄却できませんでした.つまり,このダイエット食品には体重を減少させる効果があるとはいえませんでした.

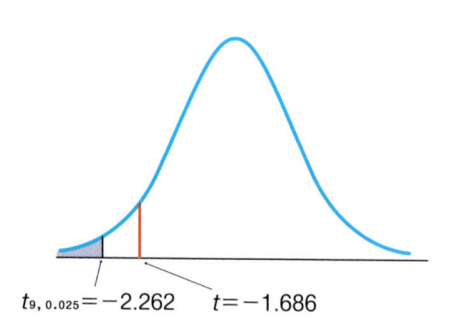

$t_{9, 0.025} = -2.262$　　$t = -1.686$

● 95%信頼区間を求める

$$\overline{x}_d - t_{9, 0.975} \frac{s}{\sqrt{n}} \leq \mu_d \leq \overline{x}_d + t_{9, 0.975} \frac{s}{\sqrt{n}}$$

$$= -0.32 - 2.262 \frac{0.6}{\sqrt{10}} \leq \mu_d \leq -0.32 + 2.262 \frac{0.6}{\sqrt{10}}$$

$$= -0.75 \leq \mu_d \leq 0.11$$

95%信頼区間に「0」を含んでおり,差の母平均は 0 と結論され検定結果と同じになっています.

第5章　平均値の検定—t 検定（Student's t-Test）

3　2 標本 t 検定（Two-Sample t-Test）

この項で学ぶこと

- □「2 標本 t 検定」はどんな場合に使用できるだろう？
- □「2 標本 t 検定」の手順を覚えよう！

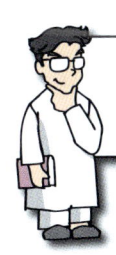

この検定は 2 つの異なる母集団の母平均 μ_1 と μ_2 が同じかどうかを調べる場合に使います．

2 標本 t 検定を行うには，次の条件を満たしている必要があります．

①データは**連続変数**である．
②データの分布は**正規分布かそれに近い分布**である．
③データはランダムに抽出された**独立な**データである．
④2 つの母集団の母分散は等しい（**等分散性**：homoscedasticity）．

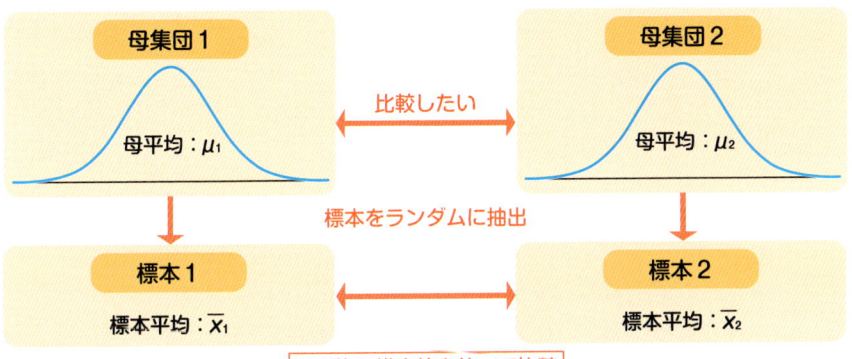

```
┌─────────────────┐             ┌─────────────────┐
│    母集団 1     │   比較したい │    母集団 2     │
│   母平均：μ₁    │ ←─────────→ │   母平均：μ₂    │
└────────┬────────┘             └────────┬────────┘
         │      標本をランダムに抽出      │
         ▼                                ▼
┌─────────────────┐             ┌─────────────────┐
│     標本 1      │ ←─────────→ │     標本 2      │
│  標本平均：x̄₁   │             │  標本平均：x̄₂   │
└─────────────────┘             └─────────────────┘
          母平均の推定値を使って比較
```

次の例を見てみましょう．

2 標本 t 検定の手順

【例】 あなたは，A 病院と B 病院で生まれた新生児の体重に違いがあるかどうか調べるために，それぞれの病院から 10 人の新生児をランダムに抽出し体重を測定したところ，下のようなデータが得られました．体重に違いがあるかどうか，有意水準 5％，両側検定で調べてください．

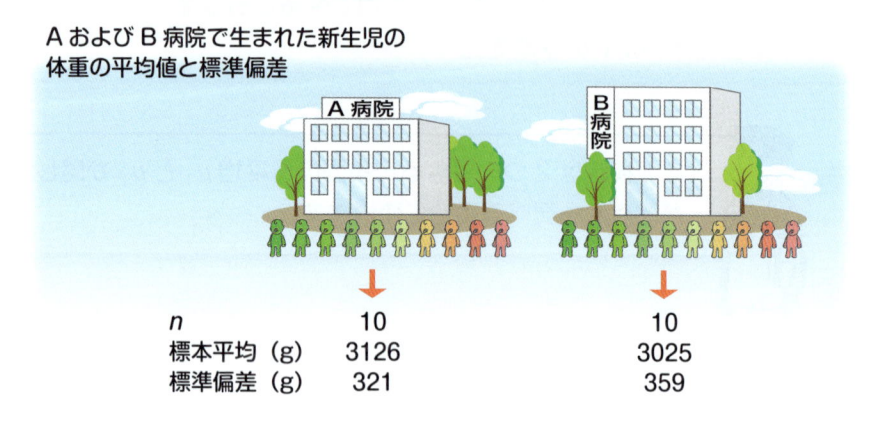

A および B 病院で生まれた新生児の体重の平均値と標準偏差

	A 病院	B 病院
n	10	10
標本平均 (g)	3126	3025
標準偏差 (g)	321	359

● データ

データを次のようにまとめます．

	標本1	標本2
母平均	μ_1	μ_2
標本の大きさ	n_1	n_2
データ	$x_{11}, x_{12}, \cdots, x_{1n_1}$	$x_{21}, x_{22}, \cdots, x_{2n_2}$
標本平均	$\overline{x}_1$	$\overline{x}_2$
標本分散	s_1^2	s_2^2

$x_{11}, x_{12}, \cdots, x_{1n_1}$

標本1であることを表現

● 仮説を設定する

帰無仮説　$H_0: \mu_1 = \mu_2$（2 つの母平均は等しい）
対立仮説　$H_1: \mu_1 \neq \mu_2$（2 つの母平均は等しくない）

● 推定値を求める

それぞれの群で，標本平均と標準偏差を求めます．

標本 1

$$\text{標本平均} \quad \bar{x}_1 = \frac{\sum_{i=1}^{n_1} x_{1i}}{n_1} = 3126$$

$$\text{標準偏差} \quad s_1 = \sqrt{\frac{\sum_{i=1}^{n_1} (x_{1i} - \bar{x}_1)^2}{n_1 - 1}} = 321$$

標本 2

$$\text{標本平均} \quad \bar{x}_2 = \frac{\sum_{i=1}^{n_2} x_{2i}}{n_2} = 3025$$

$$\text{標準偏差} \quad s_2 = \sqrt{\frac{\sum_{i=1}^{n_2} (x_{2i} - \bar{x}_2)^2}{n_2 - 1}} = 359$$

● 検定統計量を求める

$$t = \frac{\bar{x}_1 - \bar{x}_2}{s\sqrt{\dfrac{1}{n_1} + \dfrac{1}{n_2}}}$$

t は自由度「$(n_1 - 1) + (n_2 - 1) = n_1 + n_2 - 2$」の t 分布に従います．ここで，s は 2 つの群の標準偏差から次のように求めます．

$$s^2 = \frac{(n_1-1)s_1^2 + (n_2-1)s_2^2}{(n_1-1)+(n_2-1)}$$

これは，**それぞれの群の自由度を重みとした各群の分散の加重平均**となります．等分散性の仮定があるので，このように 2 つの分散をまとめることができるのです．

例では，

$$s = \sqrt{\frac{(n_1-1)s_1^2 + (n_2-1)s_2^2}{(n_1-1)+(n_2-1)}} = \sqrt{\frac{9 \times 321^2 + 9 \times 359^2}{20-2}} \approx 340.53$$

となります．したがって，検定統計量 t の式に代入すると，

$$t = \frac{(\bar{x}_1 - \bar{x}_2)}{s\sqrt{\frac{1}{n_1} + \frac{1}{n_2}}} = \frac{(3126 - 3025)}{340.53\sqrt{\frac{1}{10} + \frac{1}{10}}} \approx \frac{101}{152.28} \approx 0.663$$

となります．帰無仮説の下では，t は自由度「18」の t 分布に従います．

● **臨界値との比較**

上側の臨界値と比較すると，検定統計量 $t = 0.663 < t_{18, 0.025} = 2.101$ となるので，帰無仮説は棄却されず，A 病院と B 病院では新生児の出生体重に違いがあるといえませんでした．

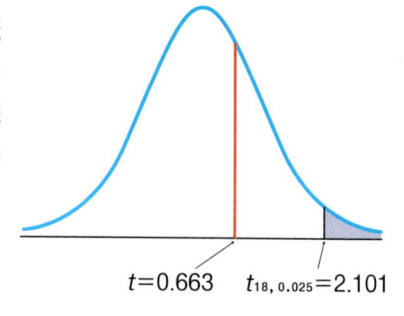

第5章　平均値の検定—t検定（Student's t-Test）

4 データの正規性の確認

この項で学ぶこと
☐ データの正規性を確認するためには，どうしたらよいだろう？
☐ **「Q-Q プロット」**とは？
☐ どうしても正規分布を仮定できない場合の対策は？

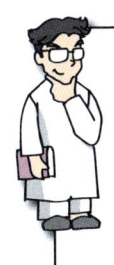

> データの正規性はどのように確認したらよいでしょうか？　さまざまな方法が知られていますが，データ数が少なかったりすると，なにをやっても結局よくわからないことが多いです．ここでは，正規性を調べるのによく使われる方法を簡単に紹介します．これらは統計ソフトウェアを使って簡単に出力されます．またデータの正規性は群ごとに確認してください．

グラフを描く

① **ヒストグラム**や**箱ひげ図**を描き，分布の形（単峰か左右対称かなど）を目視で確認する．
② **正規 Q-Q プロット**（quantile-quantile plot）を作成し，観測値が直線状にのっているか確認する．

次ページの図は「Q-Q プロット」の例です．横軸に標準正規分布の分位点，縦軸にデータの分位点をプロットします．データが正規分布に近いと直線状に並びます．

Q-Q プロット

データの分位点

標準正規分布の分位点

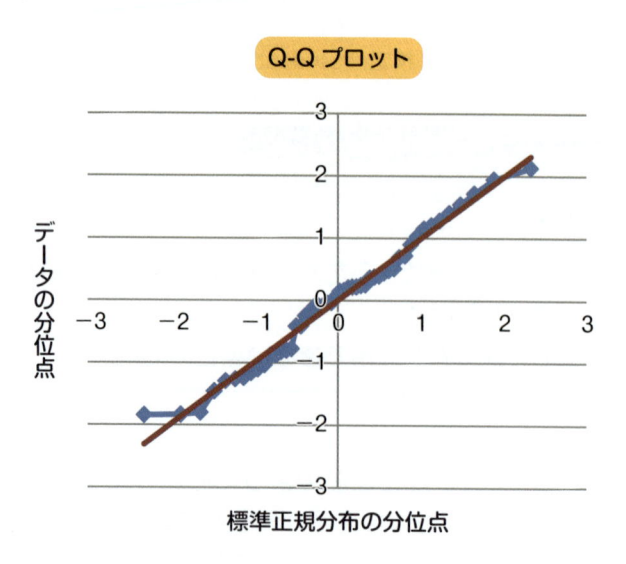

記述統計を使う

①**平均値と中央値がほぼ同じ**である．
②**中央値と 25 パーセント点および 75 パーセント点との間隔が同じ**である．
③**歪度と尖度**を求める．正規分布では**どちらの値も「0」**となる（尖度は定義によって「3」の場合もある）．

歪度は分布が中心から**左右どちらかの方向に偏っているか調べる**場合に使います．0より大きければ右に歪んでおり，0より小さければ左に歪んでいることを示します．

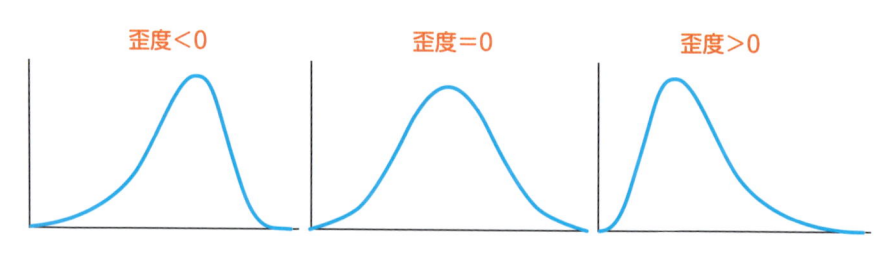

歪度<0　　　歪度=0　　　歪度>0

尖度は分布の裾のほうにデータが多く出現し，**分布の中心が正規分布と比べて尖っているような形をしている場合に大きな値**をとります．はずれ値があると大きな値となります．

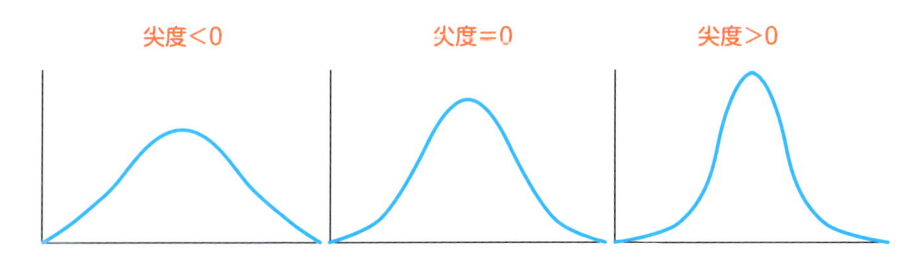

尖度＜0　　　　　尖度＝0　　　　　尖度＞0

検定をする

正規性の検定方法はいくつかあり，代表的な方法を以下に紹介します．

①コルモゴロフ - スミルノフ検定
②シャピロ - ウィルク検定
③アンダーソン - ダーリング検定
④適合度検定

帰無仮説が棄却された場合は，データの分布が正規分布に従っているとはいえないとします．いずれの方法も一長一短ありますので，いろいろ試して検討してください．また，④の方法は，**第9章**の適合度検定で紹介しています．

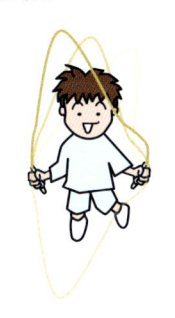

秘技！　歪度＞0跳び〜

ただ単にバランスが悪い跳び方じゃないか

正規分布を仮定できない場合

①これまでの文献や発表など調べて，どのような検定をしているか調べる．
②データを変数変換（対数変換など）して，データの分布を正規分布に近づける．
③ノンパラメトリックな検定方法をする．

などを検討してみます．いずれにおいても質問を受けたら自分で答えられるようにしてください．

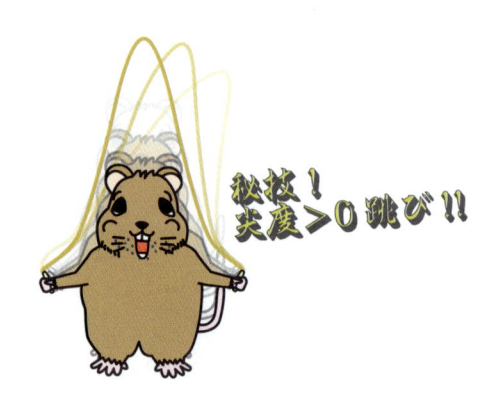

第 5 章　平均値の検定―t 検定（Student's t-Test）

5　等分散の検定―F 検定

この項で学ぶこと

- □ **「等分散性」**を検定で確認してみよう！
- □ **「F 検定」**の方法を知ろう！

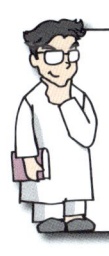

等分散性の確認も，群ごとに標本分散を比べたり，ヒストグラムで分布の様子を比較したりして調べますが，ここでは，F 分布を使って分散の「比」を検定する，F 検定を勉強してみましょう．

F 検定の実際

F 検定の手順は以下のようになります．

● データ

データは 2 標本 t 検定と同じデータ構成になります．

● 仮説を設定する

比較する母分散をそれぞれ σ_A^2 および σ_B^2 とします．

　　帰無仮説　H_0：$\sigma_A^2 = \sigma_B^2$（2 つの母集団の分散は等しい）
　　対立仮説　H_1：$\sigma_A^2 \neq \sigma_B^2$（2 つの母集団の分散は等しくない）

● 推定値を求める

標本分散で母分散を推定します．

群 A における標本分散　$s_A^2 = \dfrac{\sum_{i=1}^{n_A}(x_{Ai} - \overline{x_A})^2}{n_A - 1}$

群 B における標本分散　$s_B^2 = \dfrac{\sum_{i=1}^{n_B}(x_{Bi} - \overline{x_B})^2}{n_B - 1}$

● **検定統計量を求める**

標本分散の s_A^2 と s_B^2 の比をとります．

$$F = \dfrac{s_A^2}{s_B^2}$$

F は帰無仮説の下，分子の自由度「$df_A = n_A - 1$」，分母の自由度「$df_B = n_B - 1$」の F 分布に従います．

● **臨界値との比較**

有意水準 5％で両側検定を行います．F が下側の臨界値 $F_{df_A, df_B, 0.025}$ より小さいか，上側の臨界値 $F_{df_A, df_B, 0.975}$ より大きいならば，帰無仮説を棄却します．

臨界値は，F 分布表（**巻末付録**参照）や Excel の関数（= F.INV.RT 関数）から求めます．

F 分布表の一例は次ページに示します．通常，F 分布表には上側確率に対応する臨界値しか載っていないので，下側確率に対応する臨界値を求めるときは，上側確率を下側確率とみなし，分子と分母の自由度を入れ替えたところの値を読み，その値の逆数を計算することで下側の臨界値を得ることができます．

F分布表（上側2.5%）

		\multicolumn{12}{c}{分子の自由度}

		1	2	3	4	5	6	7	8	9	10	11	12
分母の自由度	1	647.8	799.5	864.2	899.6	921.8	937.1	948.2	956.7	963.3	968.6	973	976.7
	2	38.51	39.00	39.17	39.25	39.30	39.33	39.36	39.37	39.39	39.40	39.41	39.41
	3	17.44	16.04	15.44	15.10	14.88	14.73	14.62	14.54	14.47	14.42	14.37	14.34
	4	12.22	10.65	9.98	9.60	9.36	9.20	9.07	8.98	8.90	8.84	8.79	8.75
	5	10.01	8.43	7.76	7.39	7.15	6.98	6.85	6.76	6.68	6.62	6.57	6.52
	6	8.81	7.26	6.60	6.23	5.99	5.82	5.70	5.60	5.52	5.46	5.41	5.37
	7	8.07	6.54	5.89	5.52	5.29	5.12	4.99	4.90	4.82	4.76	4.71	4.67
	8	7.57	6.06	5.42	5.05	4.82	4.65	4.53	4.43	4.36	4.30	4.24	4.20
	9	7.21	5.71	5.08	4.72	4.48	4.32	4.20	4.10	4.03	3.96	3.91	3.87
	10	6.94	5.46	4.83	4.47	4.24	4.07	3.95	3.85	3.78	3.72	3.66	3.62
	11	6.72	5.26	4.63	4.28	4.04	3.88	3.76	3.66	3.59	3.53	3.47	3.43
	12	6.55	5.10	4.47	4.12	3.89	3.73	3.61	3.51	3.44	3.37	3.32	3.28

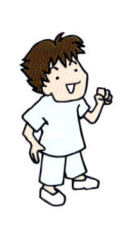

n が6と8の標本の上側臨界値を表から探す場合，n が6の標本分散を分子にもってくると，

　分子の自由度 $df_A = 6 - 1 = 5$
　分母の自由度 $df_B = 8 - 1 = 7$

だから5の列と7の行が交差する場所……ということで「5.29」だね！

ついでに下側臨界値の場合は分子と分母をひっくり返すという話だから，7の列と5の行が交差する場所……つまり「6.85」というわけか！

> 惜しいけど，あと一手間必要にゃん！
> 逆数にするのを忘れてるにゃん！
> 「6.85」の逆数……1/6.85 ≈ 0.15 が正解だよ！

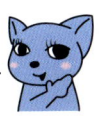

さてここで次の例題をやってみましょう．

【例】A群，B群で次のようなデータが得られました．分散が等しいかどうか有意水準5%で検定してみよう．

| A | 30 | 29 | 33 | 32 | 30 | 29 | 33 | 35 | 28 | 30 | 33 | 35 |
| B | 39 | 35 | 39 | 36 | 35 | 33 | 38 | 37 | 39 | | | |

5　等分散の検定 — F検定

【答】

まずは，それぞれの群の標本分散を求めます．

A 群の標本の大きさ n_A は 12 で，平均 $\overline{x_A}$ は約 31.4．したがって標本分散は以下のとおりになります．

$$s_A^2 = \frac{\sum_{i=1}^{n_A}(x_{Ai} - \overline{x_A})^2}{n_A - 1} = \frac{\sum_{i=1}^{n_A}(x_{Ai} - 31.4)^2}{12 - 1} \approx 5.719$$

同様に B 群の標本の大きさ n_B は 9 で，平均 $\overline{x_B}$ は約 36.8．標本分散は以下のとおりになります．

$$s_B^2 = \frac{\sum_{i=1}^{n_B}(x_{Bi} - \overline{x_B})^2}{n_B - 1} = \frac{\sum_{i=1}^{n_B}(x_{Bi} - 36.8)^2}{9 - 1} \approx 4.694$$

これらの比をとって検定統計量 F を求めると

$$F = \frac{5.719}{4.694} \approx 1.22$$

となり，F は分子の自由度「11」，分母の自由度「8」の F 分布（$F_{11,8}$）に従います．上側の臨界値を Excel（= F.INV.RT(0.025,11,8)）で求め，検定統計量と比較すると $F = 1.22 < F_{11,8,0.975} = 4.24$ となり，帰無仮説を棄却できませんでした．したがって，2 群の母分散に差があるとはいえませんでした．

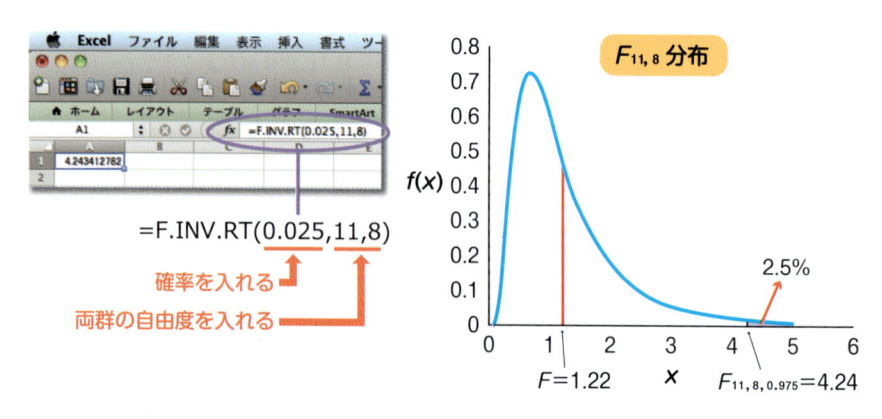

=F.INV.RT(0.025,11,8)
確率を入れる
両群の自由度を入れる

$F_{11,8}$ 分布

2.5%

$F = 1.22$　　$F_{11,8,0.975} = 4.24$

120　**第 5 章　平均値の検定— t 検定（Student's t-Test）**

第6章
分散分析
(Analysis of Variance：ANOVA)

　前章では，2つの集団の平均値を比較する方法として，t 検定を学びました．しかし，比較したい集団が3つ以上ある場合は，どのようにしたらよいでしょう？——このようなときは，「分散分析」という手法を用います．

第6章　分散分析（Analysis of Variance：ANOVA）

1　一元配置分散分析 (One-way Analysis of Variance)

この項で学ぶこと
- □　「要因」と「水準」の意味は？
- □　「一元配置分散分析」の条件を知ろう
- □　「群間変動」と「群内変動」の違いを理解しよう！

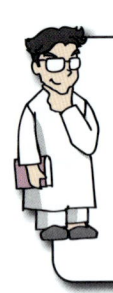

> 分散分析は3つ以上の母平均を比較する場合に使われる方法で，母平均は母集団からランダムに抽出した標本より推定します．ただし，臨床試験や実験などの場合は，そのような母集団を想定できないことがあります．その場合は……

要因と水準

　臨床試験や動物実験のように，研究の目的で何らかの介入を行って，その効果を複数の群で比較する場合を考えます．

　たとえば3種類の薬があって，その効果を調べる場合，被験者を3群に分け一定期間その薬を投与し，効果を比較します．分散分析ではこの介入のことを「**要因**（factor）」とよび，結果に影響をおよぼす因子と考えます．また，分散分析では，この因子のことを「**独立変数**（independent variable）」または「**説明変数**（explanatory variable）」といい，結果をあらわす変数のことを「**従属変数**（dependent variable）」といいます．

　要因のなかの異なる条件や種類を「**水準**（level）」とよびます．たとえば薬を要因とすると，3種類の薬がある場合には水準は3つとなります．

介入＝要因

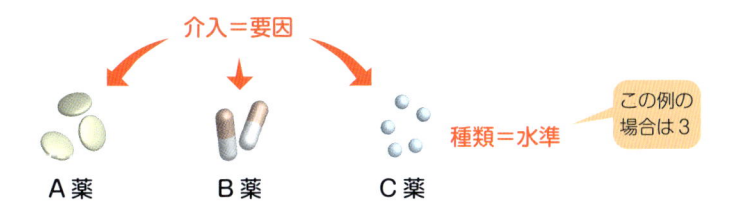

A薬　　B薬　　C薬　　種類＝水準　　この例の場合は3

　このような試験では，薬を服用している人たちの集まりである母集団を想定できないので，標本を母集団からランダムに抽出できません．そこで被験者をランダムに異なる群に割り付ける作業を行います．このような試験を**ランダム化試験**といい，ランダム化試験の場合は，割り付けられた被験者を，母集団からランダムに抽出した標本と同じように扱って，統計解析を行います．

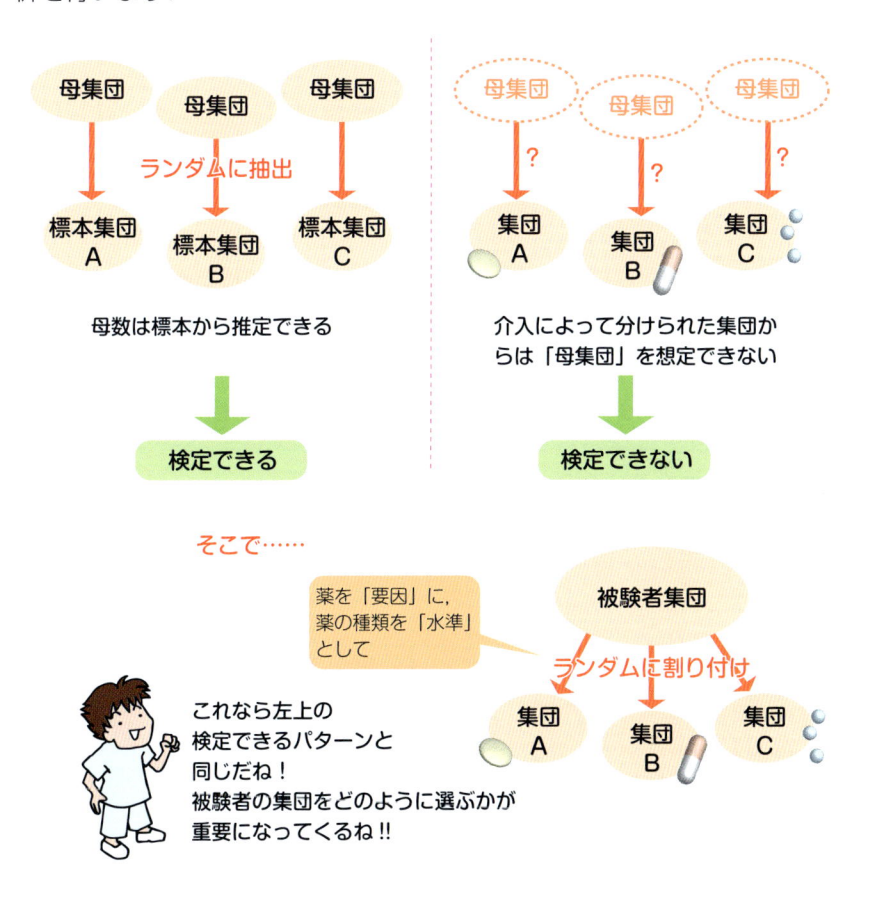

母集団　母集団　母集団
↓ランダムに抽出
標本集団A　標本集団B　標本集団C

母数は標本から推定できる

→ **検定できる**

母集団　母集団　母集団
↓？　↓？　↓？
集団A　集団B　集団C

介入によって分けられた集団からは「母集団」を想定できない

→ **検定できない**

そこで……

薬を「要因」に，薬の種類を「水準」として

被験者集団
↓ランダムに割り付け
集団A　集団B　集団C

これなら左上の検定できるパターンと同じだね！被験者の集団をどのように選ぶかが重要になってくるね!!

1　一元配置分散分析（One-way Analysis of Variance）

一元配置分散分析の条件

　一元配置分散分析では**要因が１つで水準が３つ以上**のときに，**水準間の母平均に違いがあるかどうかを比較**する場合に使います．要因が１つで水準が２つの場合に一元配置分散分析を行ったとしても，２標本 t 検定と同じ結果が得られます．

　一元配置分散分析を行う場合，次の前提条件を考えます．

> ①データは**連続変数**である．
> ②標本は**ランダムに抽出**された**独立な**データである．
> ③データの分布は**正規分布**かそれに近い分布である．
> ④各群の分散は等しい（**等分散性**）．

　等分散性に関して，各群のばらつきの様子をヒストグラムで比較したり標本分散を比較したりして，だいたい等分散になっているか確認してください．３群以上の等分散性を調べる方法としてバートレット検定（Bartlett's test）やレーベン検定（Levene's test）などが知られていますが，多重性の問題などからこのような等分散性の検定を前もって行わないとする人もいます．

一元配置分散分析の手順

　次の例を見てみましょう．

　【例】５種類の薬に被験者をランダムに割り付け一定期間服用させた後，ある血中マーカー濃度を調べました．結果は次ページ表のようになりました．薬によって血中マーカー濃度に違いはあるでしょうか？　有意水準5%で検定を行ってください．

　この例では，"薬" が「要因」であり，薬の種類が５種類なので「水準」は "５つ" です．

被験者をランダムに割り付け

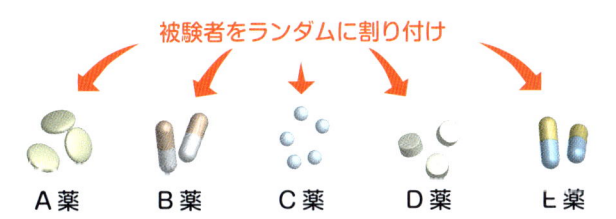

A薬　B薬　C薬　D薬　E薬

5種類の薬→水準：5

薬	A	B	C	D	E
n	6	6	6	6	6
血中マーカー (mg/dL)	2.5	3.1	1.5	2.4	1.0
	2.4	2.9	1.6	2.5	1.1
	2.3	3.0	1.4	2.4	1.2
	2.4	3.2	1.4	2.7	1.1
	2.5	3.1	1.5	2.5	1.0
	2.6	3.0	1.6	2.2	0.9
標本平均	2.45	3.05	1.50	2.45	1.05
標準偏差	0.10	0.10	0.09	0.16	0.10

● データ

標本の大きさ n_i の第 i 群，j 番目のデータを y_{ij} とします（$i = 1, 2, \cdots, k$; $j = 1, 2, \cdots, n_i$）．

全データの合計　$N = \sum_{i=1}^{k} n_i$

平均値（全平均）　$\overline{Y} = \dfrac{\sum_{i=1}^{k}\sum_{j=1}^{n_i} y_{ij}}{N}$

第 i 群の平均値　$\overline{y}_i = \dfrac{\sum_{j=1}^{n_i} y_{ij}}{n_i}$

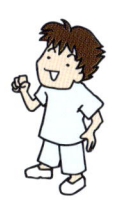

1　一元配置分散分析（One-way Analysis of Variance）

● 仮説の設定

帰無仮説　$H_0 : \mu_1 = \mu_2 = \mu_3 = \mu_4 = \mu_5$（母平均は同じ）
対立仮説　H_1：少なくとも1つの群の母平均は，
　　　　　　　　他の群の母平均と異なる

● 変動の分解

分散分析では，データの変動を「**要因による変動**」と「**誤差による変動**」に分けて考えます．観測されるデータはそれぞれ異なった値が得られますが，その原因として「要因」と「誤差」による2つの影響を考えるのです．

観測値 = 真の値 + **要因による影響** + **誤差による影響**

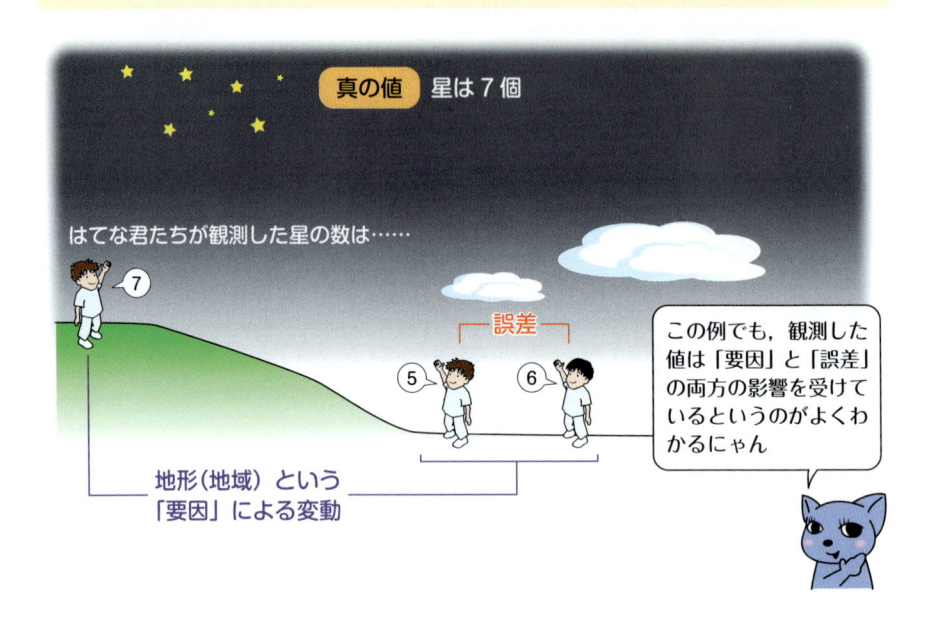

①**全データの変動**（total sum of squares：TSS）

全変動ともよばれ，すべてのデータの変動をあらわします．「**各データ**」と「**全データの平均（全平均 $\overline{Y}$）**」の差をすべてのデータで計算し，次のように求められます．

$$全平均\ \overline{Y} = \frac{\sum_{i=1}^{k}\sum_{j=1}^{n_i}y_{ij}}{\sum_{i=1}^{k}n_i} = \frac{2.5+2.4+\cdots+1.0+0.9}{6+\cdots+6} = \frac{63}{30} = 2.1$$

$$TSS = \sum_{i=1}^{k}\sum_{j=1}^{n_i}\left(y_{ij}-\overline{Y}\right)^2 = (2.5-2.1)^2 + (2.4-2.1)^2 + \cdots + (0.9-2.1)^2 = 16$$

②要因による変動 (between group sum of squares：BSS)

群間変動ともよばれ，「各群の平均値」と「全平均」の差から次のように求められます．なお，「各群の標本数」をそれぞれの項に掛けます．

$$BSS = \sum_{i=1}^{k}\sum_{j=1}^{n_i}\left(\overline{y}_i-\overline{Y}\right)^2 = \sum_{i=1}^{k}n_i\left(\overline{y}_i-\overline{Y}\right)^2$$
$$= 6 \cdot (2.45-2.1)^2 + 6 \cdot (3.05-2.1)^2 + \cdots + 6 \cdot (1.05-2.1)^2 = 15.66$$

③誤差による変動 (within group sum of squares：WSS)

群内変動ともよばれ，「各群の平均値」と「その群内のデータ」の差から次のように求められます．

$$WSS = \sum_{i=1}^{k}\sum_{j=1}^{n_i}\left(y_{ij}-\overline{y}_i\right)^2$$
$$= (2.5-2.45)^2 + (2.4-2.45)^2 + \cdots + (0.9-1.05)^2 = 0.34$$

● 検定統計量

検定は「群間変動 (BSS)」と「群内変動 (WSS)」を，それぞれの自由度で割った「平均平方 (mean square：MS)」を計算し，その比をとって行います．

群間変動の自由度は「群の数 (k) − 1」で求められ，5 − 1 = 4 となります．したがって，群間変動の平均平方は，

$$\frac{群間変動}{自由度} = \frac{BSS}{k-1} = \frac{15.66}{4} = 3.915$$

群内変動の自由度は「すべてのデータ数 − 群の数」で求められ，30 − 5

= 25 となります．したがって，群内変動の平均平方は，

$$\frac{群内変動}{自由度} = \frac{WSS}{N-k} = \frac{0.34}{25} = 0.0136$$

検定統計量を F とすると，

$$F = \frac{群間変動の平均平方}{群内変動の平均平方} = \frac{BSS/k-1}{WSS/N-k} = \frac{3.915}{0.0136} \approx 287.867$$

帰無仮説の下では，F は「分子の自由度 4」，「分母の自由度 25」の F 分布に従います．

群間変動の平均平方は**要因によるばらつき**を，群内変動の平均平方は**誤差によるばらつき**をあらわしており，要因に何らかの効果があれば，要因によるばらつきが，誤差によるばらつきよりも大きくなると考えられ，F 値は大きな値をとります．

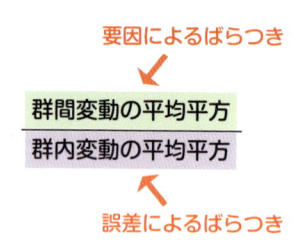

要因によるばらつき
↙
群間変動の平均平方
群内変動の平均平方
↖
誤差によるばらつき

● **臨界値との比較**

有意水準 5％，分子の自由度 4，分母の自由度 25 とする臨界値を Excel（F.INV.RT 関数）で求めます．

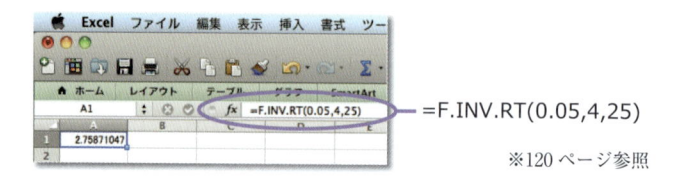

=F.INV.RT(0.05,4,25)

※120 ページ参照

先の F 値とこの臨界値を比較すると，$F = 287.867 > F_{4, 25, 0.95} = 2.759$ となり，帰無仮説は棄却されました．したがって，薬によって血中マーカー濃度の平均値が異なることがわかりました．

これまでの計算を分散分析表（ANOVA table）にまとめてみましょう．

分散分析表

変動要因	平方和	自由度	平均平方	F
群間変動	15.66	4	3.915	287.867
群内変動	0.34	25	0.013	
全変動	16	29		

平方和を見ると，

$$\text{TSS（全変動）} = \text{BSS（群間変動）} + \text{WSS（群内変動）}$$

の関係があり，**全変動が群間と群内変動に分解されている**ことがわかります．

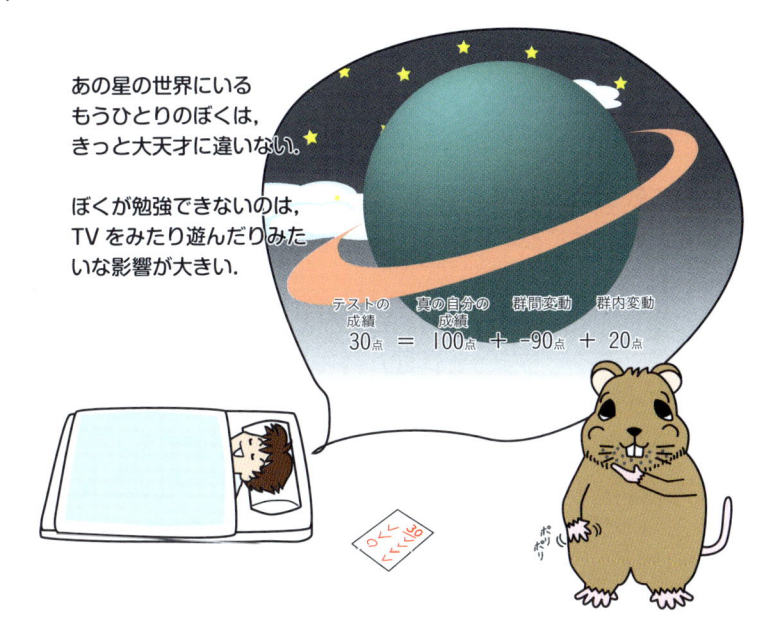

あの星の世界にいるもうひとりのぼくは，きっと大天才に違いない．

ぼくが勉強できないのは，TVをみたり遊んだりみたいな影響が大きい．

テストの成績　真の自分の成績　群間変動　群内変動
30点　＝　100点　＋　-90点　＋　20点

1　一元配置分散分析（One-way Analysis of Variance）

第6章　分散分析（Analysis of Variance：ANOVA）

2　多重比較について

この項で学ぶこと
- □ 複数の群を比較するときに注意すべき**「多重性の問題」**について知ろう！
- □ 多重性の問題を回避するためには，どんな方法があるだろう？

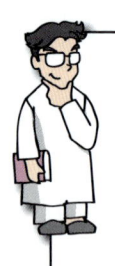

> F検定で帰無仮説が棄却されたので，要因の水準間で違いがあることがわかりました．ところが，分散分析では少なくとも1つの母平均は，他の母平均と異なることがいえますが，具体的にどの水準間で統計的に差があるのかはわかりません．どの水準間で違いがあるのか，分散分析のあとで調べたくなった場合は，「興味のある群間で比較」を行います．

　たとえば3群比較の場合，「A群とB群」，「A群とC群」，「B群とC群」のようにすべての組合せで2群比較したり，A群と残りの群を1つずつ比較したり，さまざまな比較が考えられますが，群の数や比較したい対象が増えれば，比較する数も増えていきます．このように**たくさんの比較をすることを「多重比較」**といいます．

　一見何の問題もなく，好きなように比較すればいいじゃないかと思うかもしれませんが，ここでちょっと問題が発生します．統計的検定では第一種の過誤αを犯す可能性があることはすでに勉強しましたが，有意水準αを事前に定めることで，誤りの可能性を有意水準以下に抑えようとしました．ところが，**たくさんの検定を行うと第一種の過誤を犯す確率が大きく**なってしまい，いくつかの比較において，本当は群間差がないにもかかわらず，差があると判定してしまうのです．このことを検定における**多重性（multiplicity）の問題**といいます．

たとえば，有意水準5%で独立な検定を2回行う場合，群間に差がなくてもそのうち少なくとも1つが有意になる確率は，$1-(1-0.05)^2=0.0975$となり5%より増加してしまいます．

1－有意水準5%＝過誤が起きない確率95%

$1-\underline{(1-0.05)^2}$ 検定を2回行う

> 下線部は，2回とも過誤が起きない確率をあらわしてるので，全体「1」から引くと，少なくとも1回は過誤が起きる確率になってるんだにゃん

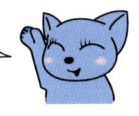

そこで，複数の比較をする場合，対象とする比較の組み合わせ全体で，第一種の過誤の確率を定めた有意水準以下に抑えるために，さまざまな多重比較法が提案されていますので，簡単に紹介します．

多重比較法（Multiple Comparisons）

● ボンフェローニ（Bonferroni）の方法

この方法は全体の有意水準をαとしたときに**αを検定数で割り，その値を有意水準として検定**する方法です．たとえば，5回検定する場合，検定全体の有意水準を5%とすると$0.05/5=0.01$となり，それぞれの検定の有意水準を1%として行います．方法も簡単で意味もわかりやすいのですが，**群の数が増えるほどそれぞれの検定での有意水準が小さくなり，帰無仮説をほとんど棄却できなくなります**．

● ホルム（Holm）の方法

ホルムの方法は，ボンフェローニの方法を改良した方法で，次のように行います．たとえば，全体の検定を5回行う場合，

> ①それぞれの検定で得られたp値を小さい順に並べます．
> ②それぞれのp値に対して順番にボンフェローニ法を行います．

全体の有意水準を5%とすると，まずはいちばん小さいp値を$0.05/5$

= 0.01 と比較します．棄却できなければ検定はここで終了します．

　p 値＜0.01 ならば帰無仮説を棄却して，2 番目に小さな p 値を 0.05/4 = 0.0125 と比較します．分母が 1 つ減っていることに注意してください．棄却できなければ検定はここで終了します．

　p 値＜0.0125 ならば帰無仮説を棄却して，3 番目に小さな p 値の検定に移ります．

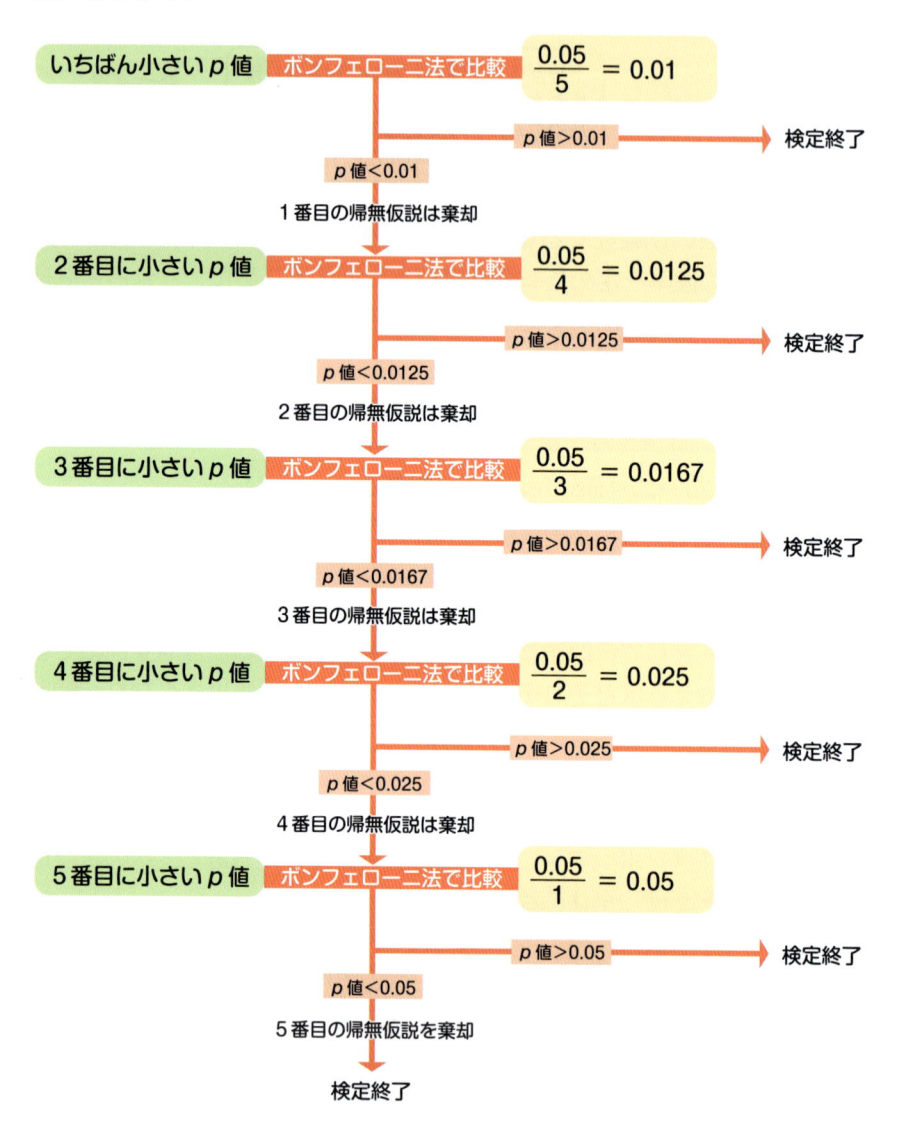

```
いちばん小さい p 値 → ボンフェローニ法で比較  0.05/5 = 0.01
    ├─ p 値＞0.01 → 検定終了
    └─ p 値＜0.01
       1 番目の帰無仮説は棄却

2 番目に小さい p 値 → ボンフェローニ法で比較  0.05/4 = 0.0125
    ├─ p 値＞0.0125 → 検定終了
    └─ p 値＜0.0125
       2 番目の帰無仮説は棄却

3 番目に小さい p 値 → ボンフェローニ法で比較  0.05/3 = 0.0167
    ├─ p 値＞0.0167 → 検定終了
    └─ p 値＜0.0167
       3 番目の帰無仮説は棄却

4 番目に小さい p 値 → ボンフェローニ法で比較  0.05/2 = 0.025
    ├─ p 値＞0.025 → 検定終了
    └─ p 値＜0.025
       4 番目の帰無仮説は棄却

5 番目に小さい p 値 → ボンフェローニ法で比較  0.05/1 = 0.05
    ├─ p 値＞0.05 → 検定終了
    └─ p 値＜0.05
       5 番目の帰無仮説を棄却
       検定終了
```

このように帰無仮説が棄却できなくなるまで順次検定を繰り返し，棄却できなければそこで終了とします．ホルムの方法はボンフェローニの方法を改良した方法ですが，やはり比較する数が多いと帰無仮説を棄却することは難しくなります．

● テューキー（Tukey）の方法
すべての2群間の比較（対比較）をするときに行います．たとえばA, B, Cの3群ある場合，「A—B」，「A—C」，「B—C」の3つの検定を行うときに使います．この方法は「q」とよばれる統計量を用いて検定を行います．

● ダネット（Dunnett）の方法
1つの群と他の群をそれぞれ比較するときに行います．たとえばA群と比較したい対象がB, C, Dの3群ある場合，「A—B」，「A—C」，「A—D」の3つの検定を行うときに使います．

● シェッフェ（Scheffe）の方法
任意の群間比較を線形対比（linear contrast）によって比較する方法です．対比較をする場合でも使えますが，その場合はより検出力の高いテューキーの方法を使い，いくつかの群をまとめて比較をしたい場合に使います．たとえば，4群（A, B, C, D）の母平均をそれぞれμ_A, μ_B, μ_C, μ_Dとします．A群とB群の平均とC群とD群の平均（A, B vs. C, D）を比較したい場合には，次のような線形対比をつくります．

$$\mu = \frac{1}{2}\mu_A + \frac{1}{2}\mu_B - \frac{1}{2}\mu_C - \frac{1}{2}\mu_D$$

自分が比較したい対比をいくつでも作って検定を行うことができます．

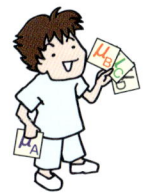

$$\frac{1}{2}\Box + \frac{1}{2}\Box - \frac{1}{2}\Box - \frac{1}{2}\Box = 0$$

各係数の和が「0」になるように作る

● **フィッシャーの制約付最小有意差検定（Fisher's protected least significant difference：PLSD）**

3群の場合に有効で，分散分析で有意差があることを示したあと，群間比較を ANOVA から求められた誤差分散を使って t 検定で行い，それぞれの検定では有意水準の調整は行いません．

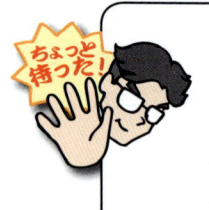

> これらの方法は統計ソフトウェアを使えば容易に実行することができます．試験によっては測定項目が多かったり，たくさんの群を比較したりしますので多重性の問題は避けられないところですが，実験の計画段階でよく考えて，事前にどの群間の比較をするのか決めておき，必要のない評価項目を増やしたり，無計画に検定をしたりしないことが大切です．

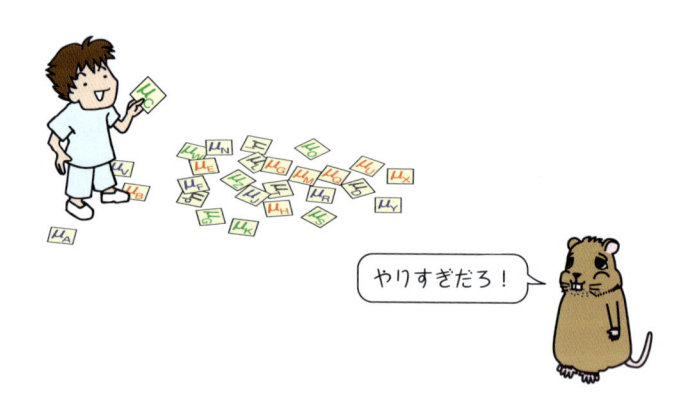

やりすぎだろ！

第6章　分散分析（Analysis of Variance：ANOVA）

3　二元配置分散分析（Two-way Analysis of Variance）

この項で学ぶこと

- □ 「二元配置分散分析」の条件を知ろう！
- □ 実際の手順を学んでみよう！

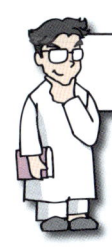

二元配置分散分析では，要因が2つある場合を扱います．

二元配置分散分析の利点と条件

　たとえば，血中マーカーに与える影響として別の薬の影響も調べたいと思うかもしれませんし，単に要因を別々に分析するだけでなく，要因の組み合わせによって効果が異なるかどうか調べたいかもしれません．二元配置分散分析では，一つの要因だけでなく，**別の要因の影響も同時に調べたり**，その組み合わせの効果である**交互作用（interaction）を調べたり**することができるのです．

　二元配置分散分析の前提条件は，次のとおりです．

①データは**連続変数**である．
②標本は**ランダムに抽出**された**独立な**データである．
③データの分布は**正規分布**かそれに近い分布である．
④各要因の組み合わせ間の分散は等しい（**等分散性**）．

二元配置分散分析の手順

次の例で見てみましょう.

【例】 食事内容(食事1・食事2)が血圧に与える影響を調べようと思います.性別(女性・男性)も血圧に影響すると考えられるので,性別も要因として組み込みます.この例の「性別」のような因子をブロック因子(blocking factor)といいます.本来ブロック因子内の比較はあまり興味がないのですが,ブロック因子内でより均一になり,性別による変動を考慮できるので,食事間の比較の精度を高めることができます.要因は「食事内容」と「性別」の2つ,水準も2つとなります.女性24人,男性24人の被験者合計48人募集し,均等になるようにランダムに割り付け,1ヵ月間食事1または2を食べてもらい,以下のようなデータを得ました.

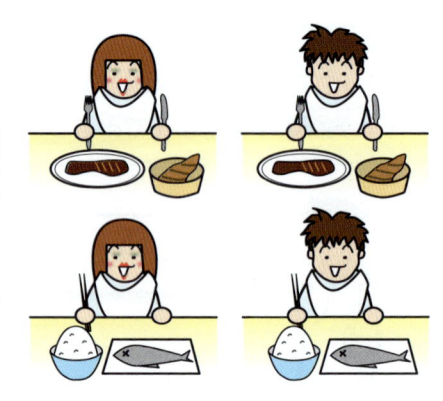

		要因B 女性	要因B 男性	行の平均
要因A	食事1	118.2, 113.2, 125.6 127.8, 117.3, 111.3 128.5, 117.1, 111.2 128.4, 124.7, 132.9 $\overline{y}_{11}$ = 121.35 sd_{11} = 7.51	124.7, 118.5, 134.4 123.7, 114.2, 125.6 130.1, 122.2, 130.2 115.5, 121.6, 138.7 $\overline{y}_{12}$ = 124.95 sd_{12} = 7.38	$\overline{y}_{1\cdot}$ = 123.15
要因A	食事2	130.9, 115.2, 108.5 113.6, 117.2, 115.2 114.1, 119.3, 128.5 122.7, 125.3, 109.7 $\overline{y}_{21}$ = 118.35 sd_{21} = 7.15	134.5, 127.5, 134.9 134.5, 129.3, 141.8 124.9, 126.9, 131.8 141.2, 132.4, 121.3 $\overline{y}_{22}$ = 131.75 sd_{22} = 6.18	$\overline{y}_{2\cdot}$ = 125.05
	列の平均	$\overline{y}_{\cdot 1}$ = 119.85	$\overline{y}_{\cdot 2}$ = 128.35	$\overline{y}_{\cdot\cdot}$ = 124.1

● **仮説の設定**

要因Aおよび要因Bについて，それぞれ仮説を設定します．

> 帰無仮説　要因A（B）の水準間に差はない
> 対立仮説　要因A（B）の水準間に差はある

要因Aと要因Bの交互作用については，

> 帰無仮説　要因Aと要因B間に交互作用はない
> 対立仮説　要因Aと要因B間に交互作用はある

● **変動の分解**

一元配置分散分析と同じように「**すべてのデータの変動**」を「**要因による変動**」と「**誤差による変動**」に分けて考えます．

①全データの変動（全変動：TSS）

全変動は，**すべてのデータと全平均の差**から次のように求めます．全平均はすべてのデータの平均値で $\overline{y}.. = 124.1$ と求まります．

$$TSS = (118.2 - 124.1)^2 + (113.2 - 124.1)^2 + \cdots + (121.3 - 124.1)^2$$
$$= 3399.92$$

②要因Aによる変動（SSA）

要因Aによる変動は，**要因Aの各水準の平均（行の平均）と全平均の差**から次のように求まります．各項に掛かっている「24」は要因Aの各水準の標本の大きさです．

$$SSA = 24 \cdot (123.15 - 124.1)^2 + 24 \cdot (125.05 - 124.1)^2 = 43.32$$

③要因Bによる変動（SSB）

要因Bについて，**要因Aと同様**に計算します．

$$SSB = 24 \cdot (119.85 - 124.1)^2 + 24 \cdot (128.35 - 124.1)^2 = 867.0$$

④交互作用による変動（SSAB）

交互作用による変動は，**各組み合わせの平均から対応する行の平均と列**

の平均を引いて全平均値を足したものを 2 乗し，各組み合わせの中の標本の大きさを掛けて求めます．

$$SSAB = 12 \cdot (121.35 - 123.15 - 119.85 + 124.1)^2$$
$$+ 12 \cdot (124.95 - 123.15 - 128.35 + 124.1)^2$$
$$+ 12 \cdot (118.35 - 125.05 - 119.85 + 124.1)^2$$
$$+ 12 \cdot (131.75 - 125.05 - 128.35 + 124.1)^2 = 288.12$$

⑤誤差による変動（SSE）

各組み合わせの平均をその中の各データから引いて 2 乗し足し合わせます．

$$SSE = (118.2 - 121.35)^2 + (113.2 - 121.35)^2 + \cdots + (121.3 - 131.75)^2$$
$$= 2201.48$$

また，**各組み合わせの標準偏差を 2 乗して，その中の「標本数 − 1」を掛け，足し合わせ**ても求められます．

$$SSE = 11 \times 7.51^2 + 11 \times 7.38^2 + 11 \times 7.15^2 + 11 \times 6.18^2 \approx 2201.97$$

今回の例では，各群の組み合わせにおいて，標本数は同じなので全変動は以下のように分けられます．

> 全変動（TSS）
> ＝ 要因 A による変動（SSA）＋ 要因 B による変動（SSB）
>   ＋ 交互作用による変動（SSAB）＋ 誤差による変動（SSE）

● 分散分析表

以上の変動を分散分析表にまとめると，次ページのようになります．

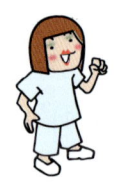

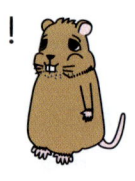

二元配置の分散分析表

変動要因	平方和	自由度	平均平方	F	p値
要因A	43.32	1	43.32	0.87	0.3572
要因B	867.00	1	867.00	17.33	0.0001
要因A×要因B	288.12	1	288.12	5.76	0.0207
誤差	2201.48	44	50.03		
全変動	3399.92	47			

要因AもBも水準は2つで同じなので，各要因の検定統計量Fは帰無仮説のもと，「分子の自由度1，分母の自由度44」のF分布に従います．有意水準5％で臨界値をExcelで計算すると，$F_{1,44,0.95}$ = F.INV.RT(0.05,1,44) = 4.062となります．検定統計量がこの臨界値より大きければ帰無仮説を棄却します．

要因AのF値 = 0.87 < 4.062より，要因Aに関する帰無仮説を棄却できませんでした．食事内容は血圧に影響するとはいえませんでした．

要因BのF値 = 17.33 > 4.062より，要因Bに関する帰無仮説を棄却します．性別は血圧に影響するようです．

ところが，「要因A × 要因B」のF値 = 5.76 > 4.062となり，交互作用に関する帰無仮説が棄却されました．この場合，交互作用があるので，要因ごとの結論を保留し，性別ごとに食事の影響を調べてみます．

結果をグラフにしてみましょう．

血圧に及ぼす食事内容と性別の関係

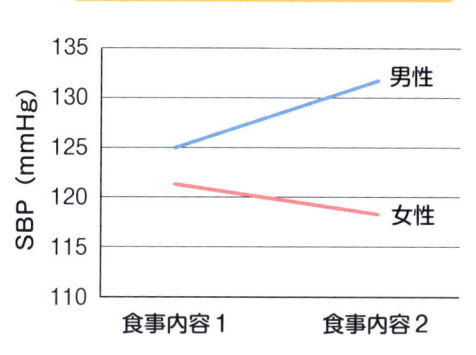

3　二元配置分散分析（Two-way Analysis of Variance）

図を見るとグラフが平行でなく，性別によって食事の血圧に与える影響が異なることがわかります．つまり，食事の血圧への影響を調べるためには，性別での違いを無視できないという，新たな情報を得ることができました．これが二元配置分散分析を行う一つの利点です．もしも交互作用を考えなければ，性別での違いがあるにもかかわらず，男女間で平均化したそれぞれの食事の効果について比較することになっていたでしょう．

　さて，男女別に食事内容を 2 標本 t 検定で比較すると，女性では有意差はありませんでしたが (p = 0.3270)，男性では有意差（p = 0.0228）がみられましたので，男性では「食事 1」は血圧を低下させる効果があるようです．
　このように別々の集団に分けて解析することを，「**部分集団解析**」とか「**サブグループ解析**」といいます．全体をいくつかのサブグループに分けてしまうと，それぞれのサブグループでの**標本数が小さくなってしまうので，有意な結果が得にくくなる**可能性があります．一方で，複数のサブグループにおいて群間比較をするので，**多重性の問題があり，結果の解釈が難しく**なります．
　もしも，交互作用が有意でなかった場合には，それぞれの変数（例の場合は，食事と性別）は，結果に対してお互いに影響しあわないので，それぞれの変数ごとに検定をして結論を出します．また，あらかじめ交互作用がないことが想定される場合や，二元配置分散分析の結果，交互作用の影響がほとんどない場合には，交互作用の平方和は計算せず，誤差の平方和に組み入れて，それぞれの変数だけで解析することもあります．この場合，誤差の平方和は大きくなりますが，誤差の自由度も大きくなりますので，平方和の増分を相殺して，より感度の高い群間比較ができる可能性があります．

第7章
母比率の検定
(Tests for Proportions)

　この章では，1標本または2標本の母比率の検定を勉強します．母比率とは母集団における，ある属性をもった集団の比率（割合）のことです．母比率も母平均の場合と同様に標本から推定します．1標本の母比率の検定では，ある基準となる母集団の母比率と1つの標本から観測された標本比率が等しいかどうか比較し，2標本の母比率の検定では，2つの標本から得られた標本比率を使って，2つの母比率が等しいかどうか比較します．

第7章 母比率の検定 (Tests for Proportions)

1　1標本の母比率の検定

> **この項で学ぶこと**
> - 1標本の場合の**「母比率の検定」**をやってみよう！
> - 考え方は**「1標本のt検定」**と同じ！

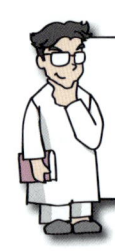

1標本の母比率の検定では，標本から推定された母比率 π が，ある基準とする母集団の母比率 π_0 と同じかどうか比較します．

データは性別や疾患有無など，何か特性をあらわす2値の名義変数となります．例を見てみましょう．

【例】薬剤 A の治癒率は一般的に30%と報告がありました．この薬剤と運動療法を併用すると治癒率が上がるのではないかと考え，100人の患者で薬剤と運動療法を併用したところ，36人が治癒しました．併用することで治癒率が改善したといえるでしょうか？　有意水準5%，両側検定で調べてみましょう．

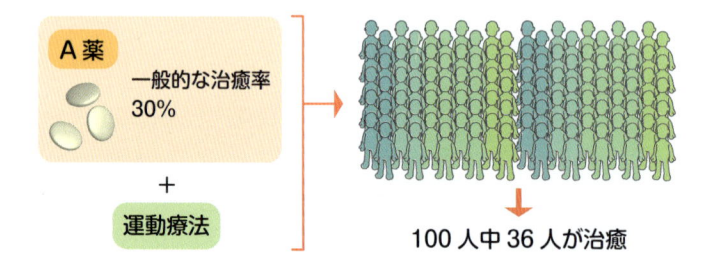

● データ

標本の大きさを n，治癒した人数を x とします．

● **仮説の設定**

> 帰無仮説　$H_0: \pi = \pi_0 = 0.3$（母比率と同じ）
> 対立仮説　$H_1: \pi \neq \pi_0 = 0.3$（母比率と異なる）

● **推定値を求める**

母比率 π は標本から次のように推定されます．

標本比率　$\hat{\pi} = \dfrac{x}{n} = \dfrac{36}{100} = 0.36$

この推定値を母比率 π_0 と比較します．

● **前提条件の確認**

データは「治癒した」か「治癒しない」かの2通りで，それぞれの被験者はランダムに抽出され独立と仮定すると，治癒した人数は**二項分布**に従います．母比率の検定では二項分布をそのまま使っても検定できますが，二項分布を正規分布で近似して検定します．**標本が大きいと中心極限定理より正規分布で近似できる**という性質を使っていますので，ある程度標本数が大きくなければいけません．したがって，この方法を使うためには**次の条件を満たしている必要**があります．

> ここの考え方は，今まで習ってきたことのオンパレードだにゃん！
>
> 二項分布について復習したい人は 57 ページを，中心極限定理を思い出したい人は 83 ページを見返そう！

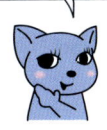

前提条件

標本の大きさを n，母比率を π_0 とすると，

$$n\pi_0(1-\pi_0) \geq 5$$

例の場合は，

$$n\pi_0(1-\pi_0) = 100 \times 0.3 \times 0.7 = 21 \geq 5$$

となり，前提条件が成り立ちます．

● 正規近似による標本比率の分布

帰無仮説の下,標本比率は,

$$\hat{\pi} \sim N\left(\pi_0, \frac{\pi_0(1-\pi_0)}{n}\right)$$

に従います.この例では,標本の大きさ $n = 100$,$\pi_0 = 0.3$ なので,

$$\hat{\pi} \sim N\left(0.3, \frac{0.3 \cdot 0.7}{100}\right)$$

となります.

● 検定統計量を求める

標準化し,検定統計量を求めます.

$$z = \frac{\hat{\pi} - \pi_0}{\sqrt{\pi_0(1-\pi_0)/n}} = \frac{0.36 - 0.3}{\sqrt{0.3 \cdot 0.7/100}} \approx 1.309$$

z は標準正規分布 $N(0, 1)$ に従います.

● 臨界値との比較

有意水準 5%,両側検定なので臨界値 1.96 と比較すると $z = 1.309 < z_{0.975} = 1.96$ となり,帰無仮説は棄却されませんでした.したがって,今回の研究では,A 薬は運動療法と併用しても治癒率に違いがあるとはいえませんでした.

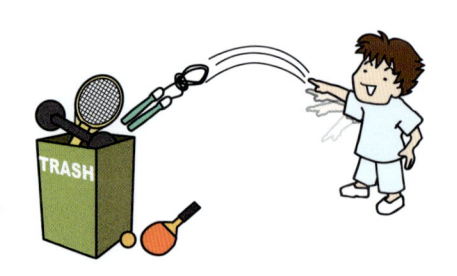

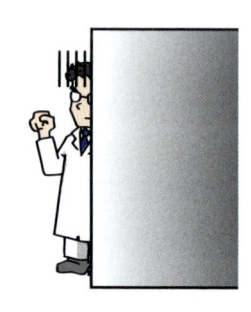

第 7 章　母比率の検定 (Tests for Proportions)

2　2 標本の母比率の検定

この項で学ぶこと
- □　2 標本の場合の**「母比率の検定」**をやってみよう！
- □　考え方は**「2 標本の t 検定」**と同じ！

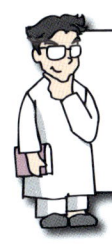

> 今度は 2 つの母比率が同じかどうかの比較をする場合を見てみましょう．1 標本と同じく母比率は標本から推定し，正規近似を使って検定します．

例を見てみましょう．

【例】 ある地域で疾患 A の有病率を 10,000 人について調べたところ 758 人にその疾患が見つかりました．別の地域で同じく 10,000 について調べたところ 423 人にその疾患が見つかりました．疾患 A の有病率に違いはあるといえるでしょうか？

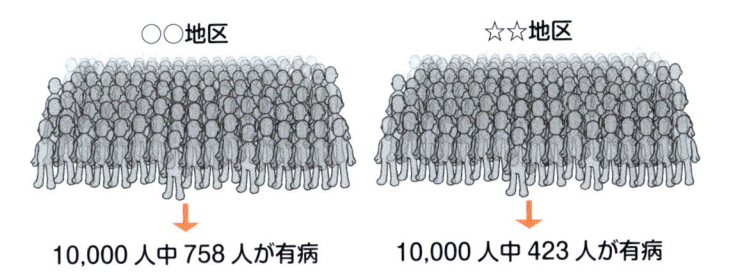

○○地区　　　　　　☆☆地区

10,000 人中 758 人が有病　　10,000 人中 423 人が有病

● データ

標本 1 の大きさを n_1，疾患のある人数を x_1 とします．
標本 2 の大きさを n_2，疾患のある人数を x_2 とします．

● 仮説の設定

帰無仮説　$H_0 : \pi_1 = \pi_2$（2つの母比率と同じ）
対立仮説　$H_1 : \pi_1 \neq \pi_2$（2つの母比率は異なる）

● 推定値を求める

標本1の標本比率

$$\hat{\pi}_1 = \frac{x_1}{n_1} = \frac{758}{10000} = 0.0758$$

標本2の標本比率

$$\hat{\pi}_2 = \frac{x_2}{n_2} = \frac{423}{10000} = 0.0423$$

● 前提条件の確認

標本1について，

$$n_1 \hat{\pi}_1 (1 - \hat{\pi}_1) = 10000 \times 0.0758 \times (1 - 0.0758) = 700.54 \geq 5$$

標本2について，

$$n_2 \hat{\pi}_2 (1 - \hat{\pi}_2) = 10000 \times 0.0423 \times (1 - 0.0423) = 405.11 \geq 5$$

正規近似をするための前提条件を満たします．

● 正規近似による標本比率の差の分布

帰無仮説の下，差は0と考えるので，標本比率の差は

$$\hat{\pi}_1 - \hat{\pi}_2 \sim N\left(0, \pi(1-\pi)\left(\frac{1}{n_1} + \frac{1}{n_2}\right)\right)$$

の正規分布に従います．πは次のように2つの標本から推定します．

$$\hat{\pi} = \frac{n_1 \hat{\pi}_1 + n_2 \hat{\pi}_2}{n_1 + n_2} = \frac{x_1 + x_2}{n_1 + n_2} = \frac{758 + 423}{10000 + 10000} \approx 0.059$$

したがって，

$$\hat{\pi}_1 - \hat{\pi}_2 \sim N\left(0,\ 0.059(1-0.059)\left(\frac{1}{10000} + \frac{1}{10000}\right)\right)$$

● **検定統計量を求める**

標準化し検定統計量を求めます．

$$z = \frac{\hat{\pi}_1 - \hat{\pi}_2}{\sqrt{\hat{\pi}(1-\hat{\pi})\left(\frac{1}{n_1} + \frac{1}{n_2}\right)}} = \frac{0.0758 - 0.0423}{\sqrt{0.059 \cdot 0.941 \cdot \left(\frac{1}{10000} + \frac{1}{10000}\right)}} \approx 10.053$$

z は $N(0, 1)$ に従います．

● **臨界値との比較**

有意水準 5％，両側検定を行い臨界値 1.96 と比較し $z = 10.053 > z_{0.975} = 1.96$ となるので，帰無仮説は棄却されました．したがって，2 つの地域で統計的に疾患の有病率に違いがあると結論されました．

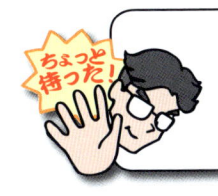

> 2 標本の母比率の検定はデータを 2 × 2 分割表にまとめ，χ^2 検定の独立性の検定でも行うことができます．くわしくは**第9章**を参照してください．

2 × 2 分割表

	疾患あり	疾患なし	合計
○○地区	758	9242	10000
☆☆地区	423	9577	10000
合計	1181	18819	20000

column

感度と特異度

臨床でよく使われる統計として「感度と特異度」があります．耳慣れた言葉だとは思いますが，誰でもその意味を忘れてしまうこともあるかと思います．ここでは，「急性大動脈解離の診断における D ダイマーの感度と特異度」を例にとって，勉強していきたいと思います．

■ 急性大動脈解離とは

まずは病気のおさらいです．大動脈解離とは，大動脈の壁が裂けてしまう病気です．その結果，大動脈が真腔と偽腔という解離腔に分離されてしまいます．解離した血管は脆弱ですので，破裂の危険性があります．診断や治療の遅れは，死につながる可能性のある重症疾患です．

確定診断のために必要な検査は，大動脈の造影 CT です．胸背部痛を主訴に来院された患者の全員に造影 CT 検査を施行すれば，急性大動脈解離を見逃す確率はうんと減るでしょう．しかし，造影剤や放射線被曝という侵襲がある検査を闇雲に行うことは，良くありません．そこで，D ダイマーというバイオマーカーに注目が集まります．D ダイマーは血液検査で簡便に評価できます．簡単にいうと，D ダイマーは血栓の存在を意味します．急性大動脈解離が生じれば，損傷した血管に血栓が生じやすくなるため，D ダイマーが高値になるというわけです．

さて，D ダイマーは急性大動脈解離を診断するうえで，どの程度有用性があるのでしょうか？ 急性大動脈解離の世界的なレジストリ研究として，IRAD 研究（The International Registry of Acute Aortic Dissection 研究）が知られています．

> 「レジストリ研究」とは，ある病気について調べるための前向き研究（194 ページ参照）の一つだよ
> 同じ病気の患者さんの情報を登録していき，データベースを構築，症例数を積み重ねていき，データベースに登録されている情報を解析することで，病気の特徴や予後などを評価するんにゃ

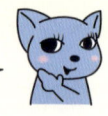

その研究結果の一部として，急性大動脈解離の診断における D ダイマーの感度は 96.6％，特異度は 46.6％（発症から 24 時間以内に評価，カットオフ値 500 ng/mL 以上を陽性所見，500 ng/mL 未満を陰性所見とした場合）と報告されています（Circulation 119: 2702-7, 2009）．

この数字から，急性大動脈解離の診断における D ダイマーの特徴は，「感度

が高い」が「特異度は低い」ということがわかります．それでは，「感度が高い」とは，どういう意味なのでしょうか？

■ 感　度
感度とは，一般的に次のように説明されます．

> 感　度（sensitivity）
> ＝病気（急性大動脈解離）をもった人のうち，その所見（D ダイマー陽性）がある人の割合（真陽性率）

上記のように説明されても，ピンとこない人のほうが多いし，一度覚えてもややこしくてすぐに忘れてしまいます．それでは，次の説明はどうでしょうか？

> D ダイマーは急性大動脈解離の診断において，感度（sensitivity）が高い
> ⇒急性大動脈解離の患者は，ほとんどの場合に D ダイマーが陽性になる
> ⇒「D ダイマーが陰性であれば，急性大動脈解離の可能性は低い」

赤字の説明ならば，すんなりと頭に入りやすいのではないでしょうか？

つまり，感度が高い検査の結果が陰性のときは，疾患を除外（rule out）するのに有用な検査であると覚えておけばよいのです．実際に臨床現場では，胸背部痛の患者の血液検査で，D ダイマーが陰性所見であれば，かなりの確率で急性大動脈解離を除外できるため，D ダイマーは除外診断に有用であることを実感します．

■ 特異度
今度は特異度について考えてみましょう．前述のとおり，急性大動脈解離の診断に D ダイマーの特異度は，46.6％と報告されており，感度の 96.6％と比べるとずいぶん低い数値となっています．これは，何を意味するのでしょうか？

さて，特異度の高い検査として，肺炎球菌性肺炎の診断に使われる，肺炎球菌尿中抗原検査が知られています（特異度が 97％という報告もあります．J Clin Microbiol 41: 2810-3, 2003）．特異度とはいったいなんなのでしょうか？

特異度とは一般的に次のように説明されます．

> 特異度（specificity）
> ＝病気（肺炎球菌性肺炎）をもたない人のうち，その所見（肺炎球菌尿中抗原検査陽性）がない人の割合（真陰性率）

感度のときと同様に，上記のように説明されても，ピンとこない人のほうが多いし，一度覚えてもややこしくてすぐに忘れてしまいます．それでは，次の説明はどうでしょうか？

> 肺炎球菌尿中抗原検査は，肺炎球菌性肺炎の診断において**特異度（specificity）が高い**
> ⇒肺炎球菌性肺炎ではない患者は，ほとんどの場合に肺炎球菌尿中抗原検査が陰性になる
> ⇒**「肺炎球菌尿中抗原検査が陽性であれば，肺炎球菌性肺炎の可能性は高い」**

赤字の説明ならば，すんなりと頭に入りやすいのではないでしょうか？

つまり，特異度が高い検査は，疾患を確定（rule in）するのに有用な検査であると覚えておけばよいのです．したがって，肺炎を疑った患者に，この特異度の高い検査が陽性となれば，肺炎球菌性肺炎の診断が確からしくなるため，肺炎球菌をカバーする抗菌薬の選択が望ましいという結論に至ります．一方，急性大動脈解離の診断において，Dダイマーの感度は高かったけれども，特異度はそれほど高くなかったため，急性大動脈解離の診断としては，検査結果が陽性となってもあまり役には立ちません．なぜならば，偽陽性の割合が高いからです．

Dダイマーは感染，悪性腫瘍，深部静脈血栓症など，さまざまな疾患で上昇するため，他疾患との鑑別が必要となるのです．

次のコラムでは，感度，特異度の計算方法を勉強し，実際に実践していきたいと思います．

参考文献
- 名郷直樹 著："続EBM実践ワークブック—今，できる限りの医療を"，南江堂，2002
- Smith MD, Derrington P, Evans R, et al: Rapid diagnosis of bacteremic pneumococcal infections in adults by using the Binax NOW *Streptococcus pneumoniae* urinary antigen test: a prospective, controlled clinical evaluation. J Clin Microbiol 41(7): 2810-3, 2003. PubMed PMID: 12843005; PubMed Central PMCID: PMC165271.
- Suzuki T, Distante A, Zizza A, et al; IRAD-Bio Investigators. Diagnosis of acute aortic dissection by D-dimer: the International Registry of Acute Aortic Dissection Substudy on Biomarkers (IRAD-Bio) experience. Circulation 119(20): 2702-7, 2009 doi: 10.1161/CIRCULATIONAHA.108.833004. Epub 2009 May 11. PubMed PMID: 19433758.

第8章
ノンパラメトリック検定
(Nonparametric Statistics)

　これまで勉強したt検定や分散分析では，母集団の分布が正規分布に従うことが前提にあり，平均値について検定を行いました．このような特定の分布を前提とした検定をパラメトリック検定（parametric test）といいます．

　一方，ノンパラメトリック検定（nonparametric test）は母集団に特定の分布を想定することなく検定を行うので，「分布によらない検定（distribution-free test）」ともよばれます．データが特定の理論的な分布――たとえば正規分布に従わない場合は，パラメトリック検定は妥当ではないとされるので，ノンパラメトリック検定を行うことを検討します．

第8章　ノンパラメトリック検定（Nonparametric Statistics）

1　ウィルコクソンの符号付順位検定 (The Wilcoxon Signed-Rank Test)

この項で学ぶこと
- □ 「ウィルコクソン符号付順位検定」を行うための条件は？
- □ 実際の計算の仕方を学んでみよう！

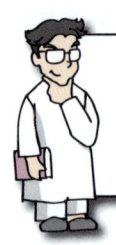

この検定はパラメトリック検定の1標本 t 検定（**第5章** 1参照）に対応するノンパラメトリック検定です．対応のあるデータの解析でよく使われます．

ウィルコクソン符号付順位検定の条件

検定の前提条件として，

①データは**連続変数**または**順序データ**である．
②データは母集団から**ランダムに抽出**された**独立な**データである．
③データの分布は**左右対称**である．

①について，質的データの順序データに数値を割り当て，連続変数のように扱って解析する場合もあります．③について，この検定では符号だけでなく，差の大きさも考慮に入れて解析をするので，このような制約が必要となります．データの分布がとても歪んでいて左右対称でないときには，符号検定（sign test）という検定があります．

また，標本が小さい場合（目安として16未満）は，通常この検定のために特別に作られた表を参照しながら行いますが，ここでは正規近似を使った方法を勉強します．

ウィルコクソン符号付順位検定の手順

例を見てみましょう.

【例】 ある鎮痛薬の効果を調べるため,8人を募集して臨床試験を行いました. 痛みは「0〜10」の視覚的評価スケール (VAS: visual analog scale) で評価され,高い値ほど痛みの程度が強いことをあらわします. 痛みの感じ方は主観的で個人差もあるので,同じ被験者内でその効果を調べることにし,鎮痛薬の使用前後のデータを取りました. 結果は次の表です. さて,この鎮痛薬には効果があるといえるでしょうか?

被験者番号	前	後	差
1	7.3	6.1	−1.2
2	6.4	7.3	0.9
3	5.5	4.9	−0.6
4	5.2	4.1	−1.1
5	6.4	7.4	1.0
6	5.9	5.2	−0.7
7	6.1	8	1.9
8	6.9	5.6	−1.3

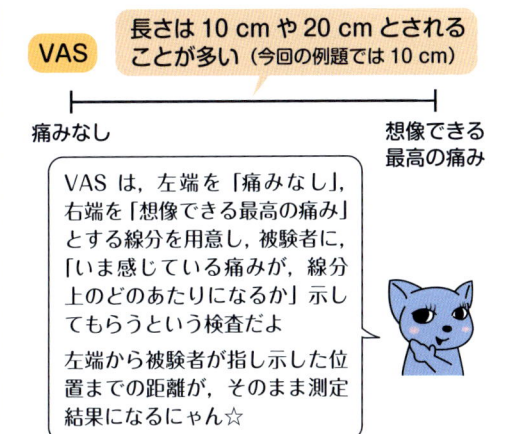

VAS 長さは 10 cm や 20 cm とされることが多い(今回の例題では 10 cm)

痛みなし ───────── 想像できる最高の痛み

VAS は,左端を「痛みなし」,右端を「想像できる最高の痛み」とする線分を用意し,被験者に,「いま感じている痛みが,線分上のどのあたりになるか」示してもらうという検査だよ

左端から被験者が指し示した位置までの距離が,そのまま測定結果になるにゃん☆

● **データ**

標本の大きさを n とし,同じ被験者からデータを2回測定し,差 $d_i = y_i - x_i$ を求めます.

測定値1	$x_1, x_2, \cdots, x_n$
測定値2	$y_1, y_2, \cdots, y_n$
差	$d_1, d_2, \cdots, d_n$

● **仮説の設定**

差の中央値を Δ とすると,帰無仮説の下では差がないとするので,

> 帰無仮説　$H_0: \Delta = 0$
> 対立仮説　$H_1: \Delta \neq 0$

1　ウィルコクソンの符号付順位検定 (The Wilcoxon Signed-Rank Test)　153

● **順位和を求める**

①差が「0」を除き，**差の絶対値**をとって昇順に1からデータ数まで**順位**をつけます．

被験者番号	差	差の絶対値	順位
1	−1.2	1.2	6
2	0.9	0.9	3
3	−0.6	0.6	1
4	−1.1	1.1	5
5	1.0	1	4
6	−0.7	0.7	2
7	1.9	1.9	8
8	−1.3	1.3	7

　もしも差の絶対値に**複数の同じデータがある場合**には，**順位の平均**をとり順位とします．たとえば，差の絶対値「10」が3つありその順位が「7，8，9」ならば，順位の平均値 (7 + 8 + 9) / 3 = 8 より「8位」を順位として，3つの「10」に割り当てます．

②順位に**符号**をつけ，**正の順位の和**（W）を求めます．

被験者番号	差	差の絶対値	順位	符号付順位
1	−1.2	1.2	6	−6
2	0.9	0.9	3	**3**
3	−0.6	0.6	1	−1
4	−1.1	1.1	5	−5
5	1.0	1	4	**4**
6	−0.7	0.7	2	−2
7	1.9	1.9	8	**8**
8	−1.3	1.3	7	−7

　順位和は W = 3 + 4 + 8 = 15 となります（分布が左右対称ならば，負の順位和は正の順位和とほぼ同じで，負の順位和を使っても結果は同じです）．

154　第8章 ノンパラメトリック検定（Nonparametric Statistics）

● 検定統計量を求める

帰無仮説の下，W の期待値と分散は次のようになります．

W の期待値　$E(W) = \dfrac{n(n+1)}{4}$

W の分散　$Var(W) = \dfrac{n(n+1)(2n+1)}{24}$

「差が0」のデータがある場合は，n はそのデータを除いたデータ数となります．**n が 16 以上のとき** W を標準化した検定統計量を得ます．

$$z = \frac{|W - E(W)|}{\sqrt{Var(W)}} = \frac{\left|W - \dfrac{n(n+1)}{4}\right|}{\sqrt{\dfrac{n(n+1)(2n+1)}{24}}}$$

z は標準正規分布 $N(0,1)$ に従います．

今回の例では，標本の大きさが「8」であり，「n が 16 以上」という条件に当てはまりませんが，説明のため計算すると，

$$z = \frac{\left|15 - \dfrac{8(8+1)}{4}\right|}{\sqrt{\dfrac{8(8+1)(2 \cdot 8+1)}{24}}} = \frac{3}{\sqrt{51}} \approx 0.42$$

● 臨界値との比較

有意水準 5%，両側検定を行い，臨界値と比較すると，$z = 0.42 < z_{0.975} = 1.96$ となり，帰無仮説を棄却できませんでした．したがって，この鎮痛薬に効果があるとはいえませんでした．

1　ウィルコクソンの符号付順位検定(The Wilcoxon Signed-Rank Test)　155

第8章 ノンパラメトリック検定（Nonparametric Statistics）

2 ウィルコクソンの順位和検定 (The Wilcoxon Rank-Sum Test)

この項で学ぶこと
- □ 「ウィルコクソンの順位和検定」を行うための条件は？
- □ 実際の計算の仕方を学んでみよう！

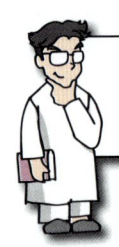

この検定は，2標本 t 検定に対応するノンパラメトリック検定です．

ウィルコクソン順位和検定の条件

前提条件は，

①データは**連続変数**または**順序データ**である．
②データは母集団から**ランダムに抽出**された**独立な**データである．
③データに特定の分布は想定しないが，**2つの母集団分布は似たような形**（ばらつき具合が同じ）をしている．

①は前章と同じで，順序データの解析にも使われます．今回も例題の標本の大きさは小さいですが，同順位はない場合の例で，正規近似を使った方法を示します．

③について，この検定は群間の平均順位（mean rank）を比較しており，分布の形やばらつき具合が同じならば，平均順位の比較を中央値の比較として解釈できます．分布が左右対称ならば平均値 ≈ 中央値となりますので，平均値の比較としても解釈できます．

ウィルコクソン順位和検定の手順

例を見てみましょう．

【例】 ある食品がアトピー性皮膚炎によるかゆみを改善させるのではないかと考え，被験者を5人ずつ食品とプラセボにランダムに割り付け臨床試験を実施しました．かゆみは「0〜10」のVAS（値が大きいほどかゆみの程度が強い）で評価し，下表のデータを得ました．さて，この食品にはかゆみを改善する効果があるといえるでしょうか？　有意水準5%，両側検定を行ってください．

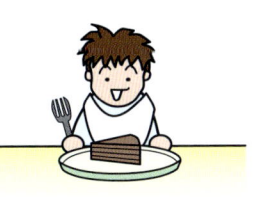

食品群	プラセボ群
3.2	3.5
4.5	6.8
5.3	3.9
2.9	5.7
7.1	5.6

● データ

	標本1	標本2
標本の大きさ	n_1	n_2
データ	$y_{11}, y_{12}, \cdots, y_{1n_1}$	$y_{21}, y_{22}, \cdots, y_{2n_2}$

● 仮説の設定

帰無仮説　$H_0: M_1 = M_2$（中央値は群間で差はない）
対立仮説　$H_1: M_1 \neq M_2$

2　ウィルコクソンの順位和検定（The Wilcoxon Rank-Sum Test）

● **順位和を求める**

①2つの標本の**データをすべて合わせ，昇順に並べ替え**，データに**順位**をつけます．同順位がある場合は，その平均値を求めそれを順位とします．

②食品群の順位を足し合わせ**順位和**とします（プラセボの群でも構いません）．

順位	データ	群
1	2.9	食品
2	3.2	食品
3	3.5	プラセボ
4	3.9	プラセボ
5	4.5	食品
6	5.3	食品
7	5.6	プラセボ
8	5.7	プラセボ
9	6.8	プラセボ
10	7.1	食品

→ 食品群の順位和
$W = 1 + 2 + 5 + 6 + 10 = 24$

● **検定統計量を求める**

帰無仮説の下，順位和の期待値と分散は次のようになります．

$$W の期待値 \quad E(W) = \frac{n_1(n_1 + n_2 + 1)}{2}$$

$$W の分散 \quad Var(W) = \frac{n_1 n_2}{12}(n_1 + n_2 + 1)$$

食品群を使って W を計算したので，n_1 は食品群の標本の大きさとなります．もしも非摂取群で W を計算したならば，n_1 が非摂取群の標本の大きさになります．

各標本の大きさが 10 以上の場合は，標準化した検定統計量を得ます．

$$z = \frac{|W - E(W)|}{\sqrt{Var(W)}} = \frac{\left|W - \dfrac{n_1(n_1+n_2+1)}{2}\right|}{\sqrt{\dfrac{n_1 n_2}{12}(n_1+n_2+1)}}$$

z は標準正規分布に従います．

今回の例の場合も，標本の大きさは小さいですが，計算方法を示すために検定統計量を求めてみます．

$$z = \frac{\left|24 - \dfrac{5(5+5+1)}{2}\right|}{\sqrt{\dfrac{5 \times 5}{12}(5+5+1)}} = \frac{3.5}{\sqrt{\dfrac{275}{12}}} \approx 0.731$$

● **臨界値との比較**

有意水準 5%，両側検定で行うと $z = 0.731 < z_{0.975} = 1.96$ となり，帰無仮説を棄却できませんでした．したがって，この食品ではかゆみを抑える効果を確認することができませんでした．

データに同順位がある場合は，計算はもう少し複雑になりますので，検定は統計ソフトに任せたほうがよいでしょう．また，3 群以上で比較する場合，一元配置分散分析に対応するノンパラメトリック検定として**クラスカル - ウォリス検定**があります．

第8章 ノンパラメトリック検定（Nonparametric Statistics）

3 クラスカル-ウォリス検定 (The Kruskal-Wallis Test)

この項で学ぶこと
- □ 「クラスカル‐ウォリス検定」を行うための条件は？
- □ 実際の計算の仕方を学んでみよう！

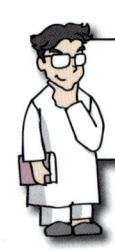

> この検定は，分散分析に対応するノンパラメトリック検定です．

クラスカル-ウォリス検定の条件

前提条件は，

①データは**連続変数**または**順序データ**である．
②データは母集団から**ランダム**に**抽出**された**独立な**データである．
③データに特定の分布は想定しないが，**似たような形**（ばらつき具合が同じ）をしている．

クラスカル-ウォリス検定の手順

例を見てみましょう．

【例】異なる3つの処置群について，次のようなデータを得られました．クラスカル-ウォリス検定で，群間に違いがあるか確かめてください．

処　置	処置1	処置2	処置3
n	5	5	5
測定値	2.6 3.3 2.1 2.9 4.6	2.8 3.2 1.4 1.6 3.6	2.3 2.2 0.5 1.8 3.0
平均値	3.10	2.52	1.96
中央値	2.9	2.8	2.2
標準偏差	0.95	0.98	0.92

● **仮説の設定**

> 帰無仮説　$H_0: M_1 = M_2 = M_3$（中央値は群間で差はない）
> 対立仮説　H_1：少なくとも1つのメディアンは他と異なる

● **順位和を求める**

①すべてのデータを合わせてデータに順位を昇順につけます．同順位がある場合は，その平均値を求めそれを順位とします．

群	処置1	順位	処置2	順位	処置3	順位
測定値	2.6 3.3 2.1 2.9 4.6	8 13 5 10 15	2.8 3.2 1.4 1.6 3.6	9 12 2 3 14	2.3 2.2 0.5 1.8 3.0	7 6 1 4 11
順位和		51		40		29

②各群の順位和をそれぞれ求めると，$R_1 = 51$，$R_2 = 40$，$R_3 = 29$ となります．

● **検定統計量を求める**

帰無仮説の下，検定統計量は次のようになります．検定統計量 H は χ^2 分布に近似しているので，各群の標本の大きさは5以上の場合に妥当です．

3　クラスカル-ウォリス検定（The Kruskal-Wallis Test）

5未満の場合は，検定のために用意された表を使って検定をします．

$$検定統計量\ H = \frac{12}{N(N+1)} \sum_{i=1}^{k} \frac{R_i^2}{n_i} - 3(N+1)$$

H は帰無仮説の下，自由度 $k-1$ の χ^2 分布に従います．N は全標本数，n_i は i 番目の群の標本数，k は比較する群の数です．

例の場合は，

$$H = \frac{12}{15(15+1)} \left(\frac{51^2}{5} + \frac{40^2}{5} + \frac{29^2}{5} \right) - 3(15+1) \approx 2.42$$

となります．

● **臨界値との比較**

有意水準 5%，自由度 2 の場合の臨界値を χ^2 分布表または Excel から求め検定統計量と比較すると，$H = 2.42 < \chi^2_{2, 0.95} =$ CHISQ.INV.RT(0.05,2) = 5.991 となり，帰無仮説は棄却できませんでした．

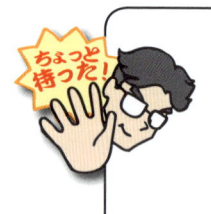

> 同順位がある場合の検定統計量の計算はすこし複雑になります．
> また，分布のばらつき具合が異なる場合には，中央値を比較しているというよりは，各群での平均ランク（mean rank）を比較していることになるので，その場合に有意な結果が得られても，群間の中央値が異なるとか，あるいは平均値が異なるといった結論にはなりません．

第 8 章　ノンパラメトリック検定（Nonparametric Statistics）

感度と特異度の計算

column

一つ前のコラムでは，感度と特異度の意味について勉強しました．ここでは，実際に感度，特異度を計算してみましょう．

下の表に注目してください．

		疾患あり	疾患なし	
検査	陽性	a	b	a+b
	陰性	c	d	c+d
		a+c	b+d	

a, b, c, d は各セルに入る人数をあらわします．

> 感　度（sensitivity）：真陽性率ともいい，a / (a+c) で計算される．
> 特異度（specificity）：真陰性率ともいい，d / (b+d) で計算される．

一般的には上記のようにまとめることができますが，例題をもとに計算してみましょう．

【例】 循環器内科のY先生は，胸痛精査で待機的心臓カテーテル検査をした患者において，有意狭窄を有する方には共通の身体的特徴があることに気がつきました．それは「眉間にしわがある」という所見です．Y先生はこの身体所見に注目し，待機的心臓カテーテル検査を受ける患者さんの眉間をよく診察させてもらいました．連続100症例集め，眉間のしわで病変の有無を予測できるかどうかを調べてみたところ，下の表のようなデータが得られました．

	カテーテル検査結果	
	病変あり	病変なし
眉間にしわあり	29	7
眉間にしわなし	34	30

このデータをもとに感度，特異度を計算してみましょう．

> 感　度 = 29 / (29 + 34) = 0.46 ⇒ 46%
> 特異度 = 30 / (7 + 30) = 0.81 ⇒ 81%

　感度46％，特異度81％と，特異度が高い所見であることがわかりました．つまり，眉間にしわがある人は有意狭窄のある可能性が高いということが予測できます．（本例題は，感度，特異度を計算するために作成した架空の話ですので，実際にどうかはわかりませんので注意してください．）

　さて，ここに挙げたような表のことを「2×2分割表」とよびますが，これについては，このあとの**第9章**，**第10章**でさらにくわしく学んでいきます．

第9章
分割表の検定
(Tests on Contingency Tables)

　　ここでは，2つの「名義データ」の関連を調べる検定を勉強します．

　　第1章でも触れましたが，「名義データ」は性別や血液型など調査対象の属性や分類をあらわすデータで，「カテゴリカルデータ」ともよばれています．場合によっては，年齢などの「連続型データ」を10代，20代，30代のようにいくつかの年代のカテゴリーに分け新たに作成することもあります．

　　このような分類をあらわす名義変数間の関連を調べる場合には，データを分割表にまとめて集計します．

第9章 分割表の検定（Tests on Contingency Tables）

1 分割表

この項で学ぶこと
- 「分割表」とは，どんな表だろう？
- 表を作るうえでの「お約束」を知ろう！

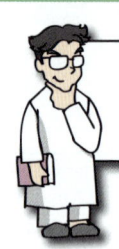

分割表を作成するには，表側と表頭に変数を配置し，それぞれの分類に属する度数を数え上げます。

変数を，お……表側に配置？

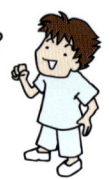

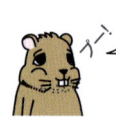

いま，「おもてがわ」って言おうとしたなっ！統計表の中身には，それぞれ決まった名称が，ちゃんとあるぞ！

表　地域別妖怪の目撃例数

表側頭（ひょうそくとう）／表題（ひょうだい）／表頭（ひょうとう）

		地域					計
		市街地	河川/海	山/森林	田畑/草原	議会場	
目撃報告	あり	12	58	121	29	23659	23879
	なし	32652	856	2351	16230	81	52170
	計	32664	914	2472	16259	23740	76049

表側（ひょうそく）／表体（ひょうたい）

　2つの変数のうち，どちらの変数を表側または表頭にもってくるか，特に決まりはありませんが，ランダム化試験やコホート研究のような**前向き研究**（prospective study）の場合は，**介入などの曝露因子をあらわす変数を表側へ，結果をあらわす変数を表頭**にします．前向き研究は将来に起こる事象（結果）を，被験者を追跡して調べる研究デザインです．

下の分割表は疾患の有無を年代別に分けて集計した表です．この分割表のように，変数が2つ，その中の分類の数（水準数）が2つの場合を「**2×2分割表**」といいます．

		年　代		合　計
		60歳以上	60歳未満	
疾　患	あ　り	26	24	50
	な　し	19	31	50
合　計		45	55	100

　また，分割表の各変数の分類の組み合わせによって構成される表のマス目の1つ1つを「**セル**」といいます．たとえば，「疾患あり」で「60歳以上」の分類をあらわすセルの度数は「26」ですが，これは

$$セル(1, 1) = o_{11} = 26$$

とあらわします．
　この章では，名義データが「2×2分割表」にまとめられた場合を勉強します．

> 「セル」は伝統的に「こま」と呼ばれることもあるにゃん．これは戯曲の一場面をあらわす「齣」から来ている言葉なんだにゃん．
> 「セル」のほうはもともとラテン語の cella（小部屋）から来た言葉だけど，ExcelやITが普及したおかげで，今ではこちらの呼び方のほうがなじみぶかいにゃん☆

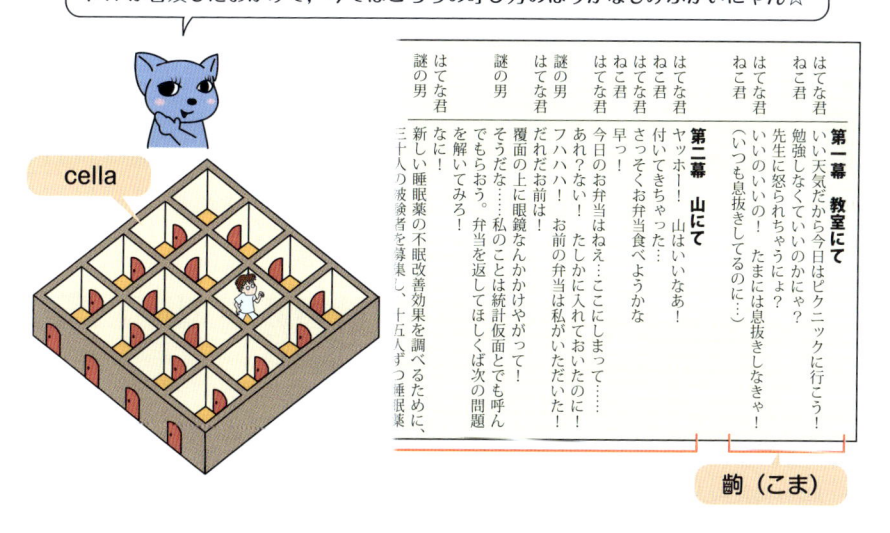

cella

第一幕　教室にて
ねこ君「いい天気だから今日はピクニックに行こう！」
はてな君「勉強しなくていいのかにゃ？　先生に怒られちゃうにょ？」
ねこ君「いいのいいの！　たまには息抜きしなきゃ！」
はてな君「（いつも息抜きしてるのに…）」

第二幕　山にて
ねこ君「ヤッホー！　山はいいなあ！」
はてな君「付いてきちゃった．．．」
ねこ君「さっそくお弁当食べようかな」
はてな君「早！」
ねこ君「今日のお弁当はねぇ…ここにしまって……あれ？ない！」
謎の男「フハハハ！　お前の弁当は私がいただいた！」
はてな君「覆面の上に眼鏡なんかかけやがって！　だれだお前は！」
謎の男「そうだな……私のことは統計仮面とでも呼んでもらおう．弁当を返してほしくば次の問題を解いてみろ！
新しい睡眠薬の不眠改善効果を調べるために，三十人ずつ被験者を募集し，十五人ずつ睡眠薬なし．」

1　分割表　167

第9章　分割表の検定（Tests on Contingency Tables）

2 独立性の検定（Test of Independence）

この項で学ぶこと
- 変数が「独立」であるとはどういうことだろう？
- 「χ^2検定」の手順を学ぼう！

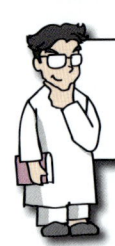

分割表を使った検定としてよく使われる検定に，独立性の検定があります．

独立性の検定＝χ^2検定

この検定では2つの名義変数の間に関連があるかどうか調べます．関連がない場合は「2つの変数は**独立である**」といいます．この検定は**χ^2分布**を使いますので，**χ^2検定**（chi-squared test）としても知られています（χ^2は「カイじじょう」または「カイにじょう」と読みます）．

例を見てみましょう．

独立性の検定の手順

【例】新しい睡眠薬の不眠改善効果を調べるために30人の被験者を募集し，15人ずつ睡眠薬かプラセボにランダムに割り付け，その効果を調べました．睡眠薬を飲んだ15人中10人に，プラセボでは6人に改善が認められました．この睡眠薬には効果があるといえるでしょうか？

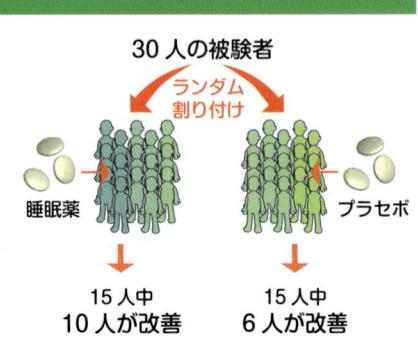

● **データ**

データを以下のような分割表にまとめます．AとBは比較する名義変数でそれぞれ2つの水準があります．各セルの度数を**観測度数**（observed number）とよび，水準ごとに各列および各行を足し合わせた度数を**周辺度数**といいます．

		B		行の周辺度数
		c1	c2	
A	r1	a	b	a+b
	r2	c	d	c+d
列の周辺度数		a+c	b+d	N

($N = a + b + c + d$)

例の場合は，以下のようになります．

		効果		合計
		あり	なし	
介入	睡眠薬	10	5	15
	プラセボ	6	9	15
合計		16	14	30

1行1列目の観測度数を $a = o_{11} = 10$
1行2列目の観測度数を $b = o_{12} = 5$
2行1列目の観測度数を $c = o_{21} = 6$
2行2列目の観測度数を $d = o_{22} = 9$ ……とします．

● **仮説の設定**

介入群およびプラセボ群での効果ありの割合を，それぞれ π_1 および π_2 とします．

> 帰無仮説　$H_0 : \pi_1 = \pi_2$（介入と効果には関連がない）
> 対立仮説　$H_1 : \pi_1 \neq \pi_2$（介入と効果には関連がある）

2　独立性の検定（Test of Independence）

● **期待度数を求める**

次に各セルの**期待度数**（expected value）を求めます．期待度数は帰無仮説の下，変数間に関係がないならば得られると考えられる度数をあらわします．

1行1列目のセルの期待度数を e_{11} とすると $e_{11} = 15 / 30 \times 16 = 8$ となります．これは，睡眠薬を飲んだ人が全体の半分いますが，睡眠薬と効果が関係ないのならば，効果あった人もなかった人も半分が睡眠薬を飲んでいたと考えられるからです．

同様に，その他のセルでも期待度数を計算します．

　　　1行2列目のセルの期待度数　$e_{12} = 15 / 30 \times 14 = 7$
　　　2行1列目のセルの期待度数　$e_{21} = 15 / 30 \times 16 = 8$
　　　2行2列目のセルの期待度数　$e_{22} = 15 / 30 \times 14 = 7$

表にまとめると以下のようになります．

		効果 あり	効果 なし	合計
介入	睡眠薬	8	7	15
介入	プラセボ	8	7	15
合計		16	14	30

● **期待度数の確認**

独立性の検定を2×2分割表で行うためには，すべてのセルで「**期待度数が5以上**」である必要があります．セルの数が増えた場合でも，全体のセルの数に対して，**期待度数が5未満のセルの数が20%以下**である必要があります．

この例では，期待度数はすべて5以上で条件を満たしているので，独立性の検定を行うことができます．

● **検定統計量を求める**

検定統計量を χ^2 とすると，χ^2 は「各セルの観測度数と期待度数の差の2乗」を「そのセルの期待度数で割って」，それを「すべてのセルで足し合わせた値」となります．

$$\chi^2 = \sum \frac{(観測度数 - 期待度数)^2}{期待度数}$$

例の場合は，

$$\chi^2 = \sum_{i=1}^{2}\sum_{j=1}^{2} \frac{(o_{ij} - e_{ij})^2}{e_{ij}}$$

$$= \frac{(o_{11} - e_{11})^2}{e_{11}} + \frac{(o_{12} - e_{12})^2}{e_{12}} + \frac{(o_{21} - e_{21})^2}{e_{21}} + \frac{(o_{22} - e_{22})^2}{e_{22}}$$

$$= \frac{(10-8)^2}{8} + \frac{(5-7)^2}{7} + \frac{(6-8)^2}{8} + \frac{(9-7)^2}{7} \approx 2.14$$

となり，帰無仮説の下，自由度 (2 − 1) × (2 − 1) = 1 の χ^2 分布に近似的に従います．

自由度は各変数において「分類数 − 1」を求め，値をかけ合わせた値となります．

● **臨界値との比較**

χ^2 分布を使いますので，有意水準 5%，自由度 1 の χ^2 分布における臨界値 $\chi^2_{1, 0.95}$ を求めます．$\chi^2_{1, 0.95}$ の添え字の「1」は自由度を，「0.95」はその臨界値の値までに 95%のデータが含まれていることを示しています．臨界値は χ^2 分布表や Excel（= CHISQ.INV.RT(0.05,1) = 3.84）から求められます．

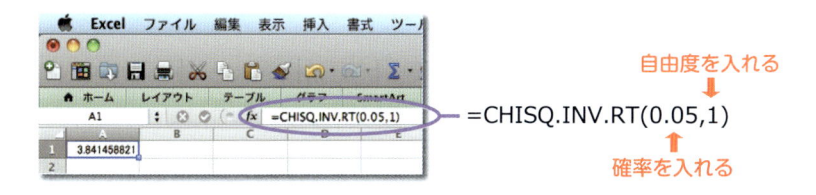

=CHISQ.INV.RT(0.05,1)
↑ 自由度を入れる
↑ 確率を入れる

検定統計量と比較すると，χ^2 = 2.14 < $\chi^2_{1, 0.95}$ = 3.84．棄却域に入らなかったので，帰無仮説を棄却できませんでした．したがって，睡眠薬の効果を確認することはできませんでした．

自由度1のχ²分布

有意水準5%の臨界値 3.84

2.14

棄却域

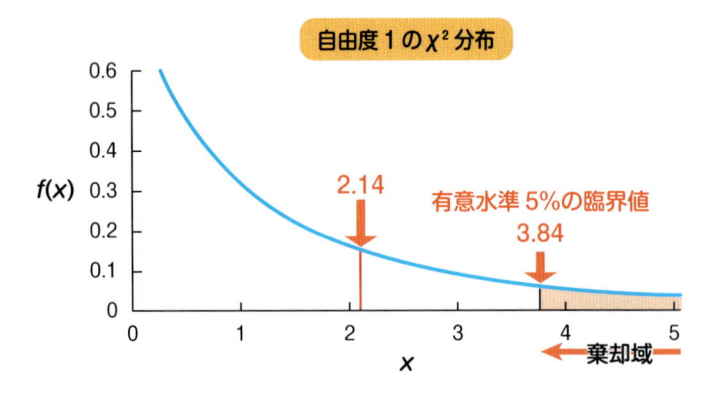

● イェーツの連続補正

2×2分割表で独立性の検定を行う場合，次のように**観察度数を使って直接計算する方法**もあります．

$$検定統計量\ \chi^2 = \frac{N\left(|ad-bc|-\dfrac{N}{2}\right)^2}{(a+b)(c+d)(a+c)(b+d)}$$

χ^2は「自由度1」のχ^2分布に従います．これは**イェーツ（Yates）の連続補正**をした統計量として知られる値です．連続補正とは観察度数は二項分布に従う離散型変数ですが，それを連続型のχ^2分布を使って検定するので，χ^2分布へのあてはまりを良くするために行う補正です．

例では，以下のようになりました．

$$\chi^2 = \frac{30\left(|10\times9-5\times6|-\dfrac{30}{2}\right)^2}{(10+5)(6+9)(10+6)(5+9)} \approx 1.205$$

イェーツの連続補正は標本の大きさが小さいときに使われることがありますが，**補正した分だけ検定統計量が小さくなり有意な結果が得られにくくなります**．統計ソフトウェアを使うといくつかの方法で計算された結果を自動的に出力してくれますが，その結果がどの式を使って得られたのか注意してみましょう．

● χ^2分布について

χ^2分布は自由度によって形が変化する分布で正規分布から導かれます．

さまざまな自由度のχ^2分布

- 自由度 1
- 自由度 2
- 自由度 3
- 自由度 5
- 自由度 7

2 独立性の検定（Test of Independence） 173

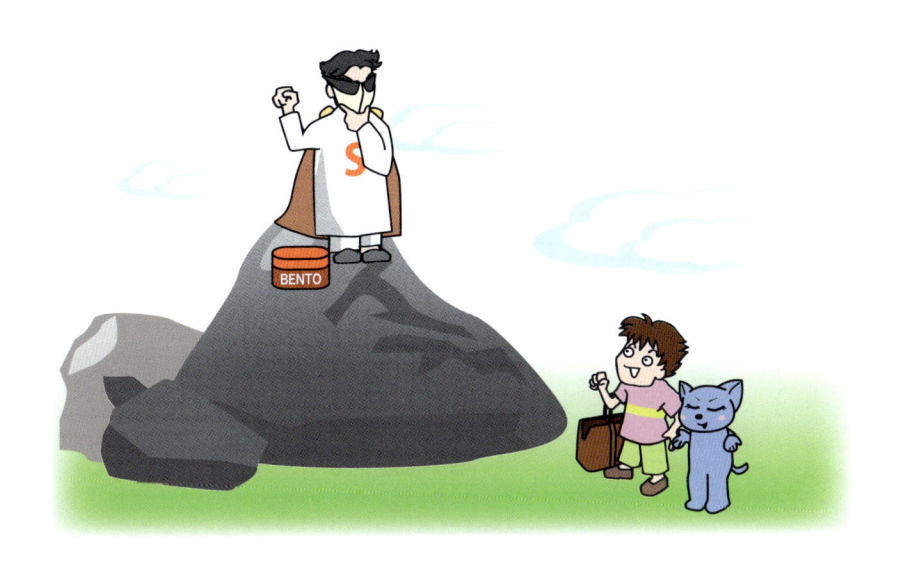

第9章 分割表の検定 (Tests on Contingency Tables)

3 適合度検定 (Goodness-of-Fit Test)

この項で学ぶこと
- □ 「適合度検定」の手順を学ぼう！
- □ どのような条件なら検定を行えるだろう？

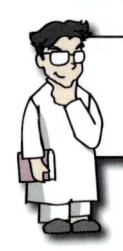

適合度検定は，観測値の分布が理論上の確率分布と合っているかどうかを調べるときに使います．

この検定では，**理論上の分布から期待度数を求め，観測度数と期待度数を用いて χ^2 検定**を行います．

例で見てみましょう．

【例】 ある血中成分 A の濃度を 100 人の被験者で測定したところ，平均値は 38，標準偏差は 10 でした．これまでの研究では，この血中成分の濃度は正規分布に従うと仮定されていましたが，正規分布に従うかどうか適合度検定で調べてください．

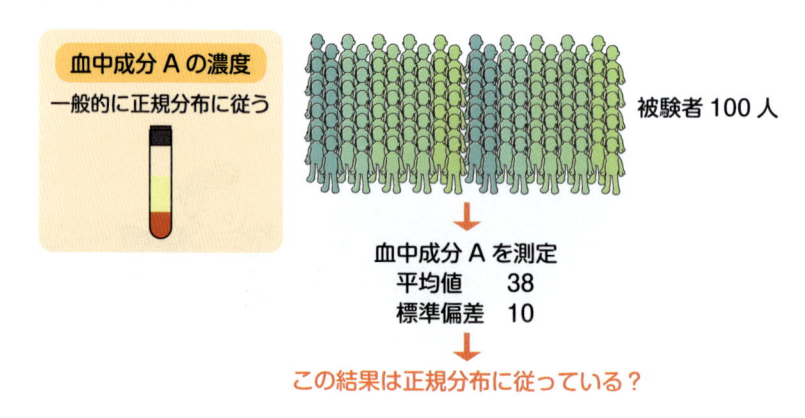

血中成分 A の濃度
一般的に正規分布に従う

被験者 100 人

↓
血中成分 A を測定
平均値　38
標準偏差　10

↓
この結果は正規分布に従っている？

● 度数分布表の作成

100人分のデータ（生データは省略）は連続変数なので，いくつかのカテゴリーに分類し，次の度数分布表を得ました．データの分け方が恣意的になってしまい疑問に思う人もいるかもしれませんが，データの分布の特徴がわかるように分けてみてください．

階　級	度　数
30 未満	15
30 以上 35 未満	20
35 以上 40 未満	10
40 以上 45 未満	30
45 以上 50 未満	15
50 以上	10

● 仮説の設定

今回の例では，観測データが正規分布と合っているかどうか調べます．

帰無仮説　H_0：データは正規分布にあてはまる
対立仮説　H_1：データは正規分布にあてはまらない

● 確率分布の母数の推定

正規分布の母数は標本から推定し，母平均 38，母分散 10^2 とします．

● 期待度数を求める

各階級での期待度数は各階級の確率を正規分布 $N(38, 10^2)$ から求め，全被験者数 100 を掛けて求めます．

階級が 30 未満の場合の確率は，

$$\Pr(X < 30) = \Pr\left(z < \frac{x-\mu}{\sigma}\right) = \Pr\left(z < \frac{30-38}{10}\right)$$
$$= \Pr(z < -0.8) = 0.212$$

となり，期待度数は $0.212 \times 100 = 21.2$ となります．

30 以上 35 未満の確率も同様に，

$$\Pr(30 \leq X < 35) = \Pr\left(\frac{30-38}{10} \leq z < \frac{35-38}{10}\right)$$
$$= \Pr(-0.8 \leq z < -0.3) = 0.170$$

となり，期待度は 0.170 × 100 = 17.0 となります．

すべての階級について期待度数を求めて表にまとめます．

階 級	度 数	確 率	期待度数
30 未満	15	0.212	21.2
30 以上 35 未満	20	0.170	17.0
35 以上 40 未満	10	0.197	19.7
40 以上 45 未満	30	0.179	17.9
45 以上 50 未満	15	0.127	12.7
50 以上	10	0.115	11.5

● **期待度数の確認**

適合度検定を行う条件として，**どの期待度数も「1」以上**で，また**期待度数が「5」より小さいセルは全体の 20% 以下**です．この例ではすべてのセルで期待度数は 5 より大きいので条件を満たします．

● **検定統計量を求める**

検定統計量 χ^2 は独立性の検定の場合と同じで，**観測度数と期待度数の差**から求めます．

$$\chi^2 = \frac{(15-21.2)^2}{21.2} + \frac{(20-17.0)^2}{17.0} + \cdots + \frac{(10-11.5)^2}{11.5} \approx 15.91$$

帰無仮説の下，検定統計量 χ^2 は自由度 3 の χ^2 分布に従います．

自由度は「**階級の数 − 標本から推定した母数の数 − 1**」で計算されます．階級の数は 6 つ，推定した母数の数は平均と標準偏差の 2 つなので，自由度は 6 − 2 − 1 = 3 となります．

● **臨界値との比較**

有意水準 5%，自由度 3 の場合の臨界値を χ^2 分布表または Excel か

ら求め検定統計量と比較すると，

$$\chi^2 = 15.91 > \chi^2_{3, 0.95} = \text{CHISQ.INV.RT}(0.05, 3) = 7.81$$

帰無仮説を棄却し，測定値は正規分布にあてはまらないと結論されました．

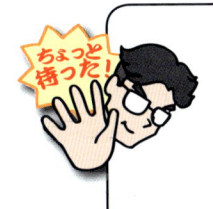

> 分布は正規分布でなくても，二項分布でもポアソン分布でも自分の調べたい分布を使います．分散分析や t 検定を使って検定する場合，データが正規分布に従っていることが必要でした．データの正規性を調べる検定はいくつかありますが，適合度検定を使ってデータの正規性を調べてみましょう．標本数が大きくなると帰無仮説が棄却されやすくなり，「正規分布に従わない」という結論が出やすくなるので注意してください．

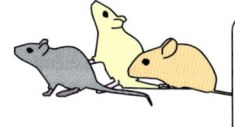

ネズミの平均寿命は種類にもよるが，おおよそ1〜5年が多く，正規分布に従っておる．

わしはもう50年も生きてるがな！

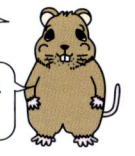

SUGOEEEE!!!!

計算しなくても正規分布に従ってないことがわかるね！

なにこの会話…

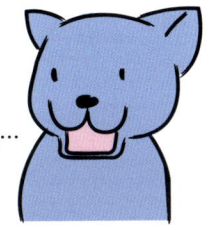

第9章 分割表の検定 (Tests on Contingency Tables)

4 フィッシャーの正確確率検定 (Fisher's Exact Test)

この項で学ぶこと
- 独立性の検定ができないときの次善策「フィッシャーの正確確率検定」を知ろう！
- 「後ろ向き研究」または「ケースコントロールスタディ」とは？

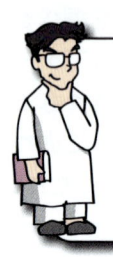

この検定は標本の大きさが小さかったり，「5」より小さい期待度数が全体の20%を超えてたりして，独立性の検定が妥当でない場合に代わりに使う方法です．2×2分割表について説明します．

例を見てみましょう．

【例】 あなたはメタボリックシンドローム（MS）と運動習慣の関連を調べています．MSと診断された患者10人と，健常者10人を募集して，運動習慣の有無で分類すると次のようになりました．メタボリックシンドロームと運動歴に関連はあるでしょうか？

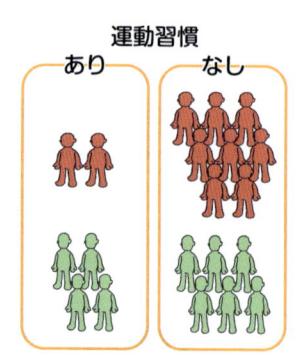

		運動習慣 あり	運動習慣 なし	行の周辺度数
MS	あり	2	8	10
MS	なし	4	6	10
列の周辺度数		6	14	20

この例のように，すでに疾患をもっている人ともっていない人を集め，その人たちの過去に遡って生活習慣などの危険因子の有無を調べ，疾患と

危険因子との関連を調べる研究を**後ろ向き研究**（retrospective study）といいます．**疾患をもっている人を症例（ケース），もっていない人を対照（コントロール）**とよび，**ケースコントロールスタディ**（case-control study）ともよばれます．

さて観察度数から期待度数を求めると以下のようになり，期待度数が5より小さいセルが2つありますので，独立性の検定は妥当ではありません．そこでフィッシャーの正確確率検定を行います．

		運動習慣 あり	運動習慣 なし
MS	あり	3	7
MS	なし	3	7

● データ

データを次のような2×2分割表にまとめます．

		B c1	B c2	行の周辺度数
A	r1	a	b	a+b
A	r2	c	d	c+d
列の周辺度数		a+c	b+d	N

（N = a + b + c + d）

● 仮説の設定

「MS あり」または「なし」のグループでの「運動習慣あり」の割合をそれぞれ π_1 および π_2 とします．

> 帰無仮説　$H_0: \pi_1 = \pi_2$（介入と効果には関連がない）
> 対立仮説　$H_1: \pi_1 \neq \pi_2$（介入と効果には関連がある）

● 観察された分割表が得られる確率を求める

観察された2×2分割表をセル（1,1）の数 a であらわすとして，その表が得られる確率は次のように求められます．

$$\Pr(a) = \frac{\begin{pmatrix} a+c \\ a \end{pmatrix}\begin{pmatrix} b+d \\ b \end{pmatrix}}{\begin{pmatrix} N \\ a+b \end{pmatrix}} = \frac{\dfrac{(a+c)!}{a! \times c!} \times \dfrac{(b+d)!}{b! \times d!}}{\dfrac{N!}{(a+b)! \times (c+d)!}}$$

$$= \frac{(a+b)!(c+d)!(a+c)!(b+d)!}{N!\,a!\,b!\,c!\,d!}$$

N 人から変数Aのr1に該当する（a+b）人の選び方が

$$\begin{pmatrix} N \\ a+b \end{pmatrix} 通り$$

となり，さらに選んだa+b人の中で，変数Bのc1に該当する人がa+c人中a人なのでその選び方が

$$\begin{pmatrix} a+c \\ a \end{pmatrix} 通り$$

同様に変数Bのc2に該当する人がb+d人中b人なのでその選び方が

$$\begin{pmatrix} b+d \\ b \end{pmatrix} 通り$$

となります．以上より求める確率は上に掲げた式のようになります．

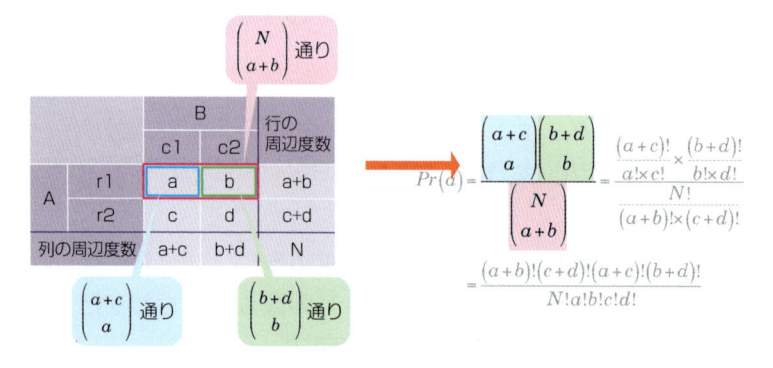

第9章 分割表の検定（Tests on Contingency Tables）

ちょっと難しそうですが，たとえば赤球が13個，白球が7個からなる20個の玉から8個の玉を取り出して，赤球が5個で白球が3個であった確率を求める場合で少し考えてみましょう．

これを2×2分割表にまとめると次のようになります．

	玉の色 赤	玉の色 白	行の周辺度数
取り出す	5	3	8
取り出さない	8	4	12
列の周辺度数	13	7	20

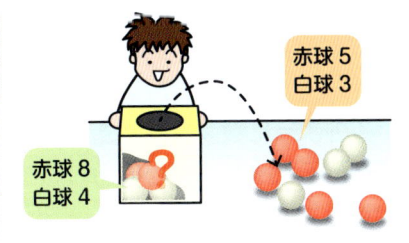

これを前述の「この表（の結果）が得られる確率」を出す式に当てはめると，以下のようになります．

$$\Pr(5) = \frac{\binom{a+c}{a}\binom{b+d}{b}}{\binom{N}{a+b}} = \frac{\binom{13}{5}\binom{7}{3}}{\binom{20}{8}} = \frac{45045}{125970} = \frac{231}{646} \approx 0.3576$$

同じように例題のメタボリックシンドロームの例で求めると，

$$\Pr(2) = \frac{\binom{6}{2}\binom{14}{8}}{\binom{20}{10}} = \frac{45045}{184756} = \frac{315}{1292} \approx 0.2438$$

第2章 3 のベルヌーイ試行のところも見直してみよう！

となります．

● **周辺度数を固定し，すべての表のパターンの確率を求める**

この検定の特徴は，「周辺度数を固定」して観察された度数のとる確率およびそれより極端な場合のすべてのパターンの出現確率を求めることです．

まず，r1とc1の周辺度数がそれぞれr2とc2より小さくなるように行と列を入れ替え，r1とc1に該当するセルの値を0から動かし，取りうるすべての表のパターンを列挙しその確率を求めます．

4 フィッシャーの正確確率検定（Fisher's Exact Test）

例では，r1 と r2 の周辺度数は同じで c1 の周辺度数が c2 より小さくなっているので，行と列を入れ替える必要はなく，r1 と c1 のセルの度数「2」を 0 から 1 つずつ他のセルで 0 が出るまで増やします．周辺度数は固定するので行の周辺度数の「10」や列の周辺度数の「6」，「14」は動かしません．したがって，r1 と c1 のセルの度数を決めれば，残りのセルの度数が自動的に決まります．

このように数え上げると，次のように 7 つの表のパターンが得られます．また，それぞれの表が得られる確率を前述の式より計算し，右上に表示しました．

① a=0

		運動習慣 あり	運動習慣 なし	行の周辺度数
MS	あり	0	10	10
MS	なし	6	4	10
列の周辺度数		6	14	20

確率 0.0054

② a=1

		運動習慣 あり	運動習慣 なし	行の周辺度数
MS	あり	1	9	10
MS	なし	5	5	10
列の周辺度数		6	14	20

確率 0.0650

③ a=2（例題で観察されたデータと同じ）

		運動習慣 あり	運動習慣 なし	行の周辺度数
MS	あり	2	8	10
MS	なし	4	6	10
列の周辺度数		6	14	20

確率 0.2438

第 9 章 分割表の検定（Tests on Contingency Tables）

④ a=3

		運動習慣 あり	運動習慣 なし	行の周辺度数
MS	あり	3	7	10
MS	なし	3	7	10
列の周辺度数		6	14	20

確率 0.3715

⑤ a=4

		運動習慣 あり	運動習慣 なし	行の周辺度数
MS	あり	4	6	10
MS	なし	2	8	10
列の周辺度数		6	14	20

確率 0.2438

⑥ a=5

		運動習慣 あり	運動習慣 なし	行の周辺度数
MS	あり	5	5	10
MS	なし	1	9	10
列の周辺度数		6	14	20

確率 0.0650

⑦ a=6

		運動習慣 あり	運動習慣 なし	行の周辺度数
MS	あり	6	4	10
MS	なし	0	10	10
列の周辺度数		6	14	20

確率 0.0054

0が出たので終了

● p 値の計算

１）片側検定の場合

観察された表③とそれより極端な場合の確率を足し合わせて p 値を求

4 フィッシャーの正確確率検定（Fisher's Exact Test）

めます．

$H_1 : \pi_1 < \pi_2$ の場合

p 値 = Pr(0) + Pr(1) + Pr(2)
　　 = 0.0054 + 0.0650 + 0.2438 = 0.3142

$H_1 : \pi_1 > \pi_2$ の場合

p 値 = Pr(2) + Pr(3) + Pr(4) + Pr(5) + Pr(6)
　　 = 0.2438 + 0.3715 + 0.2438 + 0.065 + 0.0054 = 0.9295

したがって，片側検定では有意水準 5％で有意な差は見られませんでした．

2）両側検定の場合

各表の確率を前述の式を使って計算すると，④の確率を中心に各表の確率が左右対称になっていることがわかります．この例では「MS あり・なし」の被験者数が同じなのでこのようになりますが，一般的には左右対称ではありません．したがって，両側検定の結果は必ずしも片側検定の場合の 2 倍にはならないのですが，本書では片側検定で求めた p 値の，小さいほうの p 値を 2 倍する方法を紹介します．

①	0.0054
②	0.0650
③	0.2438
④	0.3715
⑤	0.2438
⑥	0.0650
⑦	0.0054

例では，小さいほうの p 値は「0.3142」なので

p 値 = 0.3142 × 2 = 0.628

となります．したがって，帰無仮説は棄却できませんでした．お使いの統計ソフトウェアがどのような方法で p 値を算出しているのか確認してみましょう．

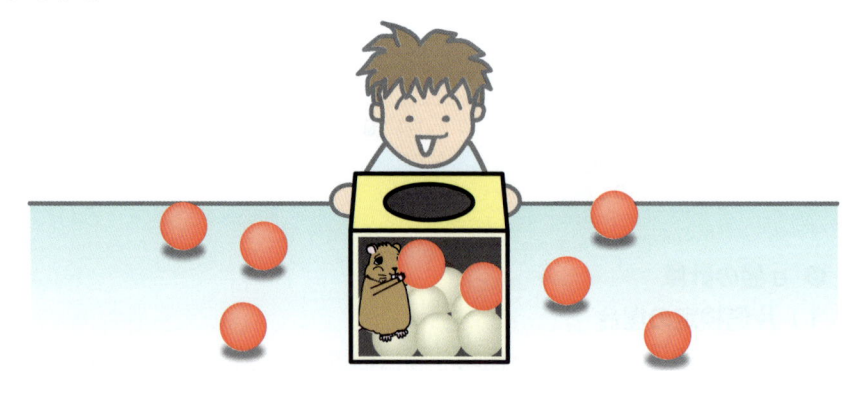

第9章 分割表の検定 (Tests on Contingency Tables)

5 マクネマー検定 (McNemar's Test)

この項で学ぶこと
- □ 「対応がある」とはどのようなデータか復習しよう！
- □ 「マクネマー検定」の手順を学んでみよう！

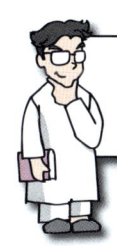

> この検定では2つの群における比率を比較しますが，データの取り方に「対応の関係がある」場合に使います．

「対応がある」とは

対応があるとは，対応のある t 検定のところ（**第5章2**）で勉強したように，同一の被験者に異なる介入をしたり，介入前後に測定したりして2つのデータを得る場合や，被験者間のばらつきを少なくするために，年齢や性別を合わせて背景の似たような被験者（**マッチドペア**：matched pair）に対して介入をして，データを集めるような場合を想定します．

2×2分割表の場合で勉強してみましょう．

例で見てみましょう．

マクネマー検定の手順

【例】100人の被験者をリクルートして，新しく考案した体操を1ヵ月やってもらい，体操をする前と後での体調を聞いたところ，次のような結果が得られました．この体操に体調を改善させる効果はあるでしょうか？

		介入後		行の周辺度数
		良 い	悪 い	
介入前	良 い	35	10	45
	悪 い	17	38	55
列の周辺度数		52	48	100

● **データ**

データを次のような2×2分割表にまとめます（例題で挙げられている上の表は，すでに以下のルールに従って作られています）．

		B		行の周辺度数
		+	-	
A	+	a	b	a+b
	-	c	d	c+d
列の周辺度数		a+c	b+d	N

AおよびBは「同一の被験者」または「背景因子などでマッチされた被験者のペア」に実施された介入や条件をあらわしますが，前後比較の場合は**Aを「前」，Bを「後」**とします．

それぞれの条件で**反応があった場合を「+」，なかった場合を「-」**で示し，AとBの両条件で反応があった被験者の数またはペアの組の数を「a」，Aで反応がありBでなかった被験者の人数またはペアにした組の数を「b」，その逆が「c」，AでもBでも反応がなかった被験者の数またはペアにした組の数を「d」とします．

● **仮説の設定**

もしも，AとBの効果に違いがなければ，Aで「+」となる人の割合と，Bで「+」となる人の割合は同じになり，

$$\frac{a+b}{N} = \frac{a+c}{N}$$

となります．これは $b = c$ を示しており，帰無仮説の下ではそれぞれの条件で異なった反応をしたすべての人数の「b+c」について，同じ数の「b」と「c」が期待されるので，その割合を p とすると仮説は次のようにな

ります．

> 帰無仮説　$H_0: \pi = 1/2$（条件によって違いはない）
> 対立仮説　$H_1: \pi \neq 1/2$（条件によって違いはある）

● **条件の確認**

マクネマー検定は二項分布の正規近似を使うので，b+c ≧ 20 以上となる必要があります．

例では，b+c = 10 + 17 = 27 ≧ 20 なので，条件を満たします．

● **検定統計量を求める**

検定統計量は各条件で，異なる結果を出した被験者の度数 b と c を使って次のように求めます．

$$\chi^2 = \frac{(|b-c|-1)^2}{(b+c)}$$

χ^2 は自由度1の χ^2 分布に従います．分子の「−1」は連続補正をあらわします．

例では，以下のように計算されます．

$$\chi^2 = \frac{(|10-17|-1)^2}{(10+17)} = \frac{36}{27} = 1.333$$

● **臨界値との比較**

有意水準5％，自由度1なので臨界値は Excel で求めると $\chi^2_{1,0.95}$ = CHISQ.INV.RT(0.05,1) = 3.84 となり，χ^2 = 1.333 < $\chi^2_{1,0.95}$ = 3.84 より帰無仮説を棄却できませんでした．したがって，新しく考案した体操に体調を改善する効果を確認することはできませんでした．

column

尤度比を用いて検査後確率を見積もる

　ここでは，感度，特異度から**尤度比**（likelihood ratio：LR）を使い，検査後確率を見積もる方法を勉強したいと思います．尤度比とは聞き慣れない言葉かもしれませんので，まずは，その意味や臨床現場での有用性について説明します．

　尤度比には，検査結果が陽性のときに用いる**陽性尤度比**と，検査結果が陰性のときに用いる**陰性尤度比**があり，次のように感度，特異度を用いて計算することができます．

> 陽性尤度比 ＝ 感度／（1－ 特異度）

　病気のある人が検査で陽性となる確率を，病気のない人が検査で陽性となる確率で割っています．陽性尤度比が高いほうが，検査結果が陽性だった場合，病気をもっている確率が高くなります．

> 陰性尤度比 ＝（1－ 感度）／ 特異度

　病気のある人が検査で陰性となる確率を，病気のない人が検査で陰性となる確率で割っています．陰性尤度比が低いほうが，検査結果が陰性だった場合，病気をもっている確率が低くなります．

　この尤度比を使うことによって，個人レベルで病気をもつ確率を推定することができるのです．式や言葉だけだと意味がわかりにくいので，実際の例をもとに勉強していきましょう．

■　陰性尤度比の例

　【例】胸背部痛の患者を診ています．胸背部痛の患者を診る場合には，一般的に，まず初めに急性大動脈解離のような緊急性の高い疾患の可能性を考えます．そして，問診や身体所見などから，目の前の患者が急性大動脈解離である可能性が20％程度だと見積もったとします．そこで，Dダイマーを用いた評価（検査）を追加し，急性大動脈解離である確率（検査後確率）を推定します．

　ここで，尤度比が登場します．154ページでも触れたように急性大動脈解離の診断におけるDダイマーの感度と特異度は，感度＝96.6％，特異度＝46.6％でした（Circulation 119: 2702-7, 2009）．今回は検査が「陰性」

と仮定して，陰性尤度比を用います．陰性尤度比は上記の式から次のように計算されます．陰性尤度比 =（1 − 0.966）/ 0.466 = 0.073

さて，目の前の患者が，急性大動脈解離である確率を求めるためには，もうひと手間必要です．それは**検査前オッズ**と**検査後オッズ**を求めなくてはならないということです．オッズについては，このあとの**第10章**でくわしく学びますので，ここでは，

> オッズ＝ある事象が起こる確率を p とすると，$p / (1 − p)$

と求まるという点だけ覚えてください．またこの例の場合，検査前オッズと検査後オッズという2つのオッズを考えます．
　①検査前オッズ：検査前オッズは，検査する前の疾患の有病率（検査前確率）が $p = 0.2$（20％）なので，$0.2 / (1 − 0.2) = 0.25$ となります．
　②検査後オッズ：検査後は，検査前オッズと検査が陰性だったので陰性尤度比から次のように求められます．検査後オッズ = 陰性尤度比 × 検査前オッズ = 0.073 × 0.25 = 0.0183

最後に，検査後オッズから確率を求めます．オッズ = $p / (1 − p)$ となるので，p について解いて，

> p = オッズ /（1 + オッズ）

で求めます．したがって，$p = 0.0183 / (1 + 0.0183) = 0.018$ となって，約1.8％となりました．

この確率は「**ノモグラム**」（右図）を使っても計算できます．ノモグラムのもっとも左側の軸は，検査前の疾患をもつ確率を，真ん中の軸は尤度比を，もっとも右側の軸は，検査後の疾患をもつ確率をそれぞれあらわしています．使い方は簡単です．今回の場合は，検査前確率20％と尤度比0.073なので，検査前確率と尤度比をつなぐ直線を引いて，その直線ともっとも右側の軸と交わったところの値を読んでください．その値が，検査後の疾患をもつ

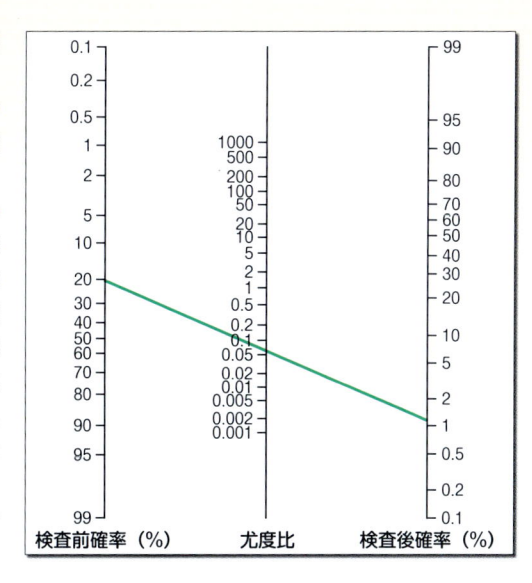

確率となり，図からは約 1%となりました．
　一般に，陰性尤度比 < 0.1 の検査（所見）は有用であると考えられています．このように，尤度比は検査後確率の見積もりに有用なパラメータですので覚えておくと便利です．
　また，検査後確率は，検査前確率に大きく影響を受けます．正確な診断を得るには，正しい検査前確率の見積もり（医師の経験年数などにより左右されやすいため，どのように見積もるかは難しい問題ですが）と，良い尤度比をもつ検査（高い陽性尤度比や低い陰性尤度比）の組み合わせの両方が必要になるのです（上述した例では，検査前確率を 20%にしましたが，同じ陰性尤度比 0.073 を用いて，検査後確率を 20%以外の確率にして検査後確率を見積もってみてください．検査前確率の違いで検査後確率が大幅に変化することが実感できると思います）．

■ 陽性尤度比の例

【例】 先ほど，眉間のしわと冠動脈疾患の関係に注目した Y 先生は，今度は新たな身体所見を発見したようです．顔が脂っぽい患者は，冠動脈に有意狭窄が多いという仮説です．さきほどと異なる時期に，待機的心臓カテーテル検査を受けた患者連続 100 名のデータをもとに 2×2 分割表を作成しました．

	カテーテル検査結果	
	病変あり	病変なし
顔が脂っぽい	42	18
顔が脂っぽくない	22	18

感度と特異度は，それぞれ次のように計算されます．
　感　度 = 42 / (42 + 22) = 0.656 ⇒ 66%
　特異度 = 18 / (18 + 18) = 0.5 ⇒ 50%
顔が脂っぽいと冠動脈疾患が多い身体所見の意義を考えてみましょう．
上記の感度，特異度の値から，陽性尤度比を計算してみましょう．
　陽性尤度比 = 感度 / (1 − 特異度) = 0.655 / (1 − 0.5) = 1.312
尤度比の解釈は下記のようにまとめられます．

> 陽性尤度比 > 10　　病気を診断するのに有用な検査
> 陰性尤度比 < 0.1　　病気を除外診断するのに有用な検査

陽性尤度比は 1.312 と低い値で，病気を診断するのに有用な所見とはいえません．
　検査後確率を求めてみましょう．検査前確率を p = 0.5 と仮定すると，次のようになります．

検査前オッズ＝0.5／(1－0.5)＝1
　検査後オッズ＝陽性尤度比×検査前オッズ＝1.312×1＝1.312
　検査後確率＝1.312／(1＋1.312)＝0.567
したがって，検査後確率は約57％となりました．

　ノモグラムを使って求めてみると，右のようになります．
　検査前確率50％，陽性尤度比が1.3を通るように線を引くと，検査後確率は約55％と見積もられました．計算をした値とノモグラムを使った値は若干異なりますが，大切なことは，検査後確率は検査前確率とほとんど変わりませんので，冠動脈疾患を予測するうえで，顔の脂っぽさに注目する意義は低いことがわかります（そもそも，顔の脂っぽさを客観的に評価すること自体が難しいように思えます）．

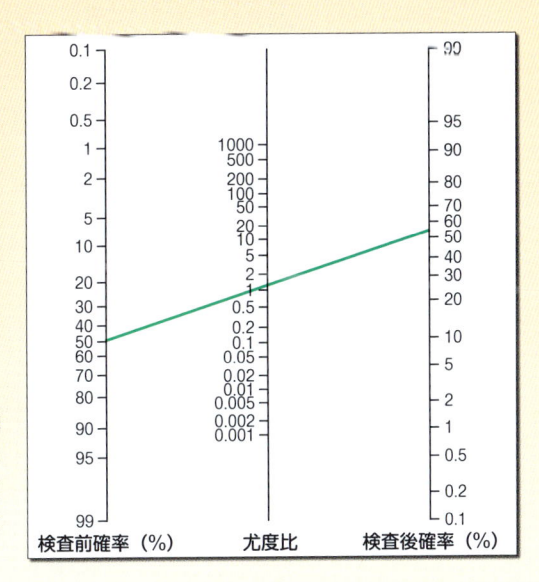

　ところで，高感度CRPの値は，冠動脈疾患の有無を予測するうえで有用なマーカーと考えられています（Circulation 103: 1813-8, 2001）．先ほどと同様の待機的心臓カテーテル検査を受けた100名の患者のデータを用いて，高感度CRP値と冠動脈疾患の有無に関して評価してみましょう．
　ここでは，高感度CRP値 0.2 mg/dL以上を高値群とします．高感度CRP値と冠動脈疾患の有無で2×2分割表を作成すると次のようになりました．

	カテーテル検査結果	
	病変あり	病変なし
高感度CRP高値群	55	4
高感度CRP低値群	9	32

感度と特異度は，それぞれ次のように計算されます．
　感　度＝55／(55＋9)＝0.859 ⇒ 86％
　特異度＝32／(4＋32)＝0.889 ⇒ 89％
この結果から，陽性尤度比を計算してみましょう．
　陽性尤度比＝感度／(1－特異度)＝0.859／(1－0.889)＝7.739
陽性尤度比は10には届きませんでしたが，約7.7と高い値を示しました．

検査後確率を同様に求めてみましょう．検査前確率を $p = 0.5$ と仮定すると，次のようになります．

　検査前オッズ ＝ 0.5 / (1 − 0.5) = 1
　検査後オッズ ＝ 陽性尤度比 × 検査前オッズ ＝ 7.739 × 1 ＝ 7.739
　検査後確率 ＝ 7.739 / (1 + 7.739) ＝ 0.886
検査後確率は約89%となりました．

ノモグラムで検査後確率を求めてみると，右のようになります．

検査前確率50%，陽性尤度比7.8の場合に見積もられる検査後確率は，約90%程度まで上昇することがわかります．先ほどの顔の脂っぽさとは違い，高感度CRP高値は冠動脈疾患を予測するうえで有用なマーカーであることがわかります（数字は計算のための架空のデータですので，注意してください）．

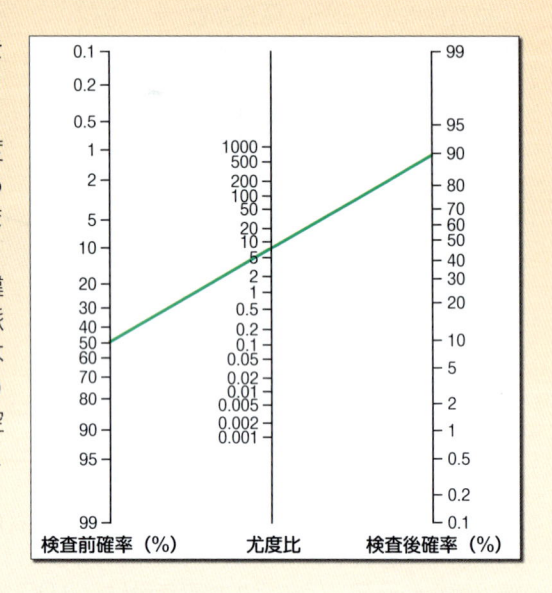

参考文献

- Suzuki T, Distante A, Zizza A, et al; IRAD-Bio Investigators. Diagnosis of acute aortic dissection by D-dimer: the International Registry of Acute Aortic Dissection Substudy on Biomarkers (IRAD-Bio) experience. Circulation 119: 2702-7, 2009. PMID: 19433758
- 徳田安春・岸本暢将・森雅紀："メディカルポケットカード　プライマリケア"，医学書院，2007
- Ridker PM. High-sensitivity C-reactive protein: potential adjunct for global risk assessment in the primary prevention of cardiovascular disease. Circulation 103: 1813-8, 2001. PMID: 11282915

第10章
リスク比とオッズ比
(Risk Ratio and Odds Ratio)

　第9章では分割表の検定を勉強し，名義変数間に関連があるかどうかを χ^2 検定によって調べました．しかし，χ^2 検定では2変数に関連があるかないかはわかりますが，どのくらい関連があるのか，あるいは，ある要因が疾患のリスクを高めるのか抑えるのか「方向性」についてはわかりません．

　そこで分割表から求められ，関連の強さや方向性をあらわす指標に，医療分野でよく使われるリスク比とオッズ比があります．これらはたとえば「喫煙習慣のある人のある疾病のリスクが非喫煙者を基準（reference）として比較すると○倍になる」といいたい場合に使われます．

第10章 リスク比とオッズ比（Risk Ratio and Odds Ratio）

1　リスク比（Risk Ratio：RR）

この項で学ぶこと

- □ 「リスク比」の計算方法を知ろう！
- □ その解釈の仕方を覚えよう！

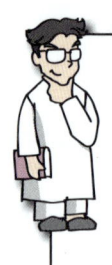

リスク比は，おもに前向き研究の場合に使われます．前向き研究とは，はじめに被験者の生活習慣など疾患と関連がありそうな要因を調べておき，その後被験者を追跡し，なんらかの疾患などのイベントが発生した場合に，はじめに調べた要因とイベントとの関連を調べる研究です．研究をはじめた時点では疾患などのイベントはまだ発生していません．ランダム化試験は前向き研究の代表的なものです．

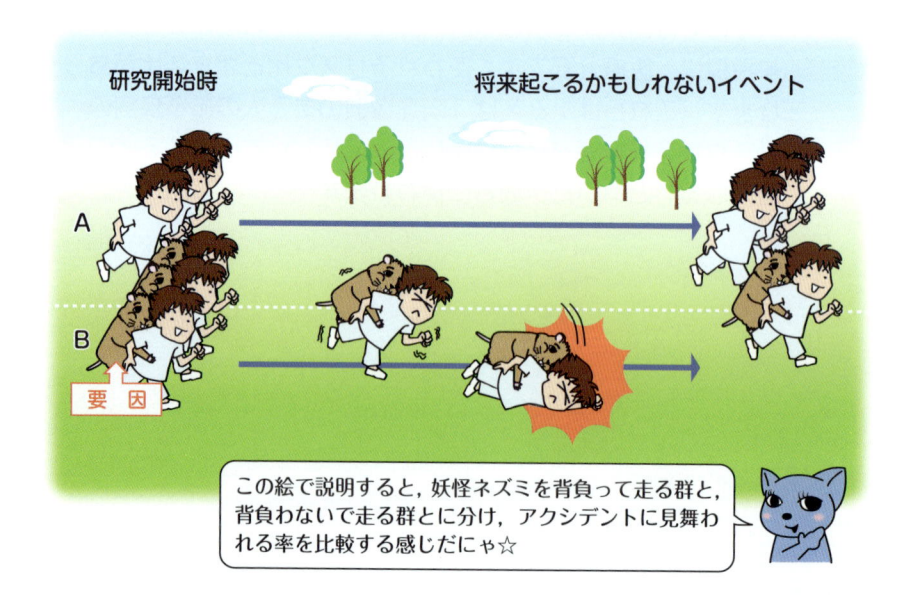

この絵で説明すると，妖怪ネズミを背負って走る群と，背負わないで走る群とに分け，アクシデントに見舞われる率を比較する感じだにゃ☆

まずは，次の2×2分割表を見てみましょう．

		イベント		合 計
		あ り	な し	
要 因	あ り	a	b	a+b
	な し	c	d	c+d

この表で，要因あり群において，イベントが起こる確率は，

$$\hat{p}_1 = \frac{a}{a+b}$$

となり，要因なし群において，イベントが起こる確率は，

$$\hat{p}_2 = \frac{c}{c+d}$$

となります．この確率を「**リスク**」といいます．

要因なし群を基準とすると，リスク比は次のようになります．

$$\widehat{RR} = \frac{\hat{p}_1}{\hat{p}_2} = \frac{a/(a+b)}{c/(c+d)}$$

この RR の解釈は，次のようになります．

① $\widehat{RR} > 1$ ならば，要因あり群で，イベントが起こりやすい．
② $\widehat{RR} = 1$ ならば，要因の有無でイベントの発生に違いはない．
③ $\widehat{RR} < 1$ ならば，要因なし群で，イベントが起こりやすい．

次の例を見てみましょう．

【例】ある種のスタチンの投与が，PCI（percutaneous coronary intervention：経皮的冠動脈形成術）を施行した ACS（acute coronary syndrome）患者のステント内再狭窄のリスクを低下させるのではないかと考え，1,000人の患者を500人ずつ「スタチン投与群」と「プラセボ群」とにランダムに割り付けたところ，次のようなデータを得ました．このスタチンに再狭窄予防効果はあるでしょうか？

		再狭窄		合計
		あり	なし	
薬剤	スタチン	175	325	500
	プラセボ	200	300	500

1000人の被験者
ランダム割り付け

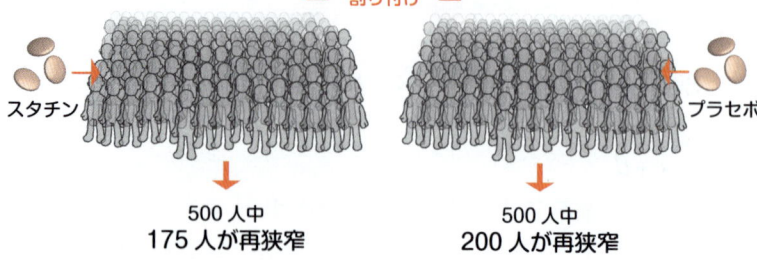

スタチン
500人中
175人が再狭窄

プラセボ
500人中
200人が再狭窄

上記の結果からリスクを計算すると，スタチン群での再狭窄率は，

$$\hat{p}_1 = \frac{175}{500} = 0.35 \quad (35\%)$$

プラセボ群では

$$\hat{p}_2 = \frac{200}{500} = 0.4 \quad (40\%)$$

でした．

リスク比の**点推定値**は，以下のようになります．

$$\widehat{RR} = \frac{\hat{p}_1}{\hat{p}_2} = \frac{0.35}{0.4} = 0.875$$

リスク比が1より小さいので，スタチン投与群で再狭窄のリスクが小さくなることが示唆されました．

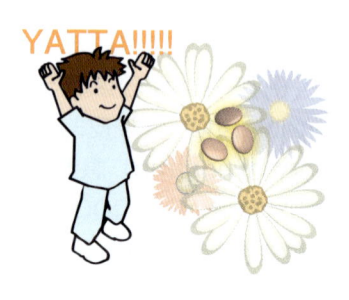

YATTA!!!!!

第10章　リスク比とオッズ比（Risk Ratio and Odds Ratio）

2　リスク比の区間推定

この項で学ぶこと
- □ リスク比の**「信頼区間」**をどう読むか知ろう！
- □ 95％信頼区間を計算してみよう！

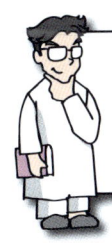

> 前項でリスク比を求めましたが，有意水準5％でリスクが低くなるといえるかどうか，95％信頼区間を求めて確認します．

　リスク比が「1」のとき要因とイベントの発生にはなんの関係もないので，**95％信頼区間が「1」を含んだ場合は，「有意水準5％で関連なし」**ということがいえます．

　信頼区間を計算するためには，リスク比の分布を調べる必要がありますが，**リスク比の自然対数 $\ln(RR)$ をとると，その分布は正規分布で近似で**きることが知られています．

　また，$\ln(RR)$ の分散は，デルタ法で近似することより，次の式で求められます．

$$Var\left(\ln\left(\widehat{RR}\right)\right) = \frac{b}{a(a+b)} + \frac{d}{c(c+d)}$$

　したがって，対数変換したリスク比の信頼区間は，有意水準 α ％とすると次のようになります．

$$\ln\left(\widehat{RR}\right) \pm z_{1-\alpha/2}\sqrt{\frac{b}{a(a+b)} + \frac{d}{c(c+d)}}$$

対数変換しているので，逆変換して元に戻して有意水準α％の信頼区間は次のようになります．

$$\left(\exp\left(\ln\left(\widehat{RR}\right) - z_{1-\alpha/2}\sqrt{\frac{b}{a(a+b)} + \frac{d}{c(c+d)}}\right), \exp\left(\ln\left(\widehat{RR}\right) + z_{1-\alpha/2}\sqrt{\frac{b}{a(a+b)} + \frac{d}{c(c+d)}}\right)\right)$$

それでは前項のスタチンの例から，95％信頼区間を求めてみましょう．データを再掲します．

		再狭窄あり	再狭窄なし	合計
薬剤	スタチン	175	325	500
	プラセボ	200	300	500

前項で計算したリスク比（$\widehat{RR}$）は，0.875 でした．したがってリスク比の対数は $\ln(\widehat{RR}) = -0.1335$ になります．

$a = 175, b = 325, c = 200, d = 300$

$z_{1-\alpha/2} = z_{0.975} = 1.96$

$$\ln\left(\widehat{RR}\right) \pm z_{1-\alpha/2}\sqrt{\frac{b}{a(a+b)} + \frac{d}{c(c+d)}}$$

$$= -0.1335 \pm 1.96\sqrt{\frac{325}{175(175+325)} + \frac{300}{200(200+300)}}$$

これを計算すると (− 0.294, 0.027)．逆対数変換して元に戻すと，

$$\left(e^{-0.294}, e^{0.027}\right) = (0.745, 1.027)$$

となります．95％信頼区間内に「1」を含むので，有意水準5％でスタチン投与が有意に再狭窄のリスクを低下させるとはいえませんでした．

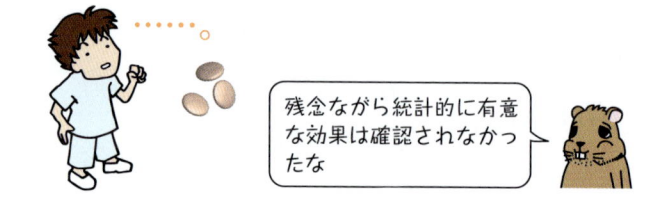

残念ながら統計的に有意な効果は確認されなかったな

第 10 章 リスク比とオッズ比（Risk Ratio and Odds Ratio）

3 オッズ比（Odds Ratio）

この項で学ぶこと
- □ 「オッズ比」の計算方法を知ろう！
- □ その解釈の仕方を覚えよう！

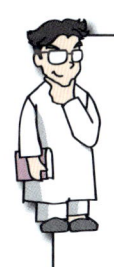

オッズ比もリスク比と似たような指標ですが，ケースコントロール研究（case-control study）など後ろ向き研究（retrospective study）や横断研究（cross-sectional study）において，イベントの起こりやすさを比較する場合に使います．後ろ向き研究では，リスク比を計算することはできません．

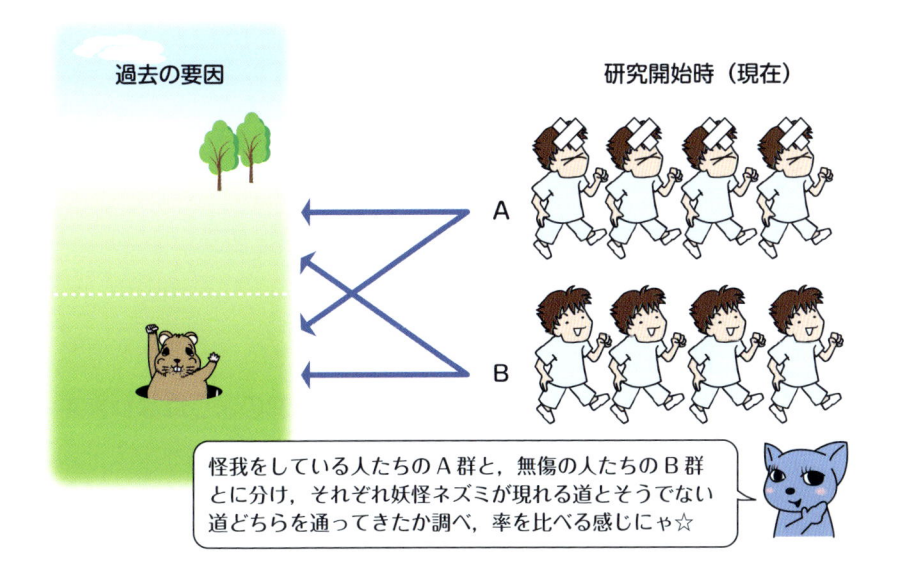

怪我をしている人たちのA群と，無傷の人たちのB群とに分け，それぞれ妖怪ネズミが現れる道とそうでない道どちらを通ってきたか調べ，率を比べる感じにゃ☆

次のデータで考えてみましょう．

		イベント		合 計
		あ り	な し	
要 因	あ り	a	b	a+b
	な し	c	d	c+d
合 計		a+c	b+d	a+b+c+d

　リスク比と同じような表ですが，後ろ向き研究の場合，列の周辺度数である**「a+c」と「b+d」は固定された値**です．その中で，それぞれどのくらいの人が要因をもっていたかを調べます．

　まず，それぞれの群で**オッズ**（odds）を求めます．オッズは**イベントの起こりやすさ**をあらわしていて，**値が大きいほどイベントが起こりやすい**といえます．

　要因あり群において，イベントが起こる確率を

$$\hat{p}_1 = \frac{a}{a+b}$$

とすると，オッズは以下のようになります．

$$\frac{\hat{p}_1}{1-\hat{p}_1} = \frac{a}{b}$$

　要因なし群において，イベントが起こる確率を

$$\hat{p}_2 = \frac{c}{c+d}$$

とすると，オッズは以下のようになります．

$$\frac{\hat{p}_2}{1-\hat{p}_2} = \frac{c}{d}$$

　そこで，要因なし群を基準とすると，オッズ比は次のようになります．

$$\widehat{OR} = \frac{\dfrac{\hat{p}_1}{1-\hat{p}_1}}{\dfrac{\hat{p}_2}{1-\hat{p}_2}} = \frac{a/b}{c/d} = \frac{ad}{bc}$$

オッズ比の解釈もリスク比と同じです．

① $\widehat{OR} > 1$ ならば，要因あり群で，イベントが起こりやすい．
② $\widehat{OR} = 1$ ならば，要因の有無でイベントの発生に違いはない．
③ $\widehat{OR} < 1$ ならば，要因なし群で，イベントが起こりやすい．

次の例でみてみよう．

【例】 肥満と運動習慣について調べています．肥満をBMI（body mass index）が25以上とし，BMIが25以上の被験者とそうでない被験者をそれぞれ100名と300名リクルートしました．そして，過去の運動習慣について調査したところ次のようなデータが得られました．運動習慣と肥満には，なにか関連があるでしょうか？

		BMI 25以上	BMI 25未満	合計
運動習慣	あり	23	113	136
	なし	77	187	264
合計		100	300	400

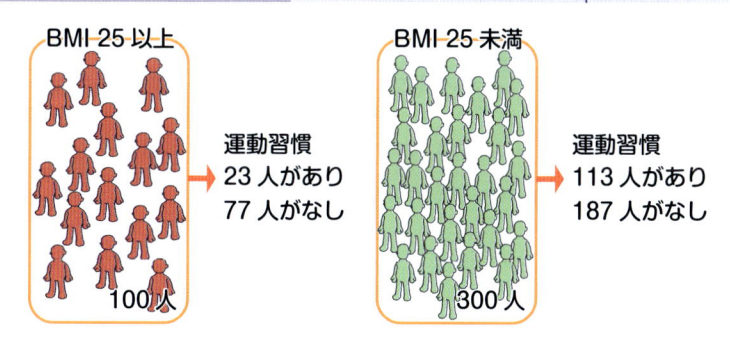

BMI 25以上
運動習慣
23人があり
77人がなし
100人

BMI 25未満
運動習慣
113人があり
187人がなし
300人

オッズ比の点推定値は，

$$\widehat{OR} = \frac{ad}{bc} = \frac{23 \times 187}{113 \times 77} \approx 0.494$$

運動習慣があるほうがない場合に比べて，肥満になりやすさが半分の約1/2になっています．

第10章　リスク比とオッズ比（Risk Ratio and Odds Ratio）

4　オッズ比の区間推定

この項で学ぶこと
- □ オッズ比の「信頼区間」をどう読むか知ろう！
- □ 95％信頼区間を計算してみよう！

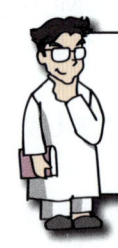

> オッズ比の場合も95％信頼区間を求め，有意水準5％で要因とイベントに関連があるかないか調べてみましょう．

　オッズ比も**対数変換することで，正規分布に近似する**ことができます．また，$\ln(\widehat{OR})$ の分散は次のように推定されます．

$$Var\left(\ln(\widehat{OR})\right) = \frac{1}{a} + \frac{1}{b} + \frac{1}{c} + \frac{1}{d}$$

したがって，対数をとったオッズ比の信頼区間は有意水準 α とすると，

$$\ln(\widehat{OR}) \pm z_{1-\alpha/2}\sqrt{\frac{1}{a} + \frac{1}{b} + \frac{1}{c} + \frac{1}{d}}$$

逆対数変換して，

$$\left(\exp\left(\ln(\widehat{OR}) - z_{1-\alpha/2}\cdot\sqrt{\frac{1}{a} + \frac{1}{b} + \frac{1}{c} + \frac{1}{d}}\right), \exp\left(\ln(\widehat{OR}) + z_{1-\alpha/2}\cdot\sqrt{\frac{1}{a} + \frac{1}{b} + \frac{1}{c} + \frac{1}{d}}\right)\right)$$

前項の肥満と運動習慣の例の場合で95％信頼区間を求めると，

$$\ln(\widehat{OR}) = -0.705,\ a = 23,\ b = 113,\ c = 77,\ d = 187,\ z_{0.975} = 1.96$$

$$\left(\exp\left(\ln(\widehat{OR}) - z_{1-\alpha/2}\sqrt{\frac{1}{a}+\frac{1}{b}+\frac{1}{c}+\frac{1}{d}}\right), \exp\left(\ln(\widehat{OR}) + z_{1-\alpha/2}\sqrt{\frac{1}{a}+\frac{1}{b}+\frac{1}{c}+\frac{1}{d}}\right)\right)$$
$$= (0.294, 0.832)$$

　OR の95％信頼区間が「1」を含まないので，有意に1より小さいことがわかりました．したがって，運動習慣があるほうが肥満になりにくいことが有意水準5％で示されました．

　前向き研究ではリスク比だけでなくオッズ比も計算できますが，**後ろ向き研究ではオッズ比でしか意味のある比較はできません**．

　たとえばケースコントロール研究では，「疾患をもった人」と「もたない人」の人数をあらかじめ決めていますが，一般にこのような研究では，疾患をもった人の数が少ないので，疾患をもった全被験者から抽出される割合が大きくなり，それにともなってリスク比も変化してしまいます．一方，オッズ比は，その割合がケースとコントロールで異なっても変わりません．

前向き研究
○ リスク比
○ オッズ比

後ろ向き研究
× リスク比
○ オッズ比

　また，信頼区間を求めるのに正規近似を使っているので，**リスク比およびオッズ比の信頼区間を求めるためには，ある程度の標本数が必要**です．目安としては，各群の標本数を n_1, n_2，イベントの起こる確率を $\hat{p}_1$, $\hat{p}_2$ とすると，「$n_1\hat{p}_1(1-\hat{p}_1) > 5$」および「$n_2\hat{p}_2(1-\hat{p}_2) > 5$」を目安にしてください．

　稀にしか起こらないイベントを長期間かけて追跡するのは大変です．しかし，その起こる確率を p とすると，「$1 - p \approx 1$」のように近似できるので，次のような関係が成り立ちます．

$$\widehat{OR} = \frac{\dfrac{\hat{p}_1}{1-\hat{p}_1}}{\dfrac{\hat{p}_2}{1-\hat{p}_2}} \approx \frac{\hat{p}_1}{\hat{p}_2} = \widehat{RR}$$

つまり，**稀な疾患の発症リスクを研究する場合は $\widehat{OR}$ を $\widehat{RR}$ として解釈**できるので，前向き研究でリスク比を推定しようとするより，ケースコントロールスタディでオッズ比を推定することも検討してみましょう．

今回は，あるイベントと1つの要因との関連をみましたが，考慮したい要因が年齢や性別など複数の場合もあるでしょう．そんなときは「多変量ロジスティック回帰分析」という方法で，複数の因子を調整したオッズ比を求めます．

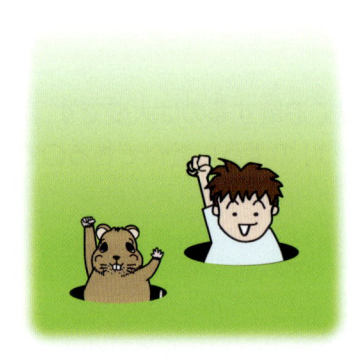

column
オッズ比,ハザード比を解釈するうえでの注意点

　疾患発症のリスクは,オッズ比,ハザード比などで表現されますが,結果を解釈するときに一つ注意しておく点があります.次の例をもとに一緒に考えていきましょう.

　【例】 心筋梗塞と年齢の関係を評価してみます.東京都のある病院の循環器内科に通院中の患者1,500名(年齢の平均±標準偏差は66.3±10.3歳)のデータがあります.そのうち,150名は心筋梗塞で緊急入院した方のデータです.一般的に,高齢であるほど,心筋梗塞のリスクは高いと思われますが,そのリスクはどの程度なのでしょうか?

　オッズ比を求めると次のようになったとします.

> 心筋梗塞オッズ比(*OR*)と95%信頼区間(95%CI):
> 年齢　*OR* 1.09, 95%CI 1.06-1.11

　上記の*OR*の意味を考えてみましょう.
　OR 1.09は,**年齢が1歳(1単位)上がったときの心筋梗塞リスクとの関連性**を示す数字です.

　それでは,年齢が10歳(10単位)上がると*OR*と95%信頼区間はどのように計算されるのでしょうか? 同様に計算してみました.

> 年齢10歳　*OR* 2.39, 95%CI 1.94-2.95

　この場合の*OR*の意味を考えてみます.
　OR 2.39は,**年齢が10歳(単位)上がったときの心筋梗塞リスクとの関連性**を示す数字です.

　*OR*や信頼区間を計算する際に,**注目する因子の変化量により*OR*やハザード比の値は変わる**ということに注意してください.ここでは,年齢1歳の上昇では,*OR*は1.09でしたが,10歳の変化に注目すると,*OR*は2.39と増加します.1歳(1単位あたり)の変化に注目したほうがよいのか,10歳(10単位あたり)の変化に注目したほうがよいのかは,考え方によって変わってきます.臨床的な意義の高いほうがよいでしょう.
　*OR*やハザード比を統計解析ソフトで計算すると,特になにも指定しなければ1単位あたりの変化で計算されます.今回の例のように10単位あたりの変化で*OR*やハザード比を計算したい場合は,統計ソフトの設定を変えるか,生データの年齢の数字を1/10倍して解析すればよいでしょう(生データの数字が

1/10倍されると，1単位あたりの変化が10単位あたりの変化に相当されます）．臨床論文の例で確認してみましょう．

Table 5 Independent predictors of 1 year post-discharge mortality[a]

Variable	Total population OR (95% CI)	STEMI OR (95% CI)	NSTEMI OR (95% CI)
History of heart failure (yes vs. no)	2.99 (1.83-4.86)	2.36 (1.17-4.75)	3.88 (1.97-7.67)
Age (per 10 year increase)	2.37 (2.00-2.80)	2.49 (2.02-3.08)	2.20 (1.67-2.91)
Dyslipidaemia not treated with a statin on admission (reference: no dyslipidaemia)	2.07 (1.24-3.45)	2.75 (1.49-5.08)	—[b]
Diabetes (reference: no diabetes)	1.77 (1.22-2.58)	1.85 (1.15-3.00)	—[b]
Heart rate (per 10 b.p.m. increase)	1.19 (1.10-1.28)	1.18 (1.07-1.30)	1.23 (1.09-1.39)
Systolic blood pressure (per 10 mmHg decrease)	1.18 (1.11-1.27)	1.17 (1.08-1.28)	1.21 (1.08-1.35)
Dyslipidaemia treated with a statin (reference: no dyslipidaemia)	0.60 (0.40-0.89)	0.61 (0.37-1.01)	—[b]

SBP, systolic blood pressure.
[a] In-patients who survived to hospital discharge and had 6 month follow-up data (n = 1878).
[b] A variable with a P-value ≥0.05.

（OPERA Investigators: Eur Heart J 28: 1409-17, 2007）

下線に注目してください．この研究は心筋梗塞後の予後因子を検討した研究結果ですが，ここでは年齢は10歳の変化に注目して，解析した結果を記載していることがわかります．「Age (per 10 year increase)」は，年齢は10歳の変化を変数としていることを意味します．

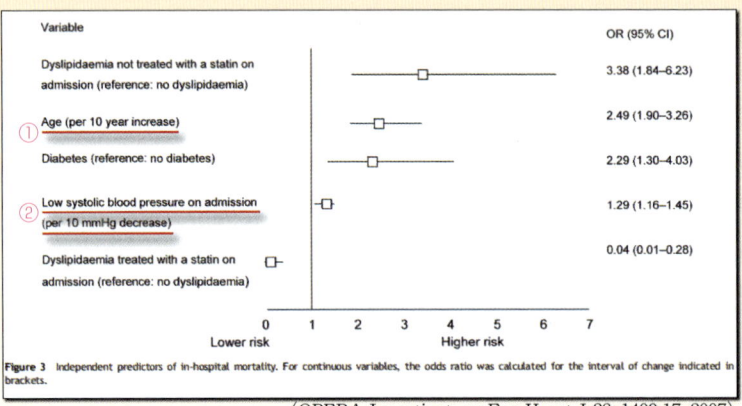

Variable		OR (95% CI)
Dyslipidaemia not treated with a statin on admission (reference: no dyslipidaemia)		3.38 (1.84-6.23)
① Age (per 10 year increase)		2.49 (1.90-3.26)
Diabetes (reference: no diabetes)		2.29 (1.30-4.03)
② Low systolic blood pressure on admission (per 10 mmHg decrease)		1.29 (1.16-1.45)
Dyslipidaemia treated with a statin on admission (reference: no dyslipidaemia)		0.04 (0.01-0.28)

Figure 3 Independent predictors of in-hospital mortality. For continuous variables, the odds ratio was calculated for the interval of change indicated in brackets.

（OPERA Investigators: Eur Heart J 28: 1409-17, 2007）

次に，フォレストプロットにも注目してみましょう．同様の研究結果に記載されている図です．年齢は，10歳の変化（下線①），収縮期血圧は10 mmHgの変化（下線②）に注目していることがわかります．年齢や血圧は，1歳，1 mmHgの変化に注目するより，10歳，10 mmHgの変化に注目したほうが，臨床的な意義が高いと判断されているのでしょう．

参考文献
● Montalescot G, Dallongeville J, Van Belle E, et al; OPERA Investigators. STEMI and NSTEMI: are they so different? 1 year outcomes in acute myocardial infarction as defined by the ESC/ACC definition (the OPERA registry). Eur Heart J 28: 1409-17, 2007. PMID: 17412730

第11章
相関と回帰
(Correlation and Regression)

　この章ではまず，2つの連続型変数の直線的な関連の強さを調べる場合によく使われる「相関係数」について学びます．

　それから2つの変数のうち一方を「原因」，他方を「結果」として考えた場合に，変数の直線関係に基づいて，原因から結果を予測するための直線（回帰式）を推定する「回帰分析」の基礎を勉強します．

第11章　相関と回帰 (Correlation and Regression)

1　散布図 (Scatter Plot)

この項で学ぶこと
- □ 相関を調べるために**「散布図」**を描いてみよう！
- □ 散布図の眺め方を学ぼう！

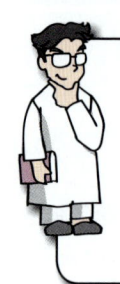

たとえば身長と体重，年齢と血圧値など2つの対になったデータの関連を調べようと思ったら，まず散布図を描いてその様子を調べます．散布図を作成するには，対になったデータの一方を横軸に，もう一方を縦軸に対応させ，平面上に対応するデータを点で描きます．

次のデータを使って散布図を描いてみましょう．

x	y
20	22
13	14
12	7
10	16
16	21
9	9
16	14
8	3
14	18
18	20

散布図は Excel などでも簡単に作れますが，この程度の数のデータでしたら，手書きでも描くことができます．横軸を x，縦軸を y として描いてみよう．

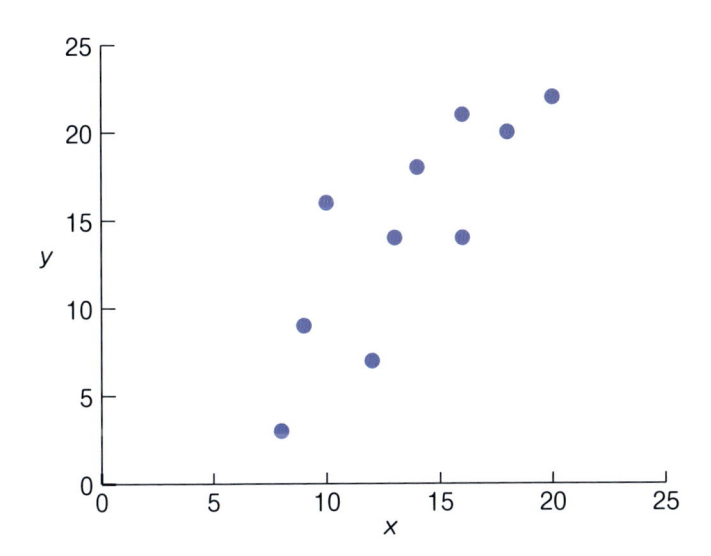

散布図を眺めるときは，

> ①一方の変数が増加（減少）すると，他方はどのように変化するだろうか？
> ②変数間にどんな関係（直線，非直線関係など）があるだろうか？
> ③極端な値やはずれ値などはあるだろうか？
> ④特徴的ないくつかのグループに分ける必要があるだろうか？

などと考えながら眺めてみましょう．

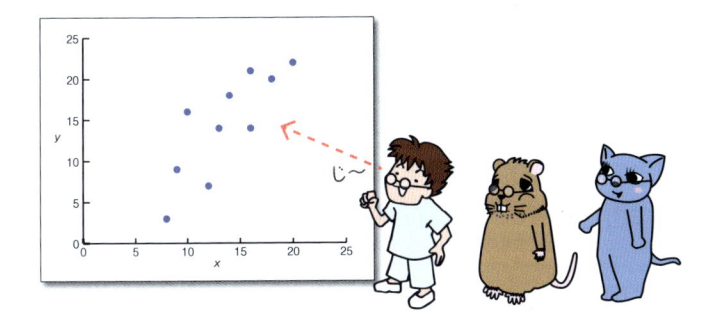

1　散布図（Scatter Plot）

第11章 相関と回帰 (Correlation and Regression)

2 相関関係と相関係数

この項で学ぶこと
- □ 「正の相関」「負の相関」「無相関」とは？
- □ 「ピアソンの積率相関係数」とは？
- □ 相関係数と変数の関係を知ろう！

> 先生！ さっきの散布図は，なんとなく右肩上がりに見えました！

> そうですね．前項の散布図では x が増加すると y もそれにともなって増加しています．

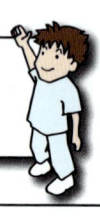

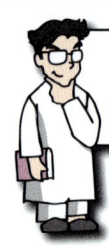

ピアソンの積率相関係数

このように x が増加すると y も増加する場合を「**正の相関**」があるといいますが，逆に x が増加すると y が減少する場合を「**負の相関**」があるといいます．また，x が変化しても y が変化しない場合は「**無相関**」といいます．

この相関の度合いを定量的にあらわす指標として，**ピアソンの積率相関係数**（Pearson product-moment correlation coefficient）r がよく使われます．

ピアソンの相関係数を計算するためには，次のようにいくつか確認すべき事項があります．

① 変数 x と y は**連続変数**である．
② 変数 x と y の関係が**直線的**である．
③ 変数 x と y は**2変量正規分布**に従う．

②は散布図で確認します．③の条件は，単にデータの相関係数（r）を計算するだけなら特に必要ありませんが，母相関係数を推定したり，母相関係数の検定を行う場合は必要となる条件です．散布図を見てデータが円または楕円状に散らばっているかを確認し，また，それぞれの変数が正規分布に従っているか調べてみましょう．

また，ピアソンの相関係数は，はずれ値に影響されやすいので，散布図ではずれ値がないか確認しましょう．

変数が順序データであったり，正規分布に従っていない場合など，前提条件があわない場合には，ノンパラメトリックなスピアマンの順位相関係数（Spearman's rank correlation coefficient）を代わりに使います．

大きさ n の対になったデータを (x_i, y_i) ($i = 1, 2, \cdots, n$) とすると，このピアソンの相関係数は次のように求められます．

ピアソンの積率相関係数

$$r = \frac{S_{xy}}{\sqrt{S_{xx}}\sqrt{S_{yy}}} = \frac{\sum_{i=1}^{n}(x_i - \bar{x})(y_i - \bar{y})}{\sqrt{\sum_{i=1}^{n}(x_i - \bar{x})^2}\sqrt{\sum_{i=1}^{n}(y_i - \bar{y})^2}} = \frac{\sum_{i=1}^{n}x_i y_i - n\bar{x}\bar{y}}{\sqrt{\sum_{i=1}^{n}x_i^2 - n\bar{x}^2}\sqrt{\sum_{i=1}^{n}y_i^2 - n\bar{y}^2}}$$

$$(-1 \leq r \leq 1)$$

前項の例のデータで，相関係数を求めてみよう．

$$n = 10, \ \bar{x} = 13.6, \ \bar{y} = 14.4$$

$$\sum_{i=1}^{n} x_i^2 = 1990, \ \sum_{i=1}^{n} y_i^2 = 2436, \ \sum_{i=1}^{n} x_i y_i = 2143$$

$$r = \frac{S_{xy}}{\sqrt{S_{xx}}\sqrt{S_{yy}}} = \frac{2143 - 10 \times 13.6 \times 14.4}{\sqrt{1990 - 10 \times 13.6^2}\sqrt{2436 - 10 \times 14.4^2}}$$

$$\approx 0.818$$

相関係数と変数の関係

　上記のように求められる相関係数ですが，どのように見たらよいでしょう？　次の表をご覧ください．

相関係数の値	相関関係	変数の関係
正	正の相関	一方が増加すると他方も増加し，一方が減少すると他方も減少する「1」に近いほど直線的な関連が強い
0	無相関	一方が変化しても他方は変化しない
負	負の相関	一方が増加すると他方は減少し，一方が減少すると他方は増加する「−1」に近いほど直線的な関連が強い

　相関係数 r は**変数間に直線的な正の相関が強くなる場合は「1」に近くなり，直線的な負の相関が強くなる場合には「−1」に近い値**となります．
　次ページの図で，相関係数が高い B の図は，データが楕円の長軸方向に集中して，直線的な関連が強くなっていることがわかります．

　相関係数は変数間の直線的な関係の強さをあらわしていて，x と y の間に因果関係があることを示しているわけではありませんので，相関係数の式において，変数 x と y を入れ替えても相関係数は同じになります．

正の相関 (r = 0.45) — A

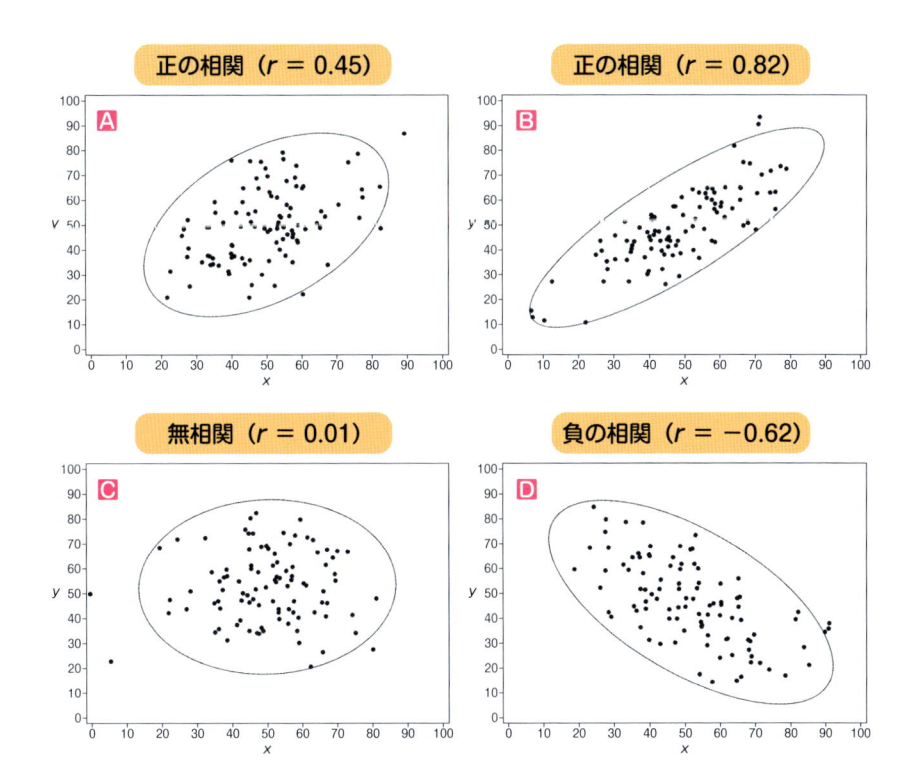

正の相関 (r = 0.82) — B

無相関 (r = 0.01) — C

負の相関 (r = −0.62) — D

相関の強さ

相関係数はどのくらいの大きさだったら，相関が強いとか弱いとかいえるでしょうか？

相関の強さを考えるときは，相関係数 r の2乗をとった **r^2 決定係数** (coefficient of determination) で考えてみます．決定係数は，あとの回帰分析でもお話ししますが，ある変数 Y をもう一方の変数 X で予測しようとした場合，**Y の変動をどのくらい X で説明できるのか**の指標となります．

たとえば体重 Y を年齢 X から予測したい場合，X と Y の相関が強いほど，Y の動き方（変動）を X の動き方（変動）で捉えることができ，X から Y をより正確に予測できますね．

次の表を見てみましょう．

2 相関関係と相関係数 | 213

決定係数 (%)	相関係数	角度（度）	相関係数	角度（度）	相関の強さ
0	0	90.0	0	90.0	ほとんど相関なし またはとても弱い相関あり
5	0.22	77.1	−0.22	102.9	
10	0.32	71.6	−0.32	108.4	
15	0.39	67.2	−0.39	112.8	
20	0.45	63.4	−0.45	116.6	
25	0.50	60.0	−0.50	120.0	弱い相関あり
30	0.55	56.8	−0.55	123.2	
35	0.59	53.7	−0.59	126.3	
40	0.63	50.8	−0.63	129.2	
45	0.67	47.9	−0.67	132.1	
50	0.71	45.0	−0.71	135.0	相関あり
55	0.74	42.1	−0.74	137.9	
60	0.77	39.2	−0.77	140.8	
65	0.81	36.3	−0.81	143.7	
70	0.84	33.2	−0.84	146.8	
75	0.87	30.0	−0.87	150.0	強い相関あり
80	0.89	26.6	−0.89	153.4	
85	0.92	22.8	−0.92	157.2	
90	0.95	18.4	−0.95	161.6	
95	0.97	12.9	−0.97	167.1	
100	1	0.0	−1	180.0	

　たとえば相関係数が「0.7」のときの変動係数は「0.49」となるので，Y の変動の約 50％を X で説明できるということです．どの程度説明できた場合に，「相関が強い」といえるのかまたは「弱い」といえるのかは，研究の内容によって異なると思いますが，たとえば，決定係数から 75％以上説明できれば「強い相関あり」，50〜75％で「相関あり」，25〜50％で「弱い相関あり」，25％未満で「ほとんど相関なし」をひとつの目安としてみてください．

また，変数 X と Y を標準化してそれぞれベクトルと見なすと，じつは相関係数 r は，そのベクトルのなす角度 θ のコサイン（cosine）としてあらわされます．X と Y の相関係数が「0」のときは，2つのベクトルのなす角度は 90 度となり，相関係数が「1」のときは，ベクトルは完全に一致して 0 度となります．相関係数が「0.7」のときは「**なす角度が約 45 度なんだな**」とイメージでき，相関係数の違った解釈ができて楽しいと思います．

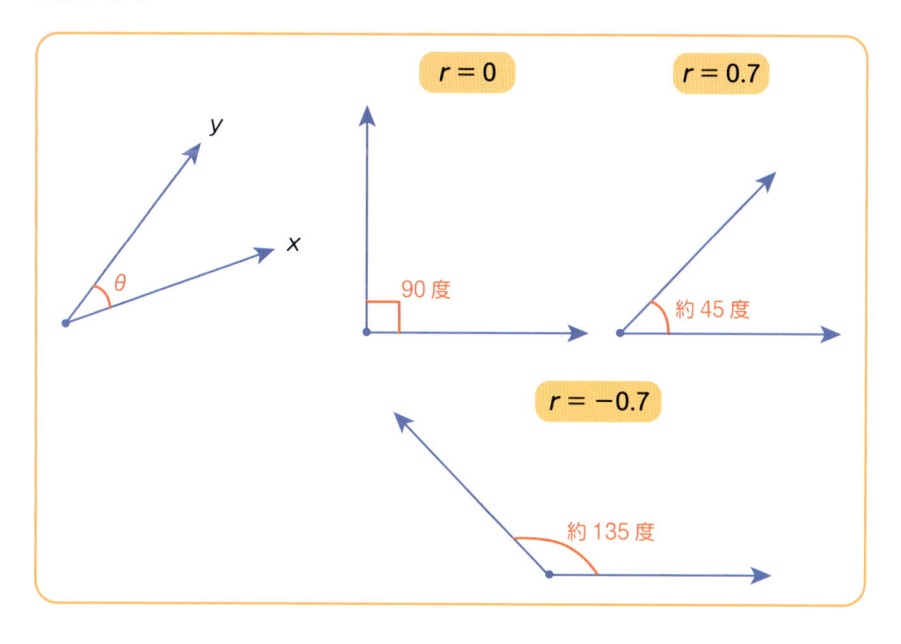

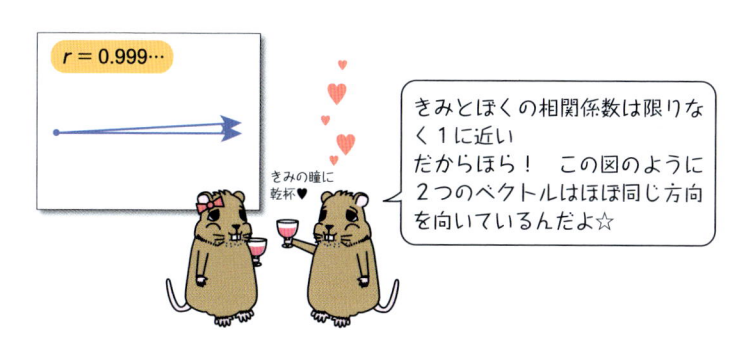

$r = 0$

$r = 0.7$

θ

90 度

約 45 度

$r = -0.7$

約 135 度

$r = 0.999\cdots$

きみの瞳に乾杯♥

きみとぼくの相関係数は限りなく 1 に近い
だからほら！ この図のように 2 つのベクトルはほぼ同じ方向を向いているんだよ☆

2 相関関係と相関係数 | 215

第 11 章　相関と回帰 (Correlation and Regression)

3　母相関係数の検定

> **この項で学ぶこと**
> - 「**母相関係数**」の検定の方法を学ぼう！
> - 標本が大きいときに留意すべきこととは？

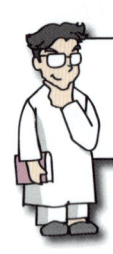

平均値の推定と同じく，標本からの相関係数は母集団の相関係数である「母相関係数」の推定値となります．

引き続き前項までと同じデータを使って，**母相関係数** ρ の検定を行ってみましょう．

ギリシャ文字（原型）		アルファベット	
Π	π	P	p
P	ρ	R	r

「ρ」は「p」にそっくりだけど，まったく別の文字なんだにゃあ！

● 仮説の設定

帰無仮説　$H_0: \rho = \rho_0 = 0$
対立仮説　$H_1: \rho \neq \rho_0 = 0$

● 検定統計量を求める

$$t = \frac{r\sqrt{n-2}}{\sqrt{1-r^2}}$$

t は帰無仮説の下，自由度 $n-2$ の t 検定に従います．
例では，$r = 0.818$ なので，次のようになります．

$$t = \frac{r\sqrt{n-2}}{\sqrt{1-r^2}} = \frac{0.818 \cdot \sqrt{10-2}}{\sqrt{1-0.818^2}} \approx 4.02$$

● **臨界値と比較する**

有意水準5％両側検定なので臨界値 $t_{8, 0.975}$ と比較すると，

$t = 4.02 > t_{8, 0.975} =$ T.INV.2T(0.05,8) = 2.306

となり，帰無仮説は棄却されました．この結果は相関係数が「0」と統計的に有意に異なっていることを示しており，相関関係が強いことをいっているわけではありません．

相関係数が小さくても，標本の大きさが大きいと有意な結果を得ることがあります．なぜなら，標本サイズが大きいほど，帰無仮説が棄却されやすくなるからです．このことは**第13章**でも説明します．

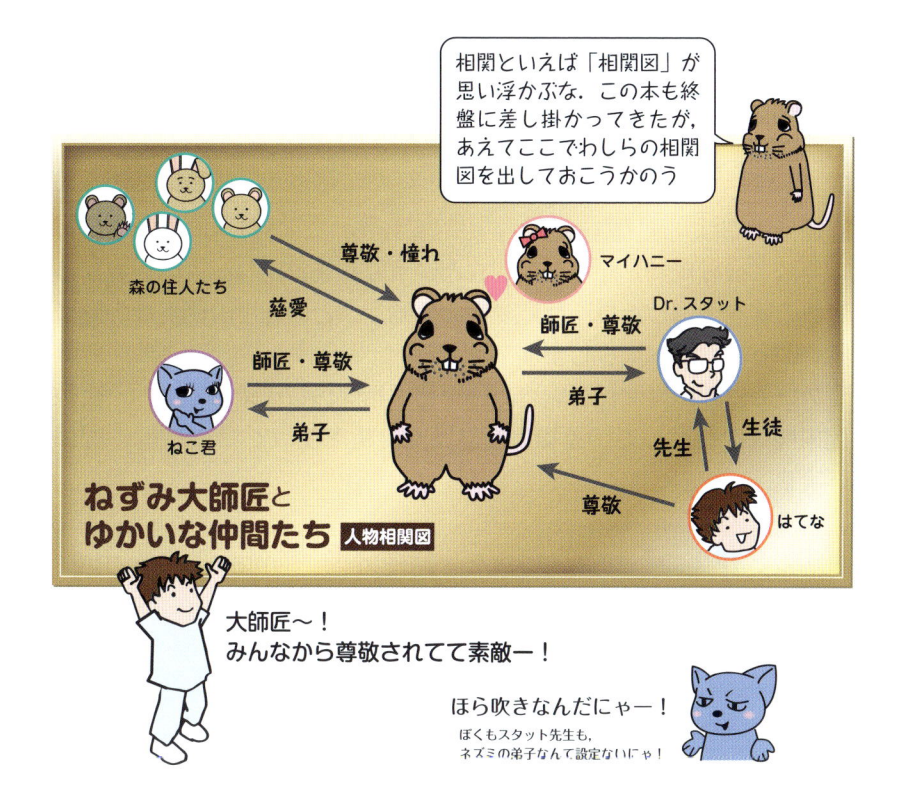

相関といえば「相関図」が思い浮かぶな．この本も終盤に差し掛かってきたが，あえてここでわしらの相関図を出しておこうかのう

ねずみ大師匠とゆかいな仲間たち 人物相関図

森の住人たち ← 尊敬・憧れ / 慈愛 → マイハニー

ねこ君 ← 師匠・尊敬 / 弟子 → (ねずみ大師匠) ← 師匠・尊敬 / 弟子 → Dr.スタット

はてな → 尊敬 / 先生・生徒 → Dr.スタット

大師匠〜！
みんなから尊敬されてて素敵ー！

ほら吹きなんだにゃー！
ぼくもスタット先生も，ネズミの弟子なんて設定ないにゃ！

第 11 章 相関と回帰 (Correlation and Regression)

4 回帰分析 (Linear Regression Analysis)

この項で学ぶこと
- □ 「単回帰分析」について学ぼう！
- □ 「最小二乗法」とはなんだろう？
- □ 実際に「回帰係数」を推定してみよう！
- □ 「残差プロット」で直線回帰モデルの当てはまりの良さを確かめてみよう！

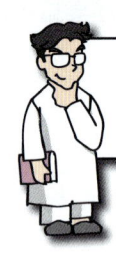

> ここでは，原因から結果を予測するための直線を推定する方法を学んでみましょう．

　回帰分析では，原因をあらわす**説明変数（独立変数）**，結果をあらわす**反応変数（従属変数）**から，**回帰式**という直線を推定し，説明変数から反応変数の値を予測したり，反応変数の変動が，どの程度説明変数の影響を受けているのか調べたりします．

　変数間の直線的な関係を調べたい場合は相関係数を求めて調べ，変数間に因果関係を想定している場合には回帰分析を使って 2 変数間の関係を調べます．

　説明変数が 1 つしかない場合を**単回帰分析**（simple linear regression analysis）といい，次のような式であらわされます．

回帰式

$$y_i = \alpha + \beta x_i + e_i$$

標本の i 番目の反応変数を「y_i」，説明変数を「x_i」とします．また，「e_i」

は x_i における反応変数の誤差をあらわします．回帰式の「α」は**切片**を，「β」は回帰式の**傾き**をあらわし，それぞれデータから推定します．

> **回帰分析の前提条件**
> ①説明変数と反応変数は**直線的な関係**にある（**線形性**）．
> ②反応変数の**誤差は互いに独立**である（**独立性**）．
> ③反応変数の**誤差は正規分布** $N(0, \sigma^2)$ に従っている（**正規性**）．
> ④反応変数の**誤差のばらつき具合い**は，どの説明変数の値でも**同じ**である（**等分散性**）．

①については，反応変数を縦軸，説明変数を横軸に配置した散布図を描いて目視で確認してみましょう．また，はずれ値の影響を受けやすいので，はずれた値があるかみてみよう．

②について，誤差の推定値として，**残差「反応変数の測定値と回帰式から予測された反応変数の差（$y_i - \hat{y}_i$）」**を代わりに使います．どの残差間にも関連はありません．誤差間に相関があるかどうかは，たとえば時系列データの場合は，ダービン・ワトソン検定で調べることができます．

③，④について，残差のヒストグラムやQ-Qプロット，残差プロットなどを描いて調べます．正規性の仮定は母回帰係数の検定を行うときに必要となります．

母回帰係数の推定

単回帰分析では y 軸方向において，すべての測定値と回帰式との差（距離）がもっとも小さくなるように，**「最小二乗法」**という方法で母回帰係数を推定します．

これから推定する回帰式を $\hat{y} = a + bx$，n 個の2対のデータを (x_i, y_i) とします．また，「a」および「b」はそれぞれ「α」と「β」の推定値をあらわします．$\hat{y}$ は回帰式から予測される y の予測値をあらわし，現時点でわかっていない値です．ある x_i における y の予測値を $\hat{y}_i = a + bx_i$ とすると，すべてのデータ $x_1, x_2, \cdots, x_n$ について，予測値 $\hat{y}_i$ と測定値 y_i の差である残差（residual）$\hat{e}_i = y_i - \hat{y}_i$ を考え，**残差の二乗和が最小になるように a と b を決定**します．この方法を最小二乗法といいます．

$$\text{残差の二乗和} = \sum_{i=1}^{n} \hat{e}_i^2 = \sum_{i=1}^{n} (y_i - \hat{y}_i)^2 = \sum_{i=1}^{n} (y_i - (a + bx_i))^2$$

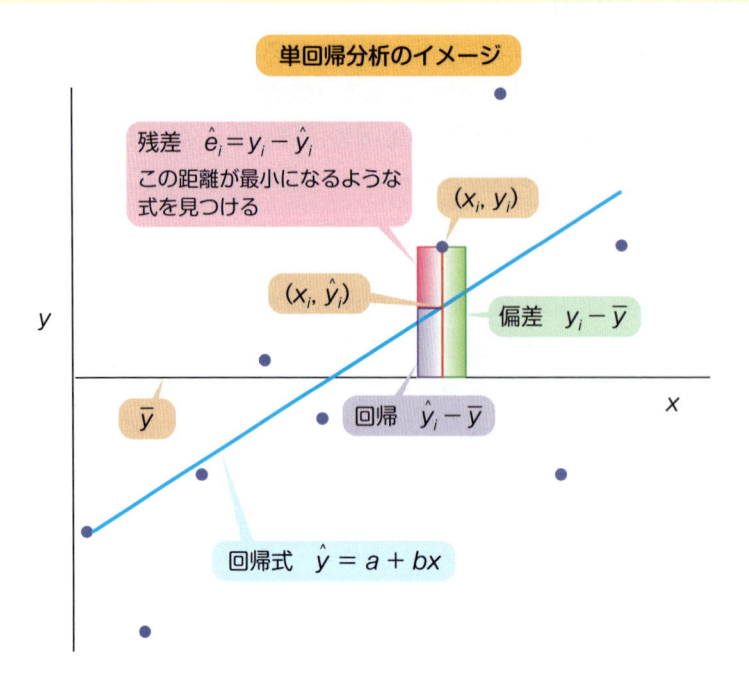

単回帰分析のイメージ

残差 $\hat{e}_i = y_i - \hat{y}_i$
この距離が最小になるような式を見つける

(x_i, y_i)

$(x_i, \hat{y}_i)$

偏差 $y_i - \bar{y}$

$\bar{y}$

回帰 $\hat{y}_i - \bar{y}$

回帰式 $\hat{y} = a + bx$

　残差の二乗和を最小にするためには，残差の二乗和の式を回帰係数「a」，「b」について，それぞれ偏微分した式を「0」として求めます．

　最小二乗法で回帰係数は次のように推定されます．

$$① \quad b = \frac{S_{xy}}{S_{xx}} = \frac{\sum_{i=1}^{n}(x_i - \bar{x})(y_i - \bar{y})}{\sum_{i=1}^{n}(x_i - \bar{x})^2}$$

$$② \quad a = \bar{y} - b \cdot \bar{x}$$

（$\bar{x}$ は変数 x の平均値，$\bar{y}$ は変数 y の平均値）

次のデータで回帰係数を推定してみましょう．

x	y
20	22
13	14
12	7
10	16
16	21
9	9
16	14
8	3
14	18
18	20

データから次の統計量を求めました．

変　数	平均値	偏差平方和	偏差積和
x	$\bar{x} = 13.6$	$S_{xx} = 140.4$	$S_{xy} = 184.6$
y	$\bar{y} = 14.4$	$S_{yy} = 362.4$	

したがって母回帰係数の推定値はそれぞれ，

$$b = \frac{S_{xy}}{S_{xx}} = \frac{184.6}{140.4} \approx 1.31$$
$$a = \bar{y} - b \cdot \bar{x} = 14.4 - 1.3148 \times 13.6 \approx -3.48$$

したがって求める回帰式は，

$$\hat{y} = -3.48 + 1.31x$$

求められた回帰直線から予測値と残差を求めると，次ページの表のようになります．

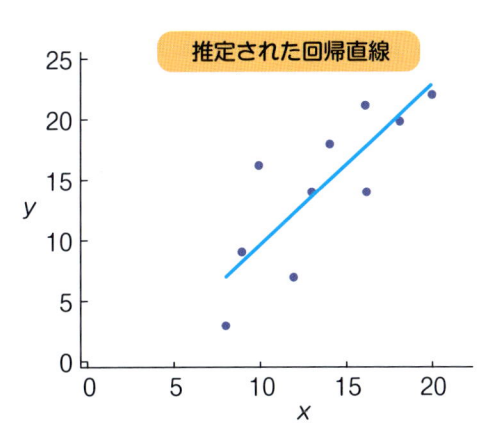

推定された回帰直線

4　回帰分析（Linear Regression Analysis）　221

従属変数 y_i	予測値 $\hat{y}_i$	残差 $\hat{e}_i = y_i - \hat{y}_i$
22	22.81	−0.81
14	13.61	0.39
7	12.30	−5.30
16	9.67	6.33
21	17.56	3.44
9	8.35	0.65
14	17.56	−3.56
3	7.04	−4.04
18	14.93	3.07
20	20.19	−0.19

回帰係数の解釈

切片 a は説明変数 x が「0」のときの値です．各 x_i の値から x の平均値 $\bar{x}$ を引いてセンタリングしたデータ $(x_i - \bar{x})$ を使って，回帰式を推定すると切片は従属変数の平均値 $\bar{y}$ となり，解釈しやすくなります．また，**傾き b は説明変数が「1」増加した場合に平均的に y がどのくらい変動するか**を示しています．

例では，傾きは「1.31」なので，x が「1」増加すると，反応変数 y が平均的に「1.31」増加することを示しています．

決定係数（coefficient of determination）

決定係数（R^2）は単回帰分析の場合，変数 x と y の**相関係数の 2 乗 r^2 と同じ値となり**，y の変動の中で x の変動（回帰）によって説明される（影響を受ける）割合をあらわします．回帰式と観察されたデータが近いほど「1」に近い値となります．

反応変数 y_i の変動を分散分析で見たように分解してみましょう．反応変数 y_i はその平均値の周りにばらつくので，偏差 $(y_i - \bar{y})$ であらわします．220 ページの回帰のイメージ図を改めてよく見ると，**「偏差」は「回帰」と「残差」に分けられる**ことがわかります．

$$y_i - \bar{y} = (\hat{y}_i - \bar{y}) + (y_i - \hat{y}_i)$$

反応変数 y の変動の分解
① $y_i - \bar{y}$：y の変動
② $\hat{y}_i - \bar{y}$：x の変動による y の変動，回帰で説明できる変動
③ $y_i - \hat{y}$：x の変動によらない y の変動，
　　　　　　　　回帰では説明できない変動（残差）

つまり，y の変動は「回帰で説明できる変動」と「回帰では説明できない変動」とに分けられるということです．

全データについて①，②，③の各変動を計算し二乗和を求めると，次のような関係が成り立ちます．

$$\sum_{i=1}^{n}(y_i - \bar{y})^2 = \sum_{i=1}^{n}(\hat{y}_i - \bar{y})^2 + \sum_{i=1}^{n}(y_i - \hat{y})^2$$

したがって，決定係数は次のようになります．

$$R^2 = \frac{\sum_{i=1}^{n}(\hat{y}_i - \bar{y})^2}{\sum_{i=1}^{n}(y_i - \bar{y})^2} \qquad 0 \leq R^2 \leq 1$$

決定係数は 0 から 1 の範囲の値をとり，「1」に近くなるほど x によって y を正確に予測できることを示していて，データが直線の近くに集中しています．

例では，$R^2 = r^2 = 0.818^2 = 0.669$ となり，y の変動の約 67% が x によって説明されることがわかりました．

母回帰係数の検定

ここでは回帰直線の傾き b が「0」かどうかの検定を有意水準 5%，両側検定で行います．この検定が有意でなければ，求めた回帰モデルは「説

明変数から反応変数を予測するのに役に立たない」ということになります．

● **仮説の設定**

母回帰係数を β とします．

> 帰無仮説　$H_0: \beta = 0$ （傾きは 0 である）
> 対立仮説　$H_1: \beta \neq 0$ （傾きは 0 ではない）

● **検定統計量を求める**

まず，傾き b の分布を知る必要がありますが，回帰直線の前提条件より傾き b は，

$$b \sim N\left(\beta, \frac{\sigma^2}{\sum_{i=1}^{n}(x_i - \overline{x})^2}\right)$$

の正規分布に従うことが知られています．

誤差の分散 σ^2 は，残差の二乗和を自由度「$n-2$」で割った

$$s^2 = \frac{\sum_{i=1}^{n}(y_i - \hat{y}_i)^2}{n-2}$$

により推定し置き換えます．したがって検定統計量は，次のようになります．

$$t = \frac{b - \beta}{\sqrt{\dfrac{\sigma^2}{\sum_{i=1}^{n}(x_i - \overline{x})^2}}} = \frac{b}{\sqrt{\dfrac{\sum_{i=1}^{n}(y_i - \hat{y}_i)^2}{(n-2)\sum_{i=1}^{n}(x_i - \overline{x})^2}}}$$

t は帰無仮説の下，自由度「$n-2$」の t 分布に従います．

さて，先ほどの例題から，検定統計量の計算に必要な値をそれぞれ求めてみましょう．

① 傾き：$b = 1.31$

② 残差の平方和：$\sum_{i=1}^{n}(y_i - \hat{y}_i)^2 \approx 119.68$

③ 説明変数の偏差の平方和：$\sum_{i=1}^{n}(x_i - \overline{x})^2 \approx 140.4$

④ 検定統計量の自由度：$n - 2 = 10 - 2 = 8$
したがって，

$$t = \frac{1.31}{\sqrt{\dfrac{119.68}{8 \times 140.4}}} \approx 4.01$$

t は自由度「8」の t 分布に従います．

● 臨界値との比較

有意水準 5％両側検定なので，$t = 4.01 > t_{8, 0.975}$ = T.INV.2T(0.05, 8) = 2.306 となり，帰無仮説は棄却されました．したがって，回帰係数は統計的に「0」と異なるという結論になります．

● 95％信頼区間を求める

傾きの 95％信頼区間は次の式で求めます．

$$b - t_{n-2, 0.975}\sqrt{\frac{\sum_{i=1}^{n}(y_i - \hat{y}_i)^2}{(n-2)\sum_{i=1}^{n}(x_i - \overline{x})^2}} < \beta < b + t_{n-2, 0.975}\sqrt{\frac{\sum_{i=1}^{n}(y_i - \hat{y}_i)^2}{(n-2)\sum_{i=1}^{n}(x_i - \overline{x})^2}}$$

例では，

$$1.31 - 2.306\sqrt{\frac{119.68}{8 \times 140.4}} < \beta < 1.31 + 2.306\sqrt{\frac{119.68}{8 \times 140.4}} \approx 0.56 < \beta < 2.06$$

となり，帰無仮説は棄却されているので，95％信頼区間に「0」を含まないことを確認してください．

残差プロット (Residual Plot)

もっとも基本的な残差プロットは**予測値 $\hat{y}_i$ に対して，対応する残差 $\hat{e}_i$ を平面上にプロット**した図で，残差の振る舞いを見てとることができます．これによって，回帰モデルの当てはめがうまくいっているかどうか確かめることができます．

例題の回帰モデルの残差プロットは，次のようになります．

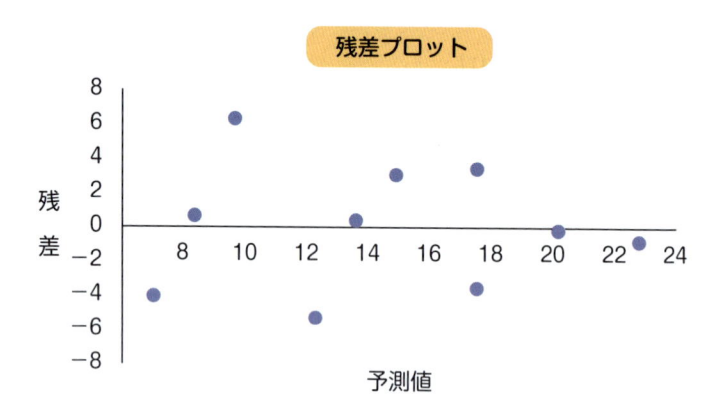

残差プロット

（横軸：予測値，縦軸：残差）

残差は反応変数 y の変動のうち回帰で説明されなかった部分で，「**誤差**」の推定値となります．

まず，**誤差が「0」を中心に，予測値全体で「ランダムに」散らばっていることを確認**してください．このように散らばっていれば，だいたい回帰分析の条件は満たされていて，回帰モデルはデータによく当てはまっているといえます．散らばり具合に何らかのパターンがあったり，予測値の値が大きくなるにつればらつきが大きくなったりすると，線形性や等分散性の仮定からずれている可能性があります．

この例では，データ数が少ないですが「0」を中心に散らばっており，何らかの規則的なパターンは認められませんが，予測値が大きくなるにつれて，残差のばらつきが小さくなっているような感じもします．もしも，何らかのパターンがあったり，等分散性の仮定を満たしていない場合には，たとえばデータをより直線関係に近づけたり，分散を安定させるために，変数変換（対数変換など）を行って，回帰式を求めなおし，再度，残差プロットを作成しなおして，回帰式の当てはまり具合を検討します．

第 11 章 相関と回帰（Correlation and Regression）

column

ROC 曲線とは

　ROC 曲線とは，receiver operating characteristic curve の略です．レーダーシステムの性能を評価するために開発された理論で，レーダーのオペレーターがノイズからのシグナルを検出するために用いられたことから名付けられました．

　グラフは，**縦軸に「感度」，横軸に「1 − 特異度」**をとって構成されます．ROC 曲線から，検査の診断学的な性能を評価することが可能です．

　曲線が左上に近づき，曲線の下の部分の面積（下図 □ 部分）が大きいほうが，検査の診断学的な性能が高いということができます．この面積のことを，**AUC**（area under the curve）とよびます．AUC と診断能の関係は一般的には右のように考えます．

AUC	診断能の高さ
0.9 〜 1.0	高い
0.7 〜 0.9	中程度
0.5 〜 0.7	低い

　205 ページのコラムで登場した，東京都のある病院の循環器内科に通院中の患者 1,500 名（年齢の平均±標準偏差は 66.3 ± 10.3 歳，150 名が心筋梗塞で入院した患者）のデータを例に考えてみましょう．ここでは，心筋梗塞を予測するうえで，体重と身長のどちらの診断能が高いのかを比較してみたいと思います．

① **体重　ROC 曲線**

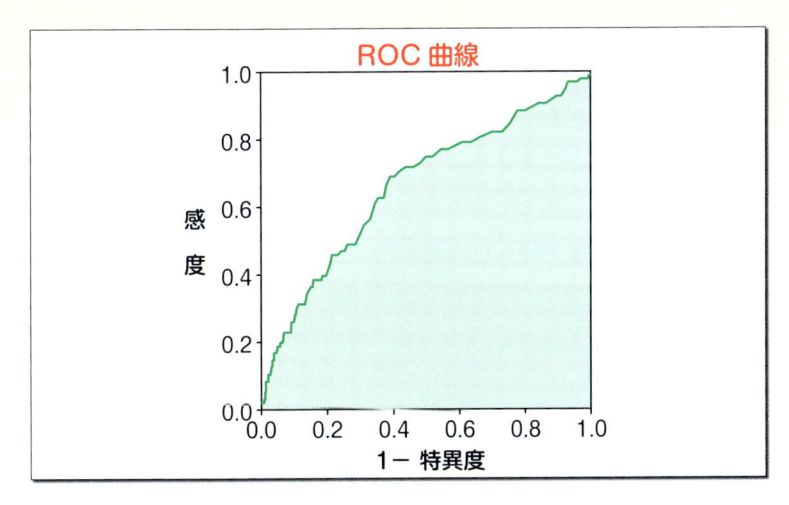

曲線の下の部分の面積（AUC）は「0.66」でした．上述したように AUC 0.66 という値から，診断能はあまり高くないことが予想されました．

②身長　ROC 曲線

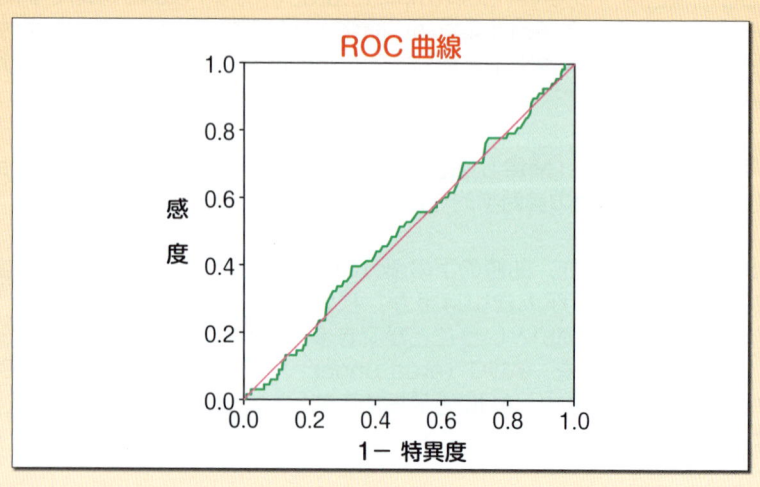

曲線の下の部分の面積（AUC）は「0.51」でした．AUC の値から，身長は心筋梗塞の予測にほとんど意味をなさないということが予想されました〔図の斜めの対角線の場合（AUC は 0.5 となります）は，診断価値のない検査を意味します〕．

2 つの ROC 曲線を描いて，AUC を算出してみましたが，いずれも心筋梗塞を予測するうえで診断能の高い検査ではないことが予想されました．そのなかでも，体重，身長のどちらの診断能が高いのかを考えた場合，ROC 曲線と AUC の比較から，体重のほうが診断能は高い可能性があることが予想されます．

（本例題は架空の話ですので，実際にどうかはわかりませんので，注意してください．）

参考文献
- Raymond S. Greenberg 編著，熊倉伸宏 / 高柳満喜子　監訳："医学がわかる疫学（原著第 3 版）"．新興医学出版社，2004

第12章
共分散分析
(Analysis of Covariance：ANCOVA)

　共分散分析は，分散分析や2標本 t 検定のように単に平均値の群間比較するだけでなく，「共変量（covariate）」とよばれる反応変数と関係のある変数を調整して，平均値の群間比較を行う方法です．臨床試験でよく使われる手法です．

第12章 共分散分析（Analysis of Covariance：ANCOVA）

1 共分散分析

この項で学ぶこと
- 「共変量」は結果に対し，どのような影響を及ぼしているだろう？
- 「共分散分析」のやり方を学ぼう！

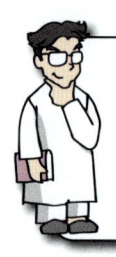

共分散分析は平均値の群間比較をするときに使いますが，反応変数に影響を与える重要な変数（共変量）が存在する場合に，その影響を取り除いて群間比較をしようとする方法です．

群と共変量

一般に共分散分析という場合には，説明変数としてカテゴリカル変数である「群」と，連続変数である「共変量」の2つの変数を考えます．

次の例で考えてみましょう．

【例】 ある食品成分の体脂肪率（％）減少効果を調べるために，被験者を摂取群と非摂取群にランダムに2群に分け，12週間臨床試験を行うことにしました．試験終了後，摂取後の体脂肪率を2標本 t 検定で比較したところ，摂取群で体脂肪量が有意に低いという結果が出ました．

群	ID	前値(X)	後値(Y)	ID	前値(X)	後値(Y)
非摂取群	1	33.6	27.0	6	32.0	30.8
	2	29.4	30.9	7	33.0	29.9
	3	36.2	36.0	8	29.0	25.7
	4	30.2	33.0	9	26.8	28.0
	5	30.1	29.3	10	28.3	28.0

摂取群	1	32.2	33.1	6	25.8	24.5
	2	29.5	25.9	7	28.1	26.9
	3	23.5	25.6	8	30.7	28.9
	4	27.0	26.5	9	30.1	29.0
	5	23.4	26.4	10	24.4	25.1

体脂肪率（％）	群	平均値	標準偏差	p 値
前 値	非摂取	30.86	2.819	0.0206
	摂 取	27.47	3.145	
後 値	非摂取	29.86	3.023	0.0465
	摂 取	27.19	2.541	
変化量	非摂取	−0.801	2.738	0.6142
	摂 取	−0.256	1.943	

A 群ごとの体脂肪率（％）の摂取前値と摂取後値との関係

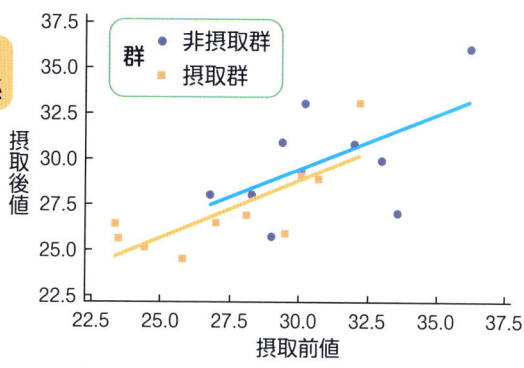

B 群ごとの体脂肪率（％）の摂取前値と変化量との関係

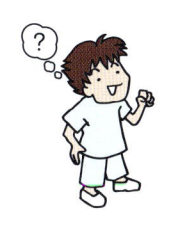

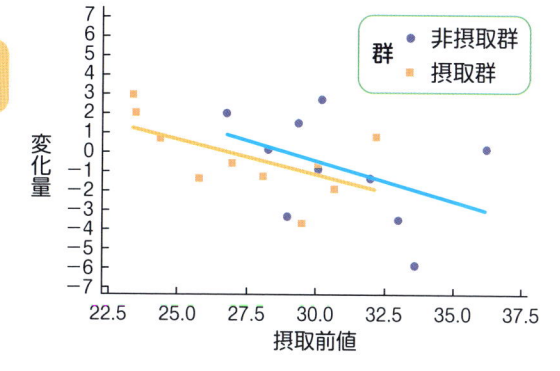

1 共分散分析 231

単に摂取後値を使った 2 標本 t 検定では，次のような疑問があります．

- 摂取後値に群間差はあったが，前ページ🅐図を見ると摂取前値も摂取群のほうが低く，しかも摂取前後の測定値の間には正の相関（$r = 0.74$）があるので，単に摂取前値の違いによるもので，体脂肪率の減少は食品摂取の効果ではないかもしれない．

- 摂取前後の変化量を群間比較した場合，前ページ🅑図を見ると前値が高いほど低下する傾向があるので，この場合も前値の影響があるかもしれない．

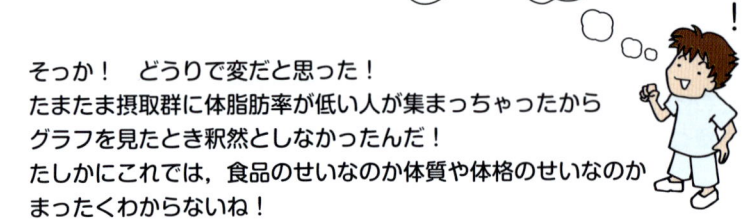

そっか！　どうりで変だと思った！
たまたま摂取群に体脂肪率が低い人が集まっちゃったからグラフを見たとき釈然としなかったんだ！
たしかにこれでは，食品のせいなのか体質や体格のせいなのかまったくわからないね！

このような状況の下，共分散分析では「前値」を**共変量**（covariate）とし，**その影響を取り除いて群間比較**します．共分散分析は，分散分析と回帰分析を合わせたような手法で，「**群間で共通な傾き**」と「**群ごとに異なる切片**」とを持つ回帰式を推定し，

① **共変量による変動を誤差から分離**することで，群間比較の検出力を高めます．また，
② 特に群間での共変量の分布の偏りがある場合には有効で，**偏りを調整した平均値**（adjusted mean）を算出します．

共変量は「前値」でなくてもよく，基本的には反応変数と直線的な関連のある変数で，たとえば，年齢が体脂肪率に影響すると考えるならば，共

変量として考慮します．また，共分散分析で扱う共変量の数は1つでなくて複数あっても構いません．

共分散分析の前提条件

● データ

比較する群の数を k とし，i 番目の群について，標本の大きさ n_i，反応変数 y_{ij}，共変量 x_{ij} の次のようなデータを考えます．（$i = 1, 2, \cdots, k$；$j = 1, 2, \cdots, n_i$）

群 i	
反応変数 y	共変量 x
y_{i1}	x_{i1}
y_{i2}	x_{i2}
$\vdots$	$\vdots$
y_{in_i}	x_{in_i}
$\bar{y}_i = \dfrac{\sum_{j=1}^{n_i} y_{ij}}{n_i}$	$\bar{x}_i = \dfrac{\sum_{j=1}^{n_i} x_{ij}}{n_i}$

また，群を無視した全データ数は

$$N = \sum_{i=1}^{k} n_i$$

反応変数および共変量の平均値（全平均）をそれぞれ

$$\overline{Y} = \frac{\sum_{i=1}^{k} \sum_{j=1}^{n_i} y_{ij}}{N}, \quad \overline{X} = \frac{\sum_{i=1}^{k} \sum_{j=1}^{n_i} x_{ij}}{N}$$

とします．

● 共分散分析のモデル

次のようなモデルを考えます．

$$y_{ij} = \mu + \alpha_i + \beta\left(x_{ij} - \overline{X}\right) + e_{ij}$$

y_{ij} は，i 番目の群の j 番目の反応変数の測定値．
μ は，群全体の反応変数の母平均．
α_i は，i 番目の群の効果．
β は，すべての群で共通な回帰式の傾き（群を示す「i」が付いていないことに注意してください）．
x_{ij} は，i 番目の群の j 番目の共変量の測定値．
$\overline{X}$ は，全データでの共変量の平均値．
e_{ij} は，i 番目の群の j 番目の測定値の誤差をあらわし，互いに独立で正規分布に従います．

● **共分散分析の前提条件**

①反応変数は説明変数の群や共変量，誤差と**線形（直線）**の関係がある（共分散分析のモデル参照）．
②反応変数と共変量との関係を示す**回帰係数は各群で等しい**．
③各群の**効果の和は「0」**．
④誤差は互いに独立で，**正規分布 $N(0, \sigma^2)$ に従う**．
⑤共変量は**介入や処置などの影響を受けていない**．

仮説の検定

共分散分析では，次の３つの仮説の検定を行います．

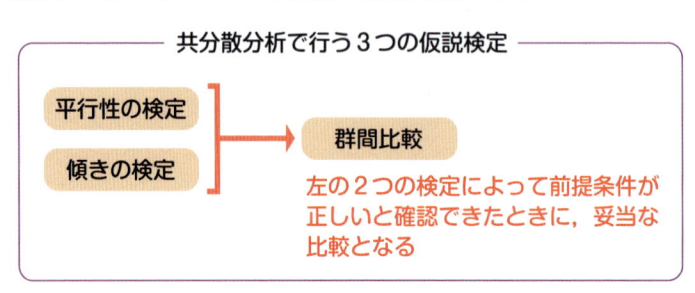

── 共分散分析で行う３つの仮説検定 ──

平行性の検定
傾きの検定
→ 群間比較
左の２つの検定によって前提条件が正しいと確認できたときに，妥当な比較となる

第12章 共分散分析（Analysis of Covariance：ANCOVA）

> ここからは，計算式が多くなってややこしいけれど，難しく感じた人は「**第6章 分散分析**」や「**第11章 相関と回帰**」を読み直してから戻ってみよう！

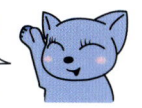

● 平行性の検定

まず，群間で回帰式の傾きが平行であるかどうかを確認します．共分散分析では，群間で共通な傾きをもった回帰式を考えるので，各群の傾きがほぼ平行でなくては，共通の傾きを求める意味がありません．今回の例は2群なので，次のような仮説を設定します．

帰無仮説　$H_0 : \beta_1 = \beta_2$
対立仮説　$H_1 : \beta_1 \neq \beta_2$

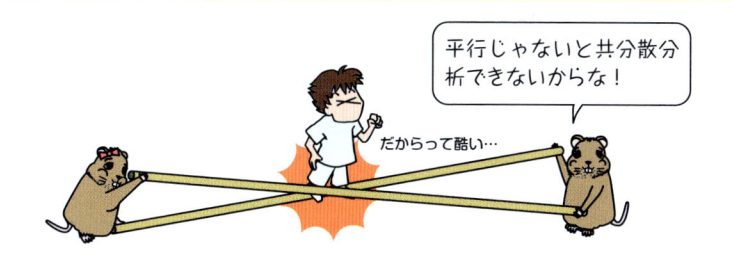

検定統計量を求めるために，群ごとに次の値を計算します．

$$SSE_{xx1} = \sum_{j=1}^{n_1}\left(x_{1j} - \overline{x}_1\right)^2 = (33.6 - 30.86)^2 + \cdots + (28.3 - 30.86)^2 = 71.544$$

$$SSE_{xx2} = \sum_{j=1}^{n_2}\left(x_{2j} - \overline{x}_2\right)^2 = (32.2 - 27.47)^2 + \cdots + (24.4 - 27.47)^2 = 89.001$$

$$SSE_{xx} = SSE_{xx1} + SSE_{xx2} = 160.545$$

$$SSE_{yy1} = \sum_{j=1}^{n_1}\left(y_{1j} - \overline{y}_1\right)^2 = (27.0 - 29.86)^2 + \cdots + (28.0 - 29.86)^2 = 82.244$$

$$SSE_{yy2} = \sum_{j=1}^{n_2}\left(y_{2j} - \overline{y}_2\right)^2 = (33.1 - 27.19)^2 + \cdots + (25.1 - 27.19)^2 = 58.109$$

$$SSE_{yy} = SSE_{yy1} + SSE_{yy2} = 140.353$$

$$SSE_{xy1} = \sum_{j=1}^{n_1}(x_{1j} - \bar{x}_1)(y_{1j} - \bar{y}_1)$$
$$= (33.6 - 30.86)(27.0 - 29.86) + \cdots + (28.3 - 30.86)(28.0 - 29.86)$$
$$= 42.994$$

$$SSE_{xy2} = \sum_{j=1}^{n_2}(x_{2j} - \bar{x}_2)(y_{2j} - \bar{y}_2)$$
$$= (32.2 - 27.47)(33.1 - 27.19) + \cdots + (24.4 - 27.47)(25.1 - 27.19)$$
$$= 56.197$$

$$SSE_{xy} = SSE_{xy1} + SSE_{xy2} = 99.191$$

帰無仮説のもと検定統計量 F は,「分子の自由度 $k-1$, 分母の自由度 $N-2k$」の F 分布に従います.

$$F = \frac{\left(\sum_{i=1}^{k}\left(\frac{SSE_{xyi}^2}{SSE_{xxi}}\right) - \frac{SSE_{xy}^2}{SSE_{xx}}\right) \big/ (k-1)}{\left(SSE_{yy} - \sum_{i=1}^{k}\left(\frac{SSE_{xyi}^2}{SSE_{xxi}}\right)\right) \big/ (N-2k)}$$

$$= \frac{\left(\left(\frac{42.994^2}{71.544} + \frac{56.197^2}{89.001}\right) - \frac{99.191^2}{160.545}\right) \big/ (2-1)}{\left(140.353 - \left(\frac{42.994^2}{71.544} + \frac{56.197^2}{89.001}\right)\right) \big/ (20-2 \cdot 2)}$$

$$= \frac{0.036834}{4.9395046} \approx 0.00746$$

有意水準5%とすると, 臨界値 $F_{1,16,0.95} = 4.494 > F = 0.00746$ より, 帰無仮説は棄却できませんでした. したがって, 群間で回帰式の傾きが異なるとはいえず, 群間で回帰式が平行であるという前提条件は満たされたと考えます. 必ず, 231ページのような図を描いてみてください.

● 傾きの検定

次に, 共変量と反応変数の間に関係があるかどうか, 次の検定を行いま

す．関係がなければ傾きは「0」になります．関係がない場合には調整しない場合の結果とあまり変わりませんので，わざわざ共分散分析をしなくてもよいかもしれません．

> 帰無仮説　$H_0: \beta = 0$（傾きが0である）
> 対立仮説　$H_1: \beta \neq 0$（傾きは0ではない）

まず，データから群ごと，全体の共変量と反応変数の平均値を求めます．

		前値（X）	後値（Y）
非摂取群（群1）	$n_1 = 10$	$\overline{x}_1 = 30.86$	$\overline{y}_1 = 29.86$
摂取群（群2）	$n_2 = 10$	$\overline{x}_2 = 27.47$	$\overline{y}_2 = 27.19$
全　体	$N = 20$	$\overline{X} = 29.165$	$\overline{Y} = 28.525$

次に群ごとに各データから群内平均値を引いて2乗したものを求めて足し合わせ，次の値を計算します．

$$SSE_{xx} = \sum_{i=1}^{k}\sum_{j=1}^{n_i}\left(x_{ij}-\overline{x}_i\right)^2 = (33.6-30.86)^2 + \cdots + (24.4-27.47)^2 = 160.545$$

$$SSE_{yy} = \sum_{i=1}^{k}\sum_{j=1}^{n_i}\left(y_{ij}-\overline{y}_i\right)^2 = (27.0-29.86)^2 + \cdots + (25.1-27.19)^2 = 140.353$$

$$SSE_{xy} = \sum_{i=1}^{k}\sum_{j=1}^{n_i}\left(x_{ij}-\overline{x}_i\right)\left(y_{ij}-\overline{y}_i\right)$$
$$= (33.6-30.86)(27.0-29.86) + \cdots + (24.4-27.47)(25.1-27.19)$$
$$= 99.191$$

帰無仮説のもと検定統計量 F は「分子の自由度1，分母の自由度 $N-k-1$」の F 分布に従います．N はすべての群を合わせたデータ数で，k は群の数で「2」となります．

$$F = \frac{SSE_{xy}^2(N-k-1)}{SSE_{xx} \cdot SSE_{yy} - SSE_{xy}^2} = \frac{99.191^2 \times (20-2-1)}{160.545 \times 140.353 - 99.191^2} = 13.176$$

F は「自由度1，17」の F 分布に従います．
有意水準5％で，臨界値 $F_{1,17,0.95} = 4.451 < F = 13.176$ となり，帰無仮

1　共分散分析

説は棄却されました.

回帰式の傾きは有意に 0 とは異なり，共変量は反応変数と関係があることがわかりました．共分散分析を行う意味がありそうですね．

● **群間比較**

さて，前提条件が満たされているようなので，いよいよ群間比較をしてみましょう．

> 帰無仮説 $H_0 : \mu_{1(adj)} = \mu_{2(adj)}$
> 対立仮説 $H_1 : \mu_{1(adj)} \neq \mu_{2(adj)}$

$\mu_{1(adj)}$ は，i 群の調整された平均値をあらわします．

群を無視してデータ全体で，次の値を計算します．

$$S_{xx} = \sum_{i=1}^{k}\sum_{j=1}^{n_i}(x_{ij}-\overline{X})^2 = (33.6-29.165)^2 + \cdots + (24.4-29.165)^2 = 218.0055$$

$$S_{yy} = \sum_{i=1}^{k}\sum_{j=1}^{n_i}(y_{ij}-\overline{Y})^2 = (27.0-28.525)^2 + \cdots + (25.1-28.525)^2 = 175.9975$$

$$S_{xy} = \sum_{i=1}^{k}\sum_{j=1}^{n_i}(x_{ij}-\overline{X})(y_{ij}-\overline{Y})$$
$$= (33.6-29.165)(27.0-28.525) + \cdots + (24.4-29.165)(25.1-28.525)$$
$$= 144.4475$$

群内変動（WSS）を求めます．

$$WSS = SSE_{yy} - \frac{SSE_{xy}^2}{SSE_{xx}} = 140.353 - \frac{99.191^2}{160.545} \approx 79.0689$$

群間変動（BSS）を求めます．

$$BSS = S_{yy} - \frac{S_{xy}^2}{S_{xx}} - WSS = 175.9975 - \frac{144.4475^2}{218.0055} - 79.0689 \approx 1.2196$$

帰無仮説の下では，検定統計量 F は「自由度 $k-1$, $N-k-1$」の F 分布に従います．

$$F = \frac{BSS/(k-1)}{WSS/(N-k-1)} = \frac{1.2196/(2-1)}{79.0689/(20-2-1)} \approx 0.2622$$

となり，「自由度 1, 17」の F 分布に従います．

臨界値は，$F_{1,17,0.95} = 4.451322 > F = 0.2622$ となり，帰無仮説を棄却することはできませんでした．したがって，今回の試験ではベースラインを調整すると，当該食品成分の体脂肪量を減少させる効果を確認することはできませんでした．

分散分析表と回帰式

● 分散分析表

反応変数の全変動

$$TSS = \sum_{i=1}^{k} \sum_{j=1}^{n_i} (y_{ij} - \overline{Y})^2$$

を，①**群による変動**（BSS），②**共変量による変動**（CSS），③**誤差による変動**（WSS）に分けて，分散分析表に次のようにまとめます．

変動要因	平方和	自由度	平均平方	F
群	① BSS	$k-1$	$BSS/(k-1) = A$	A/C
共変量	② CSS	1	$CSS = B$	B/C
誤差	③ WSS	$N-k-1$	$WSS/(N-k-1) = C$	
全変動	TSS	$N-1$		

共変量（CSS）による変動は，

$$CSS = SSE_{yy} - WSS = 140.353 - 79.0689 = 61.2841$$

と求められ，例の分散分析表は次のようになります．なお，p 値は Excel で計算しました．

変動要因	平方和	自由度	平均平方	F	p 値
群	1.2196	1	1.2196	0.26	0.616676
共変量	61.2841	1	61.2841	13.18	0.002068
誤差	79.0689	17	4.65111		
全変動	175.998	19			

● **各群の回帰式を求める**

回帰式の共通の傾きは，次のように求められます．

$$\hat{\beta} = \frac{SSE_{xy}}{SSE_{xx}} = \frac{99.191}{160.545} = 0.6178$$

各群の回帰式は平均値 $(\overline{x}_i, \overline{y}_i)$ を通るので，i 群の回帰式の切片は次のようになります．

非摂取群の切片：

$$\overline{y}_1 - \hat{\beta}\overline{x}_1 = 29.86 - 0.6178 \times 30.86 = 10.79$$

摂取群の切片：

$$\overline{y}_2 - \hat{\beta}\overline{x}_2 = 27.19 - 0.6178 \times 27.47 = 10.22$$

したがって，各群の切片が異なり，傾きが共通の回帰式は次のようになります．

非摂取群：

$$\hat{y}_1 = 10.79 + 0.6178x$$

摂取群：

$$\hat{y}_2 = 10.22 + 0.6178x$$

共変量で調整された平均値

共変量で調整した i 番目の群の平均値または平均値の群間差は次のようになります．

調整された平均値

$$\bar{y}_{i(adj)} = \bar{y}_i - \hat{\beta}\left(\bar{x}_i - \overline{X}\right)$$

上で求めた回帰式に $\overline{X}$ を代入しても求まります．

調整された平均値の群間差

$$\bar{y}_{2(adj)} - \bar{y}_{1(adj)} = \bar{y}_2 - \bar{y}_1 - \hat{\beta}\left(\bar{x}_2 - \bar{x}_1\right)$$

調整前の反応変数の群間差が，傾きと共変量の群間差によって調整される様子がよくわかります．また，その効果は回帰式の傾きの絶対値が大きく，群間差が大きいほど大きいこともわかります．

非摂取群は，

$$\bar{y}_{1(adj)} = \bar{y}_1 - \hat{\beta}\left(\bar{x}_1 - \overline{X}\right) = 29.86 - 0.6178(30.86 - 29.165) = 28.8128$$

摂取群は，

$$\bar{y}_{2(adj)} = \bar{y}_2 - \hat{\beta}\left(\bar{x}_2 - \overline{X}\right) = 27.19 - 0.6178(27.47 - 29.165) = 28.2371$$

となりました．

	調整前		調整後	
非摂取群	29.86	$p = 0.047$	28.81	$p = 0.616$（有意差なし）
摂取群	27.19		28.24	

前値で調整したら有意差がなくなったぞ！

次ページの図を見ると，前値を調整することによって，群間の調整された平均値の差が小さくなっていることがわかります．調整前の摂取後値は各群の共変量の平均値を別々に使った値ですが，調整後は，全群の共変量の平均値を使った値となります．調整前後の平均値の位置関係をよく見ておいてください．

1 共分散分析

調整前後の反応変数の平均値

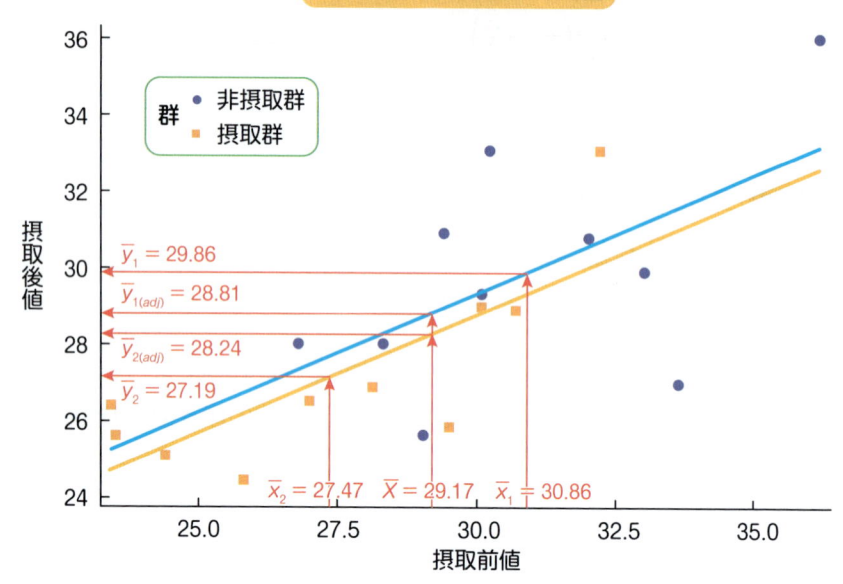

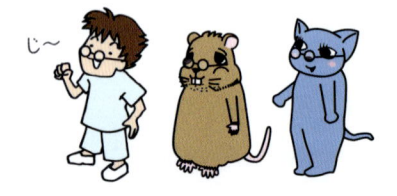

$\bar{y}_1 = 29.86$
$\bar{y}_{1(adj)} = 28.81$
$\bar{y}_{2(adj)} = 28.24$
$\bar{y}_2 = 27.19$

$\bar{x}_2 = 27.47$ $\bar{X} = 29.17$ $\bar{x}_1 = 30.86$

群: 非摂取群, 摂取群

摂取後値 / 摂取前値

第12章 共分散分析（Analysis of Covariance：ANCOVA）

第13章
サンプルサイズの計算
(Sample Size Calculation)

　さていよいよ最後の章となりました．この章では，臨床試験を計画するうえで重要となるサンプルサイズの計算について勉強します．

　サンプルサイズとは標本の大きさのことであり，臨床試験や動物実験では被験者や実験動物の数となります．どのくらいのサンプルサイズが必要なのか，研究計画段階で見積もっておくことは重要と考えられています．

第13章　サンプルサイズの計算（Sample Size Calculation）

1 サンプルサイズの計算

この項で学ぶこと
- □ 「サンプルサイズ」を計算する意義は？
- □ サンプルサイズが適切でないと，どんな問題があるだろう？

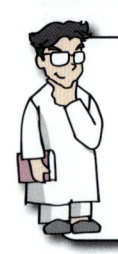

> サンプルサイズの設計が必要な理由はいろいろありますが，一つには統計学的検定はサンプルサイズに左右され，サンプルサイズが大きいほど帰無仮説が棄却されやすいということが挙げられます．

　サンプルサイズを大きくすると，医学的に意味のないような小さな差や効果でも統計的に有意になってしまいますから，試験を成功させるためにできるだけサンプルサイズを大きくしたい，と考えてしまうかもしれません．
　ところが，ほとんど効果がないような介入に多くの被験者を参加させるのは倫理的に問題がありますし，そのような結果が出たとしても重要でないので，誰も興味をもってくれないでしょう．
　一方，サンプルサイズが適切な大きさでなかったため，意味のある差があったとしても統計学的に有意差が得られず，お金と時間をかけて研究をしたのに結局なにも主張できない……ということになってしまうこともありえます．
　したがって，医学的にも意味のある研究を行い，自分の限られたリソースを無駄にしないためにも，どのくらいの効果や差を期待でき，それを統計的に見つけるためには，どのくらいのサンプルサイズが必要なのか，研究計画段階であらかじめ見積もっておく必要があります．

第13章　サンプルサイズの計算（Sample Size Calculation）

2　仮説検定とサンプルサイズ

この項で学ぶこと
- □ 「有意水準」と「検出力」の関係を復習しよう！
- □ サンプルサイズの計算に至る概念を学ぼう！

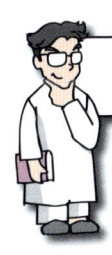

サンプルサイズの計算は，検定と密接に関係しています．

　まず，検定結果に影響する要因として，**有意水準**があります．検定は帰無仮説が成り立っていると仮定して有意水準 α で行いますが，有意水準によって決定される棄却域に，検定統計量が入れば帰無仮説は棄却されます．有意水準は帰無仮説の下で考えており，一般に5％に設定されます．
　一方，対立仮説が正しい場合に帰無仮説を棄却できる確率のことを**検出力**といい，第二種の過誤の確率を β とすると「$1-\beta$」と計算されますが，こちらは対立仮説の下で考えます（**第4章2**参照）．

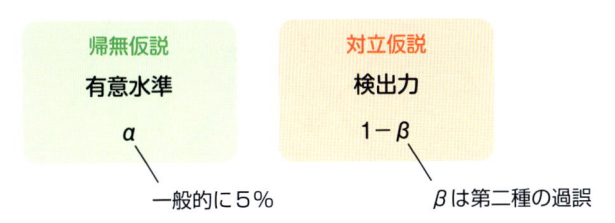

帰無仮説	対立仮説
有意水準	検出力
α	$1-\beta$
一般的に5％	β は第二種の過誤

　検定では，帰無仮説を棄却したいので，検出力を大きくしたいと考えます．どのようにしたら検出力が大きくなるか，次ページの図を見ながら少し考えてみましょう．

第一種の過誤と検出力

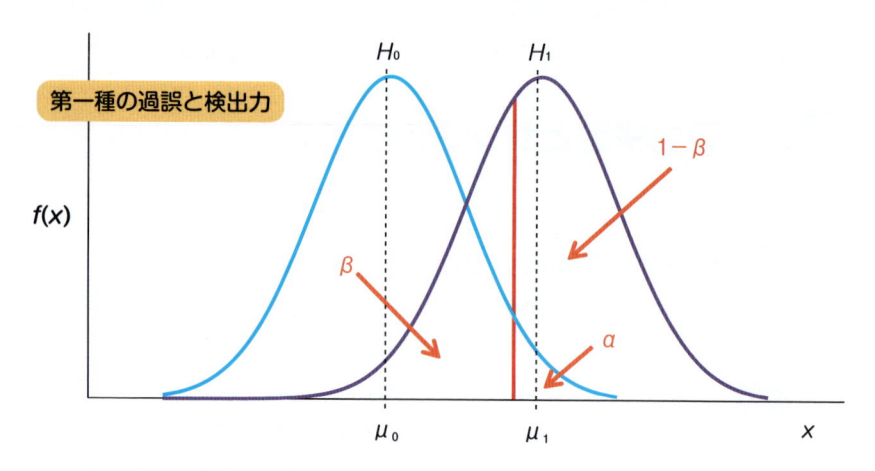

この図は平均値の片側検定の場合を示しています．

まず，帰無仮説 H_0 の下での分布において，赤い太線より右側の領域が第一種の過誤を犯す確率 α となります．

一方，対立仮説 H_1 の下での分布において，赤い太線より左側の領域が第二種の過誤を犯す確率 β，右側が検出力に相当する領域となります．

さて，ここで赤い太線を左にずらしてみましょう．

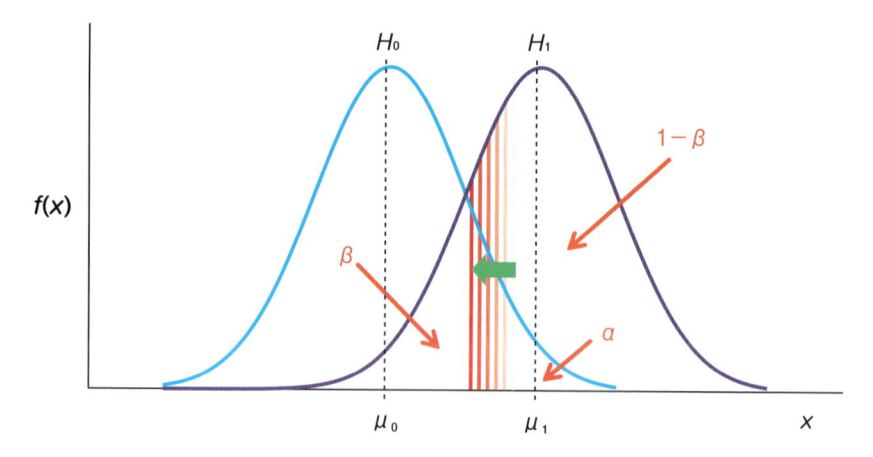

このように，有意水準 α を大きくすれば β は小さくなるので，結果的に検出力「$1-\beta$」は大きくなります．しかし，これではそもそも第一種の過誤の確率が大きくなってしまうので，この方法は使えません．有意水準は α に固定しましょう．

それでは，次の図を見てみましょう．

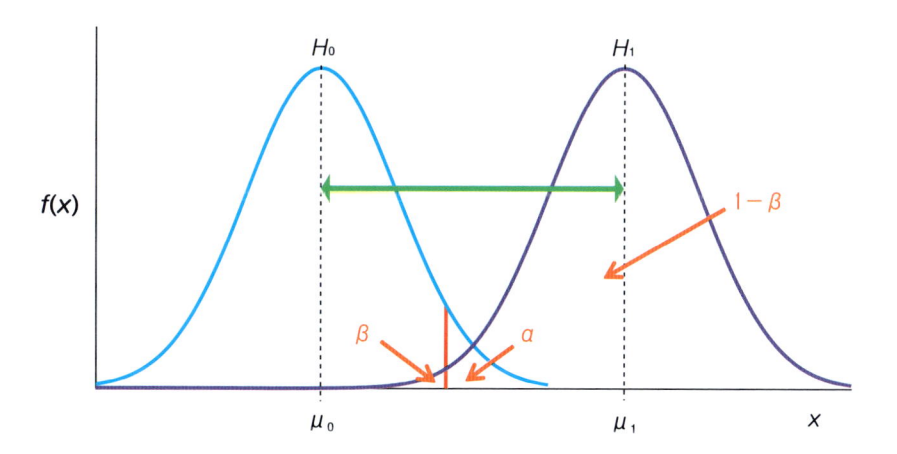

帰無仮説 H_0 と対立仮説 H_1 の分布の位置がお互いに離れていれば検出力が大きくなるのがわかります．分布を離すためには μ_1 が μ_0 と離れている必要があります．このためには，効果の大きい医薬品や食品成分を開発したり，差のある集団を見つけたりしなくてはなりません．

もう一つ図を眺めてみましょう．

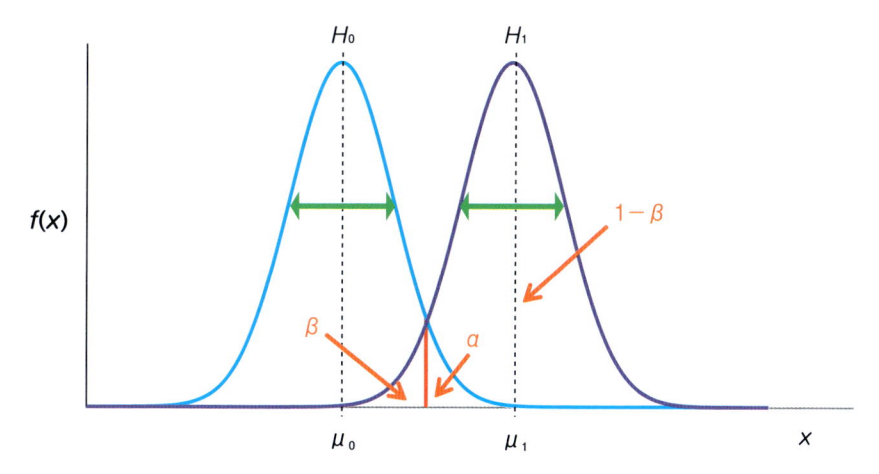

測定値のばらつきを小さくして，分布の広がり具合を小さくすると，検出力が大きくなることがわかります．ばらつきを小さくするためには測定の精度を上げたり，研究対象の集団を均一にしたり，サンプルサイズを大きくしたりして標準誤差を小さくします．

しかし，際限なく効果を大きくしたり，ばらつきを小さくしたりするこ

2 仮説検定とサンプルサイズ

とはできませんし，たくさんの被験者を募集すればサンプルサイズはいくらでも大きくなりますが，現実的には費用の問題や倫理的な問題などから際限なく大きくすることはできません．したがって検出力も際限なく大きくすることはできず，一般に **80%または90%程度** に設定します．

　サンプルサイズの計算では，あらかじめ有意水準を5%，検出力を80%などに設定して，証明したい「効果の大きさ」や「差」と，「測定値のばらつき（標準偏差）」をパイロット試験や過去のデータ，文献などから見積もっておき，**見積もった差や効果をあらかじめ定めた検出力で検出するためには，どのくらいの大きさのサンプルサイズが必要なのか**計算するのです．

　結果的にあまりにも大きなサンプルサイズが必要となった場合には，試験計画の再検討が求められます．

たとえば，治験では……

第Ⅰ相試験 (phase Ⅰ)	第Ⅱ相試験 (phase Ⅱ)	第Ⅲ相試験 (phase Ⅲ)	→ 市販
少数の健常者 に対して，薬を投与し，安全性を確かめる	少数の患者 に対して，薬を投与し，有効性や安全性，用量を確認（パイロット試験は第Ⅱ相試験で行われる）	多数の患者 に対して，薬を投与し，有効性や安全性を最終確認	

こんなふうに，新薬開発のような大規模な臨床試験が必要なものの場合は，第Ⅱ相試験の段階でパイロット試験を行ってるな

　サンプルサイズの計算は検定方法によって異なりますが，ここでは1標本の母平均の検定を例に，どのようにサンプルサイズが計算されるか見てみましょう．

【例】ある正規分布に従う測定値の帰無仮説のもとでの母平均をμ_0，あなたが検出したい母平均をμ（$\mu_0 < \mu$）とします．測定値の標準偏差は既知としてσとします．母平均μ_0とμの差を調べるために，片側検定を有意水準αで行った場合，その差を検出力$1-\beta$で検出するためには，サンプルサイズはいくつ必要でしょうか？

仮説は次のとおりとなります．

帰無仮説　$H_0 : \mu = \mu_0$
対立仮説　$H_1 : \mu > \mu_0$

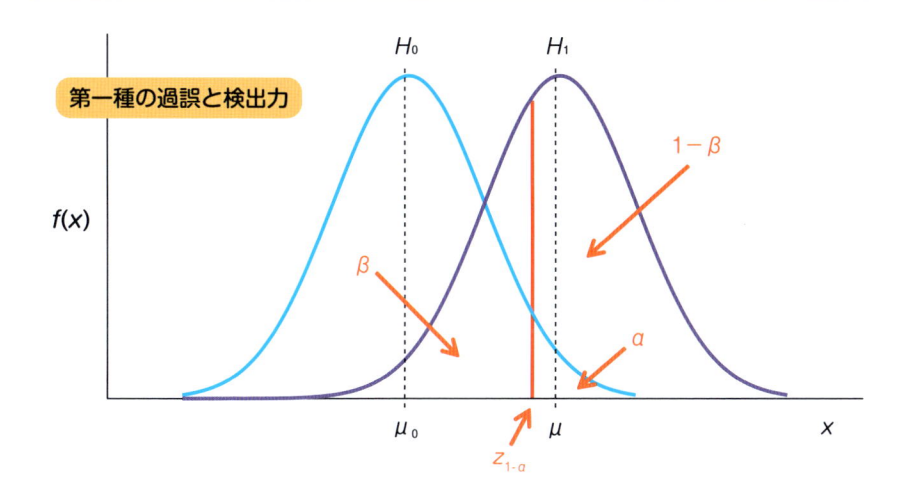

第一種の過誤と検出力

求めるサンプルサイズ（標本の大きさ）をnとし，標本から母平均μを推定し$\bar{x}$とします．

帰無仮説の下，推定値$\bar{x}$の分布は$\bar{x} \sim N\left(\mu_0, \dfrac{\sigma^2}{n}\right)$に従い，標準化して

$$z = \frac{\bar{x} - \mu_0}{\sigma / \sqrt{n}}$$

となります．有意水準αで片側検定なので，$z > z_{1-\alpha}$のときに帰無仮説が棄却されます．

一方，対立仮説の下で，$z > z_{1-\alpha}$となる確率が検出力になります．したがって，前記z式を使って，

$$\text{検出力} = \Pr(z > z_{1-\alpha} | H_1) = \Pr\left(\frac{\bar{x} - \mu_0}{\sigma/\sqrt{n}} > z_{1-\alpha} | H_1\right)$$

$$= \Pr\left(\bar{x} > \mu_0 + z_{1-\alpha}\frac{\sigma}{\sqrt{n}} | H_1\right) = 1 - \beta$$

ここで，対立仮説のもと $\bar{x} \sim N\left(\mu, \frac{\sigma^2}{n}\right)$ となるので標準化して，

$$\text{検出力} = \Pr\left(\frac{\bar{x} - \mu}{\frac{\sigma}{\sqrt{n}}} > \frac{\mu_0 + z_{1-\alpha}\frac{\sigma}{\sqrt{n}} - \mu}{\frac{\sigma}{\sqrt{n}}} | H_1\right)$$

$$= \Pr\left(z > z_{1-\alpha} - (\mu - \mu_0)\frac{\sqrt{n}}{\sigma} | H_1\right) = 1 - \beta$$

より，下記のようになります．

$$\Pr\left(z < z_{1-\alpha} - (\mu - \mu_0)\frac{\sqrt{n}}{\sigma} | H_1\right) = \beta$$

したがって，

$$z_\beta = z_{1-\alpha} - (\mu - \mu_0)\frac{\sqrt{n}}{\sigma}$$

ここで，上式を n について解くと，

$$n = \frac{(z_{1-\alpha} - z_\beta)^2 \sigma^2}{(\mu - \mu_0)^2} = \frac{(z_{1-\alpha} + z_{1-\beta})^2 \sigma^2}{(\mu - \mu_0)^2}$$

となりました．（正規分布の左右対称性から $z_\beta = -z_{1-\beta}$）

　計算式の　　　を見てみると，$z_{1-\alpha}$ と $z_{1-\beta}$ はあらかじめ決定しておきますので，**母平均の差 $\mu - \mu_0$ が小さいほど，また，標準偏差 σ が大きいほど，必要なサンプルサイズ n が大きくなる**ことがわかります．

第13章　サンプルサイズの計算（Sample Size Calculation）

3　サンプルサイズ計算の具体例

この項で学ぶこと
- 平均値の比較を行う場合のサンプルサイズ計算法を学ぼう！
- 比率の比較を行う場合のサンプルサイズ計算法を学ぼう！

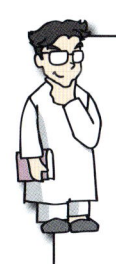

以下では，母平均と母比率の検定を行う場合のサンプルサイズの計算式を紹介します．対立仮説によって計算式が若干異なるのでそれぞれ示します．母平均の検定では t 検定を勉強しましたが，わかりやすくするためにサンプルサイズ計算では標準偏差 σ を既知として，正規分布を使った方法を示しています．

1 標本の母平均の検定

1標本の母平均の検定を有意水準 α，検出力 $1-\beta$ で行う場合に必要なサンプルサイズの計算式です．

● 片側検定

帰無仮説　$H_0 : \mu = \mu_0$
対立仮説　$H_1 : \mu < \mu_0$
対立仮説　$H_1 : \mu > \mu_0$

$$n = \frac{(z_{1-\alpha} + z_{1-\beta})^2 \sigma^2}{(\mu - \mu_0)^2}$$

● 両側検定

帰無仮説　$H_0: \mu = \mu_0$
対立仮説　$H_1: \mu \neq \mu_0$

両側検定の場合は，$z_{1-\alpha}$ を $z_{1-\alpha/2}$ におきかえます．

$$n = \frac{(z_{1-\alpha/2} + z_{1-\beta})^2 \sigma^2}{(\mu - \mu_0)^2}$$

【例】ある会社の40代女性の総コレステロール値の平均値が220 mg/dLでした．その地域の40代女性の平均は190 mg/dLで，標準偏差は既知で60 mg/dLとします．有意水準5%で両側検定を行った場合，検出力80%でこの差を検出するために必要なサンプルサイズは，いくつになるでしょうか？

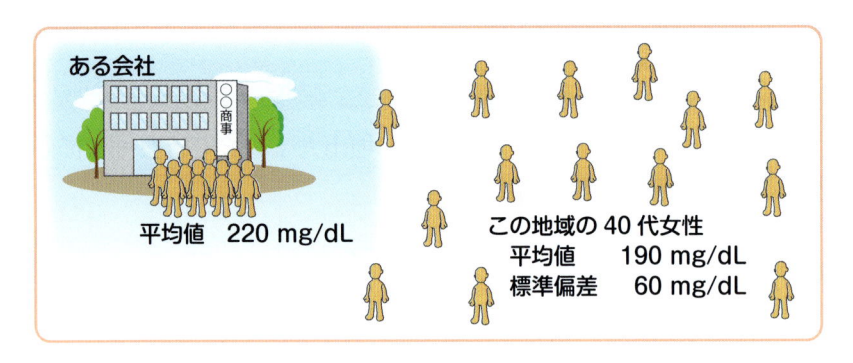

サンプルサイズの計算に必要な値は以下のようになります．

$$z_{1-\alpha/2} = z_{0.975} = 1.96,\ z_{1-\beta} = z_{0.8} = 0.84,\ \mu_0 = 190,\ \mu = 220,\ \sigma = 60$$

$$n = \frac{(z_{1-\alpha/2} + z_{1-\beta})^2 \sigma^2}{(\mu - \mu_0)^2} = \frac{(1.96 + 0.84)^2 \times 60^2}{(220 - 190)^2} = 31.36$$

したがって，有意水準5%，検出力80%で両側検定を行うためには，32人が必要となります．

2 標本の母平均の検定

2群の母平均の比較を有意水準 α，検出力 $1-\beta$ で行う場合，各群に必要なサンプルサイズの計算式です．両群のサンプルサイズは同じとします．また，標準偏差も両群で同じ σ で既知とします．

● **片側検定**

帰無仮説　$H_0 : \mu_1 = \mu_2$
対立仮説　$H_1 : \mu_1 > \mu_2$
対立仮説　$H_1 : \mu_1 < \mu_2$

$$n = \frac{2(z_{1-\alpha} + z_{1-\beta})^2 \sigma^2}{(\mu_2 - \mu_1)^2}$$

● **両側検定**

帰無仮説　$H_0 : \mu_1 = \mu_2$
対立仮説　$H_1 : \mu_1 \neq \mu_2$

$$n = \frac{2(z_{1-\alpha/2} + z_{1-\beta})^2 \sigma^2}{(\mu_2 - \mu_1)^2}$$

【例】血中中性脂肪を下げるA薬の効果を調べており，プラセボとの平均値の差が 50 mg/dL ならば意味のある効果だと考えています．中性脂肪の標準偏差は各群で 80 mg/dL として，有意水準5%で両側検定を行う場合，検出力80%でこの差を検出するために必要なサンプルサイズはいくつになるでしょうか？ プラセボ群の母平均を μ_1，実薬群の母平均を μ_2 とします．

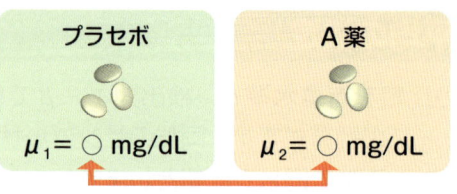

平均値の差が 50 mg/dL 以上だったら意味があるとする

$\mu_2 - \mu_1 = -50,\ \sigma = 80,\ z_{1-\alpha/2} = z_{0.975} = 1.96,\ z_{1-\beta} = z_{0.8} = 0.84$

$$n = \frac{2(z_{1-\alpha/2} + z_{1-\beta})^2 \sigma^2}{(\mu_2 - \mu_1)^2} = \frac{2(1.96 + 0.84)^2 \times 80^2}{(-50)^2} = 40.14$$

したがって，各群 41 人必要となります．

1 標本の母比率の検定

1 群の母比率の比較を有意水準 α，検出力 $1 - \beta$ で行う場合に必要なサンプルサイズの計算式です．なお，母比率をここでは「p」とします．

● 片側検定

帰無仮説　$H_0 : p = p_0$
対立仮説　$H_1 : p < p_0$
対立仮説　$H_1 : p > p_0$

$$n = \frac{p_0 q_0 \left(z_{1-\alpha} + z_{1-\beta}\sqrt{\dfrac{pq}{p_0 q_0}}\right)^2}{(p - p_0)^2} \qquad (p_0 + q_0 = 1,\ p + q = 1)$$

● 両側検定

帰無仮説　$H_0 : p = p_0$
対立仮説　$H_1 : p \neq p_0$

$$n = \frac{p_0 q_0 \left(z_{1-\alpha/2} + z_{1-\beta}\sqrt{\dfrac{pq}{p_0 q_0}}\right)^2}{(p - p_0)^2} \quad (p_0 + q_0 = 1,\ p + q = 1)$$

【例】 ある疾患の発症率は3％と報告があります．一方，A地域の発症率は7％でした．有意水準5％で両側検定を行った場合，検出力80％でこの差を検出するために必要なサンプルサイズは，いくつになるでしょうか？

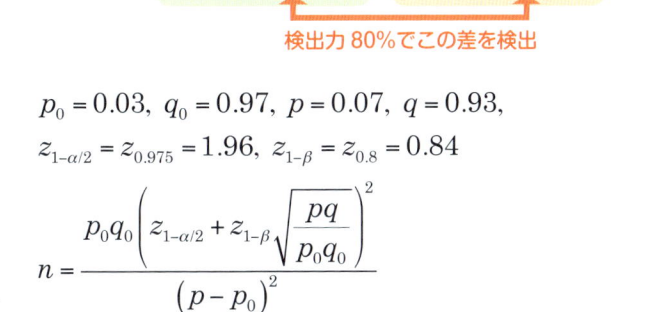

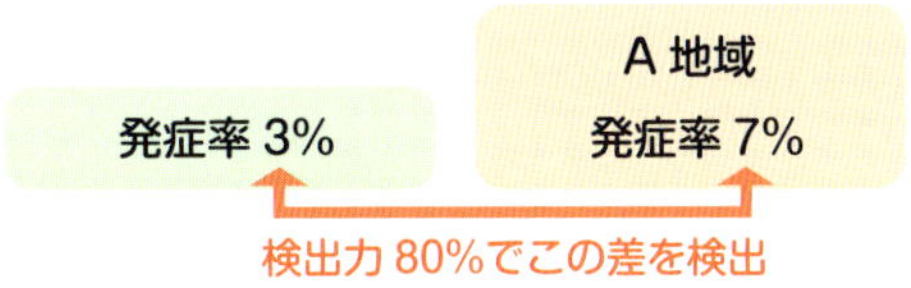

発症率3％　　A地域 発症率7％

検出力80％でこの差を検出

$p_0 = 0.03,\ q_0 = 0.97,\ p = 0.07,\ q = 0.93,$
$z_{1-\alpha/2} = z_{0.975} = 1.96,\ z_{1-\beta} = z_{0.8} = 0.84$

$$n = \frac{p_0 q_0 \left(z_{1-\alpha/2} + z_{1-\beta}\sqrt{\dfrac{pq}{p_0 q_0}}\right)^2}{(p - p_0)^2}$$

$$= \frac{0.03 \times 0.97 \left(1.96 + 0.84\sqrt{\dfrac{0.07 \times 0.93}{0.03 \times 0.97}}\right)^2}{(0.07 - 0.03)^2} \approx 188.15$$

以上より，189人必要となります．

2標本の母比率の検定

2群の母比率の比較を有意水準 α，検出力 $1-\beta$ で行う場合に，各群に必要なサンプルサイズの計算式です．

両群のサンプルサイズは同じで，群1の母比率を p_1，群2の母比率を p_2 とすると，それぞれ $q_1 = 1 - p_1$，$q_2 = 1 - p_2$ となります．

また，$P = (p_1 + p_2) / 2$ とします．

● **片側検定**

帰無仮説　$H_0 : p_1 = p_2$
対立仮説　$H_1 : p_1 < p_2$
対立仮説　$H_1 : p_1 > p_2$

$$n = \frac{\left(z_{1-\alpha}\sqrt{2P(1-P)} + z_{1-\beta}\sqrt{p_1 q_1 + p_2 q_2}\right)^2}{(p_2 - p_1)^2}$$

● **両側検定**

帰無仮説　$H_0 : p_1 = p_2$
対立仮説　$H_1 : p_1 \neq p_2$

$$n = \frac{\left(z_{1-\alpha/2}\sqrt{2P(1-P)} + z_{1-\beta}\sqrt{p_1 q_1 + p_2 q_2}\right)^2}{(p_2 - p_1)^2}$$

【例】ある国の乳幼児の下痢の発症率が40％であるとします．プロバイオティクスを摂取させることで，発症率を20％抑えられるのではないかと考え，被験者を摂取群と非摂取群にランダムに分けて臨床試験を計画しました．有意水準5％で両側検定を行った場合，検出力80％でこの差を検出するために必要なサンプルサイズはいくつになるでしょうか？

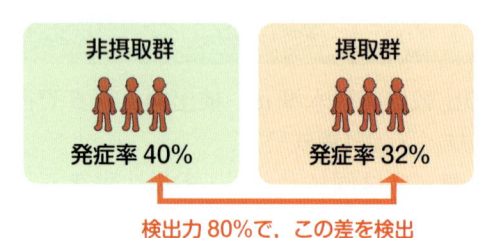

非摂取群　発症率40％
摂取群　発症率32％

検出力80％で，この差を検出

第13章　サンプルサイズの計算（Sample Size Calculation）

非摂取群の発症率は変わらないとして,

$$p_1 = 0.4, \ q_1 = 1 - p_1 = 1 - 0.4 = 0.6$$

摂取群の発症率は20%抑えられると仮定しているので,

$$p_2 = 0.4 \times 0.8 = 0.32, \ q_2 = 1 - p_2 = 1 - 0.32 = 0.68$$

となります.またPは次のようになります.

$$P = \frac{p_1 + p_2}{2} = \frac{0.4 + 0.32}{2} = 0.36$$

有意水準5%,検出力80%なので,

$$z_{1-\alpha/2} = z_{0.975} = 1.96, \ z_{1-\beta} = z_{0.80} = 0.84$$

したがって,

$$n = \frac{\left(z_{1-\alpha/2}\sqrt{2P(1-P)} + z_{1-\beta}\sqrt{p_1 q_1 + p_2 q_2}\right)^2}{(p_2 - p_1)^2}$$

$$= \frac{\left(1.96 \times \sqrt{2 \times 0.36 \times 0.64} + 0.84 \times \sqrt{0.4 \times 0.6 + 0.32 \times 0.68}\right)^2}{(0.32 - 0.4)^2}$$

$$\approx 563.30$$

以上より,各群564人必要となります.

第13章 サンプルサイズの計算 (Sample Size Calculation)

4 一元配置分散分析の検出力の計算

この項で学ぶこと

- ☐ 「一元配置分散分析」の検出力を計算するための考え方を見てみよう！
- ☐ 「R」に触れてみよう！

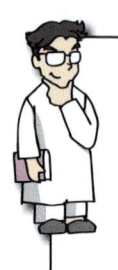

一元配置分散分析のサンプルサイズを計算するための簡単な式は，残念ながらありません．ここでは，各群の標本の大きさは同じで，標準偏差も各群で同じ場合での，一元配置分散分析の検出力を計算する方法を紹介します．聞きなれない分布が出てきて，ちょっと難しいかもしれませんが，例を見ながら，数値を式に入れて計算してみてください．

【例】 あなたは一元配置分散分析を使って3群（A，B，C）の平均値の比較を計画しています．予備実験から各群の標本の大きさ，平均値，標準偏差を以下のように想定したとします．このデータを使って有意水準5％で群間比較を行った場合，検出力はいくつになるでしょうか？

	A群	B群	C群
標本の大きさ	5	5	5
平均値	12.0	14.0	16.0
標準偏差	3.0	3.0	3.0

一元配置分散分析での検定では，F分布を使った**F検定**を行いました．対立仮説の下で検出力を次のようにあらわします．

$$1-\beta = \Pr\left(F_{k-1,\,k(n-1),\,\lambda} > F_{k-1,\,k(n-1),\,0.05}\right)$$

k は群の数，n は各群の標本の大きさをあらわします．例の場合では $k=3$，$n=5$ となります．また，$F_{k-1,k(n-1),\lambda}$ は対立仮説の下，F が分子の自由度 $k-1$，分母の自由度 $k(n-1)$，非心パラメータ λ をもつ**非心 F 分布**に従うことを示しています．

①まず，全群をまとめた場合の平均値を計算します．標本の大きさが等しいので次のようになります．

$$\overline{Y} = \frac{\sum_{i=1}^{k} \overline{y}_i}{k} = \frac{12.0 + 14.0 + 16.0}{3} = 14.0$$

②次に，非心 F 分布の非心パラメータを次のように計算します．一元配置分散分析の検出力の計算には非心 F 分布という分布を使います．

$$\lambda = \frac{n \sum_{i=1}^{k} (\overline{y}_i - \overline{Y})^2}{\sigma^2} = \frac{5\left[(12.0-14.0)^2 + (14.0-14.0)^2 + (16.0-14.0)^2\right]}{3.0^2}$$
$$= \frac{40}{9} \approx 4.44$$

③検出力を計算するためには，非心 F 分布の下側確率を計算する必要がありますが，「R」というフリーソフトの次の関数を使って計算します．

> 非心 F 分布の計算は Excel の既存の関数ではできないよ！
> そこで，ここでは「R」というフリーソフトを使って計算しているにゃん．
> ソフトの使い方や非心 F 分布がなんなのかわからなくても，例を見ながら数値を入れれば検出力を計算できるようになっているので，まずは触れてみよう！

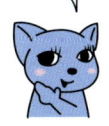

※「R」公式サイト URL は，次ページ参照

```
pf(q, df1, df2, ncp=, lower.tail = TRUE, log.p = FALSE)
```

ここで，qは「分子の自由度df1，分母の自由度df2におけるF分布の上側αパーセント点」で，例では，df1 = $k-1$ = $3-1$ = 2，df2 = $k(n-1)$ = $3(5-1)$ = 12，有意水準α = 5%より，

$$q = F_{k-1, k(n-1), 0.05} = F_{2, 12, 0.05} = 3.885$$

となります．
　分子の自由度 df1 = 2
　分母の自由度 df2 = 12
　非心パラメータ ncp = λ = 4.444
　その他，lower.tail と log.p はこのままにしてください．

上記の値を関数に代入して，1から下側確率を引くと，検出力が求められます．
　　検出力 =
　　1-pf(3.885, 2, 12, ncp=4.444, lower.tail = TRUE, log.p = FALSE) ≈ 0.365
　検出力は約 36.5%となりました．
　検出力が 80%となるようなサンプルサイズを求めるためには，検出力が 80%になるまで n を増やして求めます．

● R Core Team (2015). R: A language and environment for statistical computing. R Foundation for Statistical Computing, Vienna, Austria.（http://www.R-project.org/）

第13章 サンプルサイズの計算 (Sample Size Calculation)

5 共分散分析の検出力の計算

この項で学ぶこと

- □ 「共分散分析」の検出力を計算するための考え方を見てみよう！
- □ ANOVA との結果の違いを見比べてみよう！

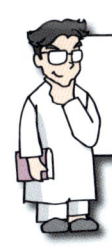

> 共分散分析の検出力の計算の方法は，ケッペル（Keppel）による方法を紹介します．

データは ANOVA と同じデータを使いますが，今回は共変量を1つだけ考慮し，反応変数と共変量の相関係数を $r = 0.6$ と仮定します．このデータを使って有意水準 5% で群間比較を行った場合，検出力はいくつになるでしょうか？

	A群	B群	C群
標本の大きさ	5	5	5
平均値	12.0	14.0	16.0
標準偏差	3.0	3.0	3.0

共分散分析での検定では，検出力を対立仮説の下で次のようにあらわします．

$$1 - \beta = \Pr\left(F_{k-1,\, k(n-1)-1,\, \lambda} > F_{k-1,\, k(n-1)-1,\, 0.05}\right)$$

k は群の数，n は各群の標本の大きさをあらわします．

①全群の平均値は,各群の標本の大きさは同じなので,次のようになります.

$$\overline{Y} = \frac{\sum_{i=1}^{k} \overline{y}_i}{k} = \frac{12.0 + 14.0 + 16.0}{3} = 14.0$$

②非心 F 分布の非心パラメータを次のように計算します.

$$\lambda = \frac{n \sum_{i=1}^{k} (\overline{y}_i - \overline{Y})^2}{(1-r^2)\sigma^2} = \frac{5\left[(12.0-14.0)^2 + (14.0-14.0)^2 + (16.0-14.0)^2\right]}{(1-0.6^2)3.0^2}$$

$$= \frac{40}{5.76} \approx 6.94$$

分母の標準偏差が相関係数によって調整されていることがわかります.一元配置分散分析では 3.0 でしたが,共分散分析では

$$\sqrt{5.76} = 2.4$$

と小さくなっています.

③「R」をつかって検出力を次のように計算します.
　　q = $F_{k-1,\ k(n-1)-1,\ 0.05}$ = $F_{2,\ 11,\ 0.05}$ = 3.982
　　分子の自由度 df1 = $k - 1 = 3 - 1 = 2$
　　分母の自由度 df2 = $k(n - 1) - 1 = 3 \times (5 - 1) - 1 = 11$
　　非心パラメータ ncp = λ = 6.944
　　　検出力 =
　　　1-pf(3.982, 2, 11, ncp=6.944, lower.tail = TRUE,
　　　log.p = FALSE) $\approx$ 0.526

以上より,検出力は約 52.6% となりました.共変量を解析に含めることで,ANOVA と比べて検出力が少し高くなったのがわかります.計算に慣れるために数値をいろいろ変えて検出力を計算してみてください.

● Keppel G, Wickens TD (2004) "Design and Analysis: A Researcher's Handbook. (4th Edition)", Pearson, Prentice Hall, USA

参考文献

本書を書くにあたり参考にした文献，今後勉強を続けるにあたってお薦めの入門的な文献をいくつか紹介します．

以下は古い本もありますが，生物統計学の基本的な内容がしっかり書かれているので，初めて読む洋書の生物統計学の本としてお薦めです．辞書的な用途としても使うことができるので，手元においておけば重宝します．

- Altman DG（1990）
  "Practical Statistics for Medical Research"
  Chapman & Hall/CRC, Boca Raton, FL.

- Armitage P, Berry G, and Matthews JNS（2001）
  "Statistical Methods in Medical Research, 4th Ed"
  Wiley-Blackwell, Malden, MA.

- Rosner B（2015）
  "Fundamentals of Biostatistics, 7th Ed"
  Brooks/Cole, Boston, MA.

以下は，生物統計学以外にも臨床試験の方法論や試験デザインについて書かれており，臨床試験に携わる方にぜひ読んでもらいたい書籍です．

- Chow SC, and Liu JP（2013）
  "Design and Analysis of Clinical Trials: Concepts and Methodologies, 3rd Ed"
  Wiley, Hoboken, NJ.

- Friedman LM, Furberg CD, DeMets DL, Reboussin DM, and Granger CB（2015）
  "Fundamentals of Clinical Trials, 5th Ed"
  Springer-Verlag, New York.

- Hulley SB, Cummings SR, Browner WS, Grady DG, and Newman TB（2013）
  "Designing Clinical Research, 4th Ed"
  Lippincott Williams & Wilkins, Philadelphia, PA.

以下は，疫学の書籍になります．研究デザインやリスク，交絡などについてわかりやすく説明してあります．

- Gordis L（2013）
  "Epidemiology, 5th Ed"
  Saunders, Philadelphia, PA.

- Woodward M（2013）
  "Epidemiology: Study Design and Data Analysis, 3rd Ed"
  CRC Press, Boca Raton, FL.

　その他の読み物として次の本を紹介します．この本は現代統計学を作った学者たちの人間模様をたくさんのエピソードを交えて書いています．統計学に興味をもつことができたら，きっと面白いと感じることでしょう．

- Salsburg D（2002）
  "The Lady Tasting Tea: How Statistics Revolutionized Science in the Twentieth Century"
  Henry Holt and Company, New York.

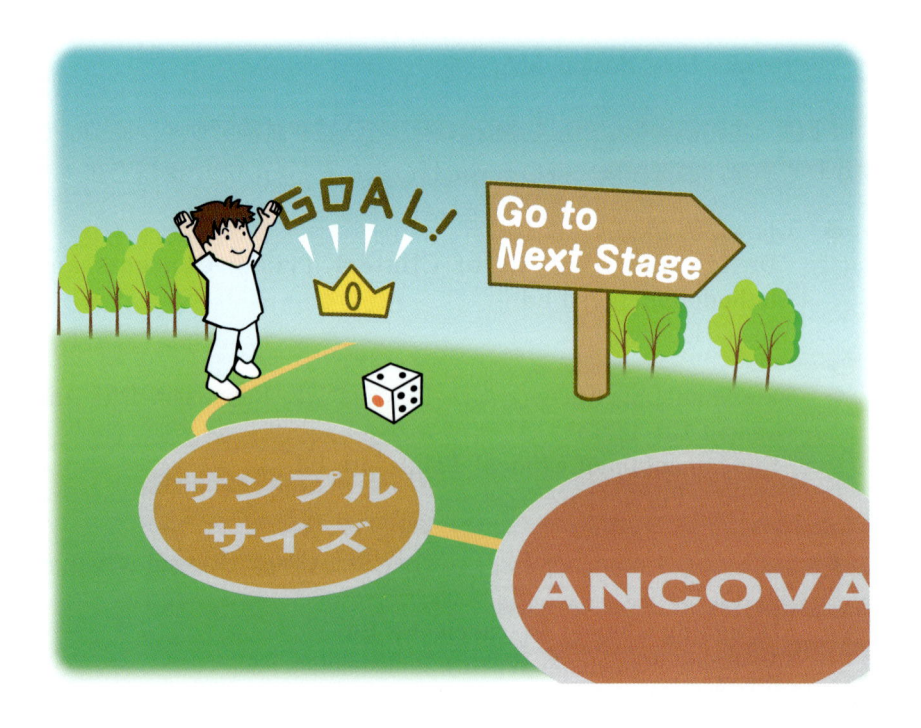

付録 1　正規分布表（上側確率）

	.00	.01	.02	.03	.04	.05	.06	.07	.08	.09
0.0	0.5000	0.4960	0.4920	0.4880	0.4840	0.4801	0.4761	0.4721	0.4681	0.4641
0.1	0.4602	0.4562	0.4522	0.4483	0.4443	0.4404	0.4364	0.4325	0.4286	0.4247
0.2	0.4207	0.4168	0.4129	0.4090	0.4052	0.4013	0.3974	0.3936	0.3897	0.3859
0.3	0.3821	0.3783	0.3745	0.3707	0.3669	0.3632	0.3594	0.3557	0.3520	0.3483
0.4	0.3446	0.3409	0.3372	0.3336	0.3300	0.3264	0.3228	0.3192	0.3156	0.3121
0.5	0.3085	0.3050	0.3015	0.2981	0.2946	0.2912	0.2877	0.2843	0.2810	0.2776
0.6	0.2743	0.2709	0.2676	0.2643	0.2611	0.2578	0.2546	0.2514	0.2483	0.2451
0.7	0.2420	0.2389	0.2358	0.2327	0.2296	0.2266	0.2236	0.2206	0.2177	0.2148
0.8	0.2119	0.2090	0.2061	0.2033	0.2005	0.1977	0.1949	0.1922	0.1894	0.1867
0.9	0.1841	0.1814	0.1788	0.1762	0.1736	0.1711	0.1685	0.1660	0.1635	0.1611
1.0	0.1587	0.1562	0.1539	0.1515	0.1492	0.1469	0.1446	0.1423	0.1401	0.1379
1.1	0.1357	0.1335	0.1314	0.1292	0.1271	0.1251	0.1230	0.1210	0.1190	0.1170
1.2	0.1151	0.1131	0.1112	0.1093	0.1075	0.1056	0.1038	0.1020	0.1003	0.0985
1.3	0.0968	0.0951	0.0934	0.0918	0.0901	0.0885	0.0869	0.0853	0.0838	0.0823
1.4	0.0808	0.0793	0.0778	0.0764	0.0749	0.0735	0.0721	0.0708	0.0694	0.0681
1.5	0.0668	0.0655	0.0643	0.0630	0.0618	0.0606	0.0594	0.0582	0.0571	0.0559
1.6	0.0548	0.0537	0.0526	0.0516	0.0505	0.0495	0.0485	0.0475	0.0465	0.0455
1.7	0.0446	0.0436	0.0427	0.0418	0.0409	0.0401	0.0392	0.0384	0.0375	0.0367
1.8	0.0359	0.0351	0.0344	0.0336	0.0329	0.0322	0.0314	0.0307	0.0301	0.0294
1.9	0.0287	0.0281	0.0274	0.0268	0.0262	0.0256	0.0250	0.0244	0.0239	0.0233
2.0	0.0228	0.0222	0.0217	0.0212	0.0207	0.0202	0.0197	0.0192	0.0188	0.0183
2.1	0.0179	0.0174	0.0170	0.0166	0.0162	0.0158	0.0154	0.0150	0.0146	0.0143
2.2	0.0139	0.0136	0.0132	0.0129	0.0125	0.0122	0.0119	0.0116	0.0113	0.0110
2.3	0.0107	0.0104	0.0102	0.0099	0.0096	0.0094	0.0091	0.0089	0.0087	0.0084
2.4	0.0082	0.0080	0.0078	0.0075	0.0073	0.0071	0.0069	0.0068	0.0066	0.0064
2.5	0.0062	0.0060	0.0059	0.0057	0.0055	0.0054	0.0052	0.0051	0.0049	0.0048
2.6	0.0047	0.0045	0.0044	0.0043	0.0041	0.0040	0.0039	0.0038	0.0037	0.0036
2.7	0.0035	0.0034	0.0033	0.0032	0.0031	0.0030	0.0029	0.0028	0.0027	0.0026
2.8	0.0026	0.0025	0.0024	0.0023	0.0023	0.0022	0.0021	0.0021	0.0020	0.0019
2.9	0.0019	0.0018	0.0018	0.0017	0.0016	0.0016	0.0015	0.0015	0.0014	0.0014
3.0	0.0013	0.0013	0.0013	0.0012	0.0012	0.0011	0.0011	0.0011	0.0010	0.0010

付録2　t分布表（縦：df，横：上側確率）

自由度	上側確率			
	0.01	0.025	0.05	0.1
1	31.821	12.706	6.314	3.078
2	6.965	4.303	2.920	1.886
3	4.541	3.182	2.353	1.638
4	3.747	2.776	2.132	1.533
5	3.365	2.571	2.015	1.476
6	3.143	2.447	1.943	1.440
7	2.998	2.365	1.895	1.415
8	2.896	2.306	1.860	1.397
9	2.821	2.262	1.833	1.383
10	2.764	2.228	1.812	1.372
11	2.718	2.201	1.796	1.363
12	2.681	2.179	1.782	1.356
13	2.650	2.160	1.771	1.350
14	2.624	2.145	1.761	1.345
15	2.602	2.131	1.753	1.341
16	2.583	2.120	1.746	1.337
17	2.567	2.110	1.740	1.333
18	2.552	2.101	1.734	1.330
19	2.539	2.093	1.729	1.328
20	2.528	2.086	1.725	1.325
21	2.518	2.080	1.721	1.323
22	2.508	2.074	1.717	1.321
23	2.500	2.069	1.714	1.319
24	2.492	2.064	1.711	1.318
25	2.485	2.060	1.708	1.316
26	2.479	2.056	1.706	1.315
27	2.473	2.052	1.703	1.314
28	2.467	2.048	1.701	1.313
29	2.462	2.045	1.699	1.311
30	2.457	2.042	1.697	1.310
40	2.423	2.021	1.684	1.303
50	2.403	2.009	1.676	1.299
60	2.390	2.000	1.671	1.296
70	2.381	1.994	1.667	1.294
80	2.374	1.990	1.664	1.292
90	2.368	1.987	1.662	1.291
100	2.364	1.984	1.660	1.290

付録3　χ^2分布表（縦：df，横：上側確率）

自由度	上側確率					
	0.01	0.025	0.05	0.1	0.25	0.5
1	6.635	5.024	3.841	2.706	1.323	0.455
2	9.210	7.378	5.991	4.605	2.773	1.386
3	11.345	9.348	7.815	6.251	4.108	2.366
4	13.277	11.143	9.488	7.779	5.385	3.357
5	15.086	12.833	11.070	9.236	6.626	4.351
6	16.812	14.449	12.592	10.645	7.841	5.348
7	18.475	16.013	14.067	12.017	9.037	6.346
8	20.090	17.535	15.507	13.362	10.219	7.344
9	21.666	19.023	16.919	14.684	11.389	8.343
10	23.209	20.483	18.307	15.987	12.549	9.342
11	24.725	21.920	19.675	17.275	13.701	10.341
12	26.217	23.337	21.026	18.549	14.845	11.340
13	27.688	24.736	22.362	19.812	15.984	12.340
14	29.141	26.119	23.685	21.064	17.117	13.339
15	30.578	27.488	24.996	22.307	18.245	14.339
16	32.000	28.845	26.296	23.542	19.369	15.338
17	33.409	30.191	27.587	24.769	20.489	16.338
18	34.805	31.526	28.869	25.989	21.605	17.338
19	36.191	32.852	30.144	27.204	22.718	18.338
20	37.566	34.170	31.410	28.412	23.828	19.337
21	38.932	35.479	32.671	29.615	24.935	20.337
22	40.289	36.781	33.924	30.813	26.039	21.337
23	41.638	38.076	35.172	32.007	27.141	22.337
24	42.980	39.364	36.415	33.196	28.241	23.337
25	44.314	40.646	37.652	34.382	29.339	24.337
26	45.642	41.923	38.885	35.563	30.435	25.336
27	46.963	43.195	40.113	36.741	31.528	26.336
28	48.278	44.461	41.337	37.916	32.620	27.336
29	49.588	45.722	42.557	39.087	33.711	28.336
30	50.892	46.979	43.773	40.256	34.800	29.336
40	63.691	59.342	55.758	51.805	45.616	39.335
50	76.154	71.420	67.505	63.167	56.334	49.335
60	88.379	83.298	79.082	74.397	66.981	59.335
70	100.425	95.023	90.531	85.527	77.577	69.334
80	112.329	106.629	101.879	96.578	88.130	79.334
90	124.116	118.136	113.145	107.565	98.650	89.334
100	135.807	129.561	124.342	118.498	109.141	99.334

付録4　F分布表（上側確率　上段：0.025，下段：0.05）

分母の自由度	分子の自由度 1	2	3	4	5	6	7	8	9	10
1	647.79	799.50	864.16	899.58	921.85	937.11	948.22	956.66	963.28	968.63
1	161.45	199.50	215.71	224.58	230.16	233.99	236.77	238.88	240.54	241.88
2	38.51	39.00	39.17	39.25	39.30	39.33	39.36	39.37	39.39	39.40
2	18.51	19.00	19.16	19.25	19.30	19.33	19.35	19.37	19.38	19.40
3	17.44	16.04	15.44	15.10	14.88	14.73	14.62	14.54	14.47	14.42
3	10.13	9.55	9.28	9.12	9.01	8.94	8.89	8.85	8.81	8.79
4	12.22	10.65	9.98	9.60	9.36	9.20	9.07	8.98	8.90	8.84
4	7.71	6.94	6.59	6.39	6.26	6.16	6.09	6.04	6.00	5.96
5	10.01	8.43	7.76	7.39	7.15	6.98	6.85	6.76	6.68	6.62
5	6.61	5.79	5.41	5.19	5.05	4.95	4.88	4.82	4.77	4.74
6	8.81	7.26	6.60	6.23	5.99	5.82	5.70	5.60	5.52	5.46
6	5.99	5.14	4.76	4.53	4.39	4.28	4.21	4.15	4.10	4.06
7	8.07	6.54	5.89	5.52	5.29	5.12	4.99	4.90	4.82	4.76
7	5.59	4.74	4.35	4.12	3.97	3.87	3.79	3.73	3.68	3.64
8	7.57	6.06	5.42	5.05	4.82	4.65	4.53	4.43	4.36	4.30
8	5.32	4.46	4.07	3.84	3.69	3.58	3.50	3.44	3.39	3.35
9	7.21	5.71	5.08	4.72	4.48	4.32	4.20	4.10	4.03	3.96
9	5.12	4.26	3.86	3.63	3.48	3.37	3.29	3.23	3.18	3.14
10	6.94	5.46	4.83	4.47	4.24	4.07	3.95	3.85	3.78	3.72
10	4.96	4.10	3.71	3.48	3.33	3.22	3.14	3.07	3.02	2.98
11	6.72	5.26	4.63	4.28	4.04	3.88	3.76	3.66	3.59	3.53
11	4.84	3.98	3.59	3.36	3.20	3.09	3.01	2.95	2.90	2.85
12	6.55	5.10	4.47	4.12	3.89	3.73	3.61	3.51	3.44	3.37
12	4.75	3.89	3.49	3.26	3.11	3.00	2.91	2.85	2.80	2.75

分母の自由度	\multicolumn{10}{c}{分子の自由度}
	11	12	13	14	15	16	17	18	19	20
1	973.03	976.71	979.84	982.53	984.87	986.92	988.73	990.35	991.80	993.10
1	242.98	243.91	244.69	245.36	245.95	246.46	246.92	247.32	247.69	248.01
2	39.41	39.41	39.42	39.43	39.43	39.44	39.44	39.44	39.45	39.45
2	19.40	19.41	19.42	19.42	19.43	19.43	19.44	19.44	19.44	19.45
3	14.37	14.34	14.30	14.28	14.25	14.23	14.21	14.20	14.18	14.17
3	8.76	8.74	8.73	8.71	8.70	8.69	8.68	8.67	8.67	8.66
4	8.79	8.75	8.71	8.68	8.66	8.63	8.61	8.59	8.58	8.56
4	5.94	5.91	5.89	5.87	5.86	5.84	5.83	5.82	5.81	5.80
5	6.57	6.52	6.49	6.46	6.43	6.40	6.38	6.36	6.34	6.33
5	4.70	4.68	4.66	4.64	4.62	4.60	4.59	4.58	4.57	4.56
6	5.41	5.37	5.33	5.30	5.27	5.24	5.22	5.20	5.18	5.17
6	4.03	4.00	3.98	3.96	3.94	3.92	3.91	3.90	3.88	3.87
7	4.71	4.67	4.63	4.60	4.57	4.54	4.52	4.50	4.48	4.47
7	3.60	3.57	3.55	3.53	3.51	3.49	3.48	3.47	3.46	3.44
8	4.24	4.20	4.16	4.13	4.10	4.08	4.05	4.03	4.02	4.00
8	3.31	3.28	3.26	3.24	3.22	3.20	3.19	3.17	3.16	3.15
9	3.91	3.87	3.83	3.80	3.77	3.74	3.72	3.70	3.68	3.67
9	3.10	3.07	3.05	3.03	3.01	2.99	2.97	2.96	2.95	2.94
10	3.66	3.62	3.58	3.55	3.52	3.50	3.47	3.45	3.44	3.42
10	2.94	2.91	2.89	2.86	2.85	2.83	2.81	2.80	2.79	2.77
11	3.47	3.43	3.39	3.36	3.33	3.30	3.28	3.26	3.24	3.23
11	2.82	2.79	2.76	2.74	2.72	2.70	2.69	2.67	2.66	2.65
12	3.32	3.28	3.24	3.21	3.18	3.15	3.13	3.11	3.09	3.07
12	2.72	2.69	2.66	2.64	2.62	2.60	2.58	2.57	2.56	2.54

索 引

【記号・ギリシャ文字・数字】

記号・ギリシャ文字

∧ 73
α エラー 95
β エラー 96
λ 61
μ 3, 63
ρ 216
Σ 3
σ^2 21, 63
χ^2 検定 168, 174
χ^2 分布 173

数字

1 標本 t 検定 102, 106
2×2 分割表 147, 167
2 標本 t 検定 109
95%信頼区間 78, 81

【英 文】

A

acceptance region 94
adjusted mean 232
alternative hypothesis 91
analysis of covariance（ANCOVA） 229
analysis of variance（ANOVA） 121
antilogarithmic transformation 15
area under the curve（AUC） 227

B

bar graphs 35
bimodal 7
binomial distribution 57
blocking factor 136
box-and-whiskers plot 40

C

case-control study 179
categorical data 26
CHISQ.INV.RT 162, 171
coefficient of determination 213, 222
coefficient of variation 23
confidence interval 78
consistency 76
continuous data 29
covariate 229, 232

critical value 80
CV 23, 47

D

degree of freedom 86
dependent variable 122
descriptive statistics 1
df 86
discrete date 29
distribution-free test 151
dot plot 36

E

estimate 73
estimator 73
$E(X)$ 55
expected value 55, 170
explanatory variable 122

F

factor 122
F.INV.RT 118, 120, 128
Fisher's Exact Test 178
F検定 117, 258
F分布表 118

G

geometric mean 12
goodness-of-fit test 174

H

H_0 91
H_1 91
histogram 38

I

independent variable 122
interaction 135
interquartile range 18
interval data 28
interval estimation 78
IQR 18

K

Kruskal-Wallis test 160

L

level 122
likelihood ratio 188
linear contrast 133
ln 14
logarithmic transformation 13
LR 188

M

matched pair 185
McNemar's test 185
mean 2
median 4
mode 4
multiple comparisons 131
multiplicity 130

N

$n-1$ 22
negatively skewed 6
nominal data 26
nonparametric statistics 151
NORM.S.DIST 69, 93
null hypothesis 91

O

observed number 169
odds ratio 199
one-sample *t*-test 102
one-way analysis of variance 122
ordinal data 27

P

paired *t*-test 106
parameter 72
parametric test 151
Pearson product-moment correlation coefficient 210
point estimation 73
Poisson distribution 61
population 71
positively skewed 6
power 96
probability density function 54
probability distribution 51
probability function 54
probability mass function 54
prospective study 166
p 値 93

Q

Q-Q プロット 113
qualitative data 26
quantile-quantile plot 113
quantitative data 28
quartile 18

R

r（ピアソンの積率相関係数）210
R（ソフトウェア）258
R_2（決定係数）213, 222

random sampling 72
range 18
ratio data 29
receiver operating characteristic curve 227
rejection region 94
residual 219
residual plot 226
retrospective study 179
risk ratio 194
ROC 曲線 227

S

s 23
sample 71
sample size calculation 243
sampling distribution 74
scatter plot 208
SD 23
SE 76
sensitivity 149, 163
significance level 91
simple linear regression analysis 218
Spearman's rank correlation coefficient 211
specificity 149, 163
standard deviation 23
standard error 76
standardization 67
standard normal distribution 64
statistical hypothesis test 89
statistical inference 71
statistics 73
stem-and-leaf plots 44
Student's *t*-test 101

T

test of independence 168
T.INV.2T 88
total sum of squares 126
trimmed mean 10
trimodal 7
TSS 126
two-sample t-test 109
two-way analysis of variance 135
type I error 95
type II error 96
t 検定 101
t 分布 85
t 分布表 86

U

unimodal 7

V

variance 20, 56
$Var(X)$ 56

W

weighted mean 11
Wilcoxon rank-sum test 156
Wilcoxon signed-rank test 152

X

$\bar{x}$ 3
$x!$ 59

Z

Z スコア 67

【和　文】

い

イェーツの連続補正 172
一元配置分散分析 122, 258
一致推定量 76
一致性 76
陰性尤度比 188
陰性率 149, 163

う

後ろ向き研究 179, 199

お

オッズ 189, 200
オッズ比 193, 199, 205

か

回帰 207, 222
回帰係数 222
回帰式 218
回帰分析 207, 218
階級 31
階級値 33
階級幅 31
階乗 59
介入 122
確率関数 54
確率質量関数 54
確率分布 51, 52, 57
確率変数 52
確率密度関数 54, 63
加重平均値 11
片側検定 98
カテゴリカルデータ 26

間隔データ 28
観測度数 169, 174
感度 148, 163, 188, 227
幹葉図 44

き

幾何平均値 12
棄却域 94
記述統計 1
期待値 55, 63
期待度数 170, 174
帰無仮説 91, 95, 245
逆対数変換 15
共分散分析 229, 230, 261
共変量 229, 230

く

区間推定 78
クラスカル - ウォリス検定 160
クロス集計表 165, 166
群 230
群間変動 127, 129
群内変動 127, 129

け

ケース 179
ケースコントロール研究 179, 199
決定係数 222
検出力 96, 245, 258, 261
検定 101

こ

交互作用 135
誤差 126, 226
コントロール 179

さ

最小二乗法 219
採択域 94
最頻値 4, 7
サブグループ解析 140
残差 219, 222
残差プロット 226
散布図 208
サンプルサイズ 96, 243
三峰性 7

し

シェッフェの方法 133
自然対数 14
質的データ 26
四分位数 18
四分位範囲 18
従属変数 122, 218
自由度 22, 86
周辺度数 169
順序データ 27
症例 179
信頼区間 78, 197, 202

す

水準 122
推定値 73
推定量 73
スピアマンの順位相関係数 211

せ

正規性 113, 177
正規分布 7
正の相関 210
説明変数 122, 218
セル 167

線形対比 133
尖度 115
全変動 126, 129, 137, 138

そ

相関 207
相関関係 210
相関係数 207, 210, 212
相対度数 32

た

第一種の過誤 95, 130, 246
対応がある 185
対応のある t 検定 106
対照 179
対数正規分布 16
大数の法則 76
対数変換 13
第二種の過誤 96, 246
代表値 2
対立仮説 91, 96, 245
多重性の問題 130
多重比較 130
ダネットの方法 133
単回帰分析 218
単峰性 7

ち

中央値 4, 6
中心極限定理 83, 143

て

適合度検定 174
テューキーの方法 133
点推定 73

と

統計的仮説検定 89, 96
統計的推測 71, 72
統計量 73
等分散性 117
特異度 148, 163, 188, 227
独立 57
独立性 168
独立変数 122, 218
度数 32
度数分布表 30
ドットプロット 36
トリム平均値 10

に

二元配置分散分析 135
二項分布 54, 57, 143
二峰性 7

の

ノモグラム 189
ノンパラメトリック検定 151

は

パーセント点 19
箱ひげ図 40, 113
ハザード比 205
パラメータ 59
パラメトリック検定 151
範囲 18, 31
反応変数 218

ひ

ピアソンの積率相関係数 210
非心 F 分布 259
ヒストグラム 38, 113

標準化 67
標準誤差 76
標準正規分布 64
標準正規分布表 66
標準偏差 23, 56
標本 71
標本分散 22, 74
標本分布 74, 75
標本平均 3, 74, 75
比率データ 29

ふ

フィッシャーの制約付最小有意差検定 134
フォレストプロット 206
負の相関 210
部分集団解析 140
不偏推定量 74
不偏性 74
不偏分散 22
ブロック因子 136
分散 20, 56, 63
分散分析 121
分散分析表 128, 138
分布によらない検定 151

へ

平均値 2, 5, 101
ベルヌーイ試行 57
偏差 21, 222
偏差平方和 21
変動 126, 137
変動係数 23, 47

ほ

ポアソン分布 54, 61

棒グラフ 35
母回帰係数 223
母集団 71, 72
母数 59, 72
母相関係数 216
母比率 141
母分散 72
母平均 72
ホルムの方法 131
ボンフェローニの方法 131

ま

前向き研究 166, 194
マクネマー検定 185
マッチドペア 185

む

無作為抽出 72
無相関 210

め

名義データ 26, 165

ゆ

有意水準 91, 245
尤度比 188

よ

要因 122, 126
陽性尤度比 188
陽性率 149, 163

ら

ランダム化試験 123
ランダム抽出 72

監修者・著者略歴

代田 浩之（だいだ ひろゆき）
順天堂大学大学院医学研究科循環器内科学・教授
1979年順天堂大学医学部卒業．虎ノ門病院に勤務後，米国 Cleveland Clinic, Deparment of Cardiology, 米国 Mayo Cllnic, Division of Cardiovascular Diseases 留学等を経て，2000年順天堂大学循環器内科教授，2014年4月より同院院長．2016年4月より順天堂大学医学部学部長併任．日本内科学会評議員，専門医部会，総務委員会委員，日本循環器学会理事，医療倫理委員会委員長，日本心臓病学会副理事長などを兼務．

柳澤 尚武（やなぎさわ なおたけ）
東京大学大学院農学生命科学研究科修士課程修了，米国コロンビア大学大学院医学部人間栄養学科，同 公衆衛生大学院生物統計学科に留学，栄養学と生物統計学の修士号を取得．順天堂大学大学院医学研究科博士課程修了，医学博士（Ph.D.）．

西﨑 祐史（にしざき ゆうじ）
聖路加国際病院内科研修後，東京大学大学院医学系研究科公共健康医学専攻に進学，公衆衛生学修士（MPH）を取得，順天堂大学循環器内科に入局，順天堂大学大学院医学研究科医学専攻課程循環器内科学修了，医学博士（PhD）を取得，その後，厚生労働省健康局がん対策・健康増進課，疾病対策課（併任）課長補佐を経て，日本医療研究開発機構（AMED）戦略推進部難病研究課課長代理（現職）に至る．

2016年3月1日発行　第1版　第1刷

ここから学ぼう！
図解 医療統計
―本気で統計を始めたい人のための入門書―

監修：代田浩之
著　：柳澤尚武，西﨑祐史

ISBN 978-4-88378-638-1

発行者　渡辺 嘉之
発行所　株式会社 総合医学社
〒101-0061
東京都千代田区三崎町1-1-4
TEL　03-3219-2920
FAX　03-3219-0410
E-mail　sogo@sogo-igaku.co.jp
URL　http://www.sogo-igaku.co.jp
振替　00130-0-409319

印　刷　シナノ印刷株式会社

・本書の複製権・上映権・譲渡権・公衆送信権（送信可能化権を含む）は株式会社総合医学社が保有します．
・ JCOPY ＜(社)出版者著作権管理機構 委託出版物＞
本書の無断複写は著作権法上での例外を除き禁じられています．複写される場合は，そのつど事前に，(社)出版者著作権管理機構（電話 03-3513-6969，FAX 03-3513-6979，e-mail：info@jcopy.or.jp）の許諾を得てください．

り

離散型確率変数 54, 57
離散データ 29
リスク 195
リスク比 193, 194
両側検定 98
量的データ 28
臨界値 80, 94

る

累積相対度数 33
累積度数 33

れ

連続型確率変数 63
連続データ 29

わ

歪度 114